Kohlhammer

Der Autor

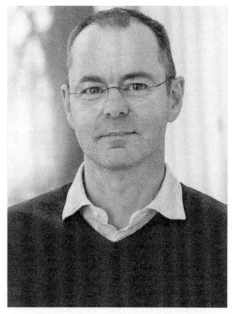

Prof. Dr. med. Ludger Tebartz van Elst ist Neurowissenschaftler, Professor für Psychiatrie und Psychotherapie, stellv. Direktor der Universitätsklinik für Psychiatrie und Psychotherapie in Freiburg. Er studierte Medizin und Philosophie an den Universitäten Freiburg im Breisgau, Manchester (UK), New York (NYU/USA) und Zürich. Die Weiterbildung erfolgte in den Fächern Neurologie, Psychiatrie und Psychotherapie an den Universitäten Freiburg, Abteilung für Neurologie, Institute of Neurology, University College London/UK und Klinik für Psychiatrie und Psychotherapie, Albert-Ludwigs-Universität Freiburg im Breisgau. Nach dem Facharzt in Psychiatrie und Psychotherapie habilitierte er sich im Fach Psychiatrie und Psychotherapie.

Seine klinischen Interessen gelten vor allem der Neurobiologie und Psychotherapie der Entwicklungsstörungen (Autismus, ADHS, Tic-Störungen, Intelligenzminderungen) sowie der organischen (Epilepsie und Psyche) und schizophrenen Syndrome. Seine Forschungsschwerpunkte liegen in den Bereichen Differenzialdiagnose, Neurobiologie und differenzielle Therapie der Entwicklungsstörungen (Autismus, ADHS, Tic-Störungen) und der organischen Differenzialdiagnostik und differenziellen Therapie affektiver, psychotischer und schizophrener Syndrome. Seine methodischen Schwerpunkte stellen dabei die Hirnbildgebung, Neuroimmunologie, Sehforschung und visuelle Elektrophysiologie dar.

Er ist Autor von über 210 englischsprachigen Fachpublikationen und 45 Buchkapiteln und Büchern darunter zwölf Monografien bzw. Herausgeberwerken. Er ist Leiter des Forschungsnetzwerks Freiburg Brain Imaging (FBI) und Vorsitzender des Referats Neuropsychiatrie der Deutschen Gesellschaft für Psychiatrie, Psychotherapie, Psychosomatik und Nervenheilkunde (DGPPN).

Neben seinen klinischen und neurowissenschaftlichen Tätigkeiten beschäftigt er sich seit seinem Studium mit erkenntnistheoretischen und medizintheoretischen Fragen sowie Themen der Philosophie des Geistes und hat dazu bislang drei Monografien vorgelegt.

Ludger Tebartz van Elst

Vom Anfang und Ende der Schizophrenie

Eine neuropsychiatrische Perspektive auf das Schizophrenie-Konzept

Mit einem Geleitwort von Heinz Häfner und Stephan Heckers

2., erweiterte und überarbeitete Auflage

Verlag W. Kohlhammer

Dieses Werk einschließlich aller seiner Teile ist urheberrechtlich geschützt. Jede Verwendung außerhalb der engen Grenzen des Urheberrechts ist ohne Zustimmung des Verlags unzulässig und strafbar. Das gilt insbesondere für Vervielfältigungen, Übersetzungen, Mikroverfilmungen und für die Einspeicherung und Verarbeitung in elektronischen Systemen.

Pharmakologische Daten, d. h. u. a. Angaben von Medikamenten, ihren Dosierungen und Applikationen, verändern sich fortlaufend durch klinische Erfahrung, pharmakologische Forschung und Änderung von Produktionsverfahren. Verlag und Autor haben große Sorgfalt darauf gelegt, dass alle in diesem Buch gemachten Angaben dem derzeitigen Wissensstand entsprechen. Da jedoch die Medizin als Wissenschaft ständig im Fluss ist, da menschliche Irrtümer und Druckfehler nie völlig auszuschließen sind, können Verlag und Autoren hierfür jedoch keine Gewähr und Haftung übernehmen. Jeder Benutzer ist daher dringend angehalten, die gemachten Angaben, insbesondere in Hinsicht auf Arzneimittelnamen, enthaltene Wirkstoffe, spezifische Anwendungsbereiche und Dosierungen anhand des Medikamentenbeipackzettels und der entsprechenden Fachinformationen zu überprüfen und in eigener Verantwortung im Bereich der Patientenversorgung zu handeln. Aufgrund der Auswahl häufig angewendeter Arzneimittel besteht kein Anspruch auf Vollständigkeit.

Die Wiedergabe von Warenbezeichnungen, Handelsnamen und sonstigen Kennzeichen in diesem Buch berechtigt nicht zu der Annahme, dass diese von jedermann frei benutzt werden dürfen. Vielmehr kann es sich auch dann um eingetragene Warenzeichen oder sonstige geschützte Kennzeichen handeln, wenn sie nicht eigens als solche gekennzeichnet sind.

Es konnten nicht alle Rechtsinhaber von Abbildungen ermittelt werden. Sollte dem Verlag gegenüber der Nachweis der Rechtsinhaberschaft geführt werden, wird das branchenübliche Honorar nachträglich gezahlt.

Dieses Werk enthält Hinweise/Links zu externen Websites Dritter, auf deren Inhalt der Verlag keinen Einfluss hat und die der Haftung der jeweiligen Seitenanbieter oder -betreiber unterliegen. Zum Zeitpunkt der Verlinkung wurden die externen Websites auf mögliche Rechtsverstöße überprüft und dabei keine Rechtsverletzung festgestellt. Ohne konkrete Hinweise auf eine solche Rechtsverletzung ist eine permanente inhaltliche Kontrolle der verlinkten Seiten nicht zumutbar. Sollten jedoch Rechtverletzungen bekannt werden, werden die betroffenen externen Links unverzüglich entfernt.

2., erweiterte und überarbeitete Auflage 2022

Alle Rechte vorbehalten
© W. Kohlhammer GmbH, Stuttgart
Gesamtherstellung: W. Kohlhammer GmbH, Stuttgart

Print:
ISBN 978-3-17-040672-8

E-Book-Formate:
pdf: ISBN 978-3-17-040673-5
epub: ISBN 978-3-17-040674-2

Abkürzungsverzeichnis und Glossar

Achondroplasie	monogenetische Erkrankung, die zu verfrühtem Schluss der Wachstumsfugen und in der Folge zu Zwergenwuchs bei normaler Intelligenz führt
ADHS	Aufmerksamkeitsdefizit-Hyperaktivitätsstörung
AIP	akute intermittierende Porphyrie, erbliche Stoffwechselerkrankung des Hämoglobinabbaus, die auch zu schizophrenen Syndromen führen kann
AK	Antikörper, plural: AKs
Akromegalie	endokrinologische Erkrankung, bei der ein gutartiger Tumor der Hypophyse vermehrt Wachstumshormon ausschüttet, was zu Riesenwuchs führt
Allel	genetischer Begriff: Gene liegen im Allgemeinen in doppelter Ausführung vor, man spricht von zwei Allelen. Die beiden Allele können sich im Detail unterscheiden, ohne dass eine Variante immer als zwingend besser oder gesünder beschrieben werden kann
AMPA-R	a-Amino-3-Hydroxy-5-Methyl-4-Isoxazolpropionsäure (= Acid) Rezeptor, wichtiger und häufiger Glutamat-Rezeptor im Gehirn
ANA	antinukleäre Antikörper, Antikörper gegen Bestandteile des Zellkerns, deren Konzentration bei unterschiedlichen Autoimmunerkrankungen unspezifisch erhöht ist
Anhedonie	aus dem Griechischen: ἀν, lateinisch an = nicht und griechisch: ἡδονή, lateinisch: hedoné = Lust; die fehlende oder verminderte Fähigkeit Freude und Lust zu empfinden
APA	American Psychiatric Association
Arthralgien	Gelenkschmerzen
Asphyxie	aus dem Griechischen: ἀσφυξία, lateinisch asphyxia, zu Deutsch: »das Fehlen des Pulsschlages«; Minderversorgung mit Sauerstoff
ASS	Autismus-Spektrum-Störung
Ätiologie	Erstursache einer Krankheit oder eines Symptoms
Atrophie	aus dem Griechischen: ἀτροφία, lateinisch: atrophia = Abmagerung, Nahrungsmangel, Verkümmerung; in der Medizin meist Volumenminderung
Belastungsdyspnoe	Luftnot bei Anstrengung z. B. Treppen steigen

Blickparese	Augenbewegungsstörung beim Blick nach oben, unten, rechts oder links
CCT	Englisch: cranial computer tomography = kranielle Computer-Tomografie
Chorea Huntington	monogenetische Erbkrankheit, bei der es meist nach der 3. oder 4. Dekade zu überschießenden Bewegungsstörungen und im weiteren Verlauf zu einer Demenz kommt
CI	Englisch: confidence interval = Konfidenzintervall, Wert, der die Güte eines statistischen Mittelwerts angibt
CNV	Englisch: copy number variant = Begriff der eine strukturelle Anomalie eines Chromosoms nach dessen Teilung und Replikation beschreibt
Colitis	Darmentzündung
CSF	Englisch: cerebrospinal fluid = Liquor cerebrospinalis = Gehirnwasser
Dermatitis	Hautentzündung
Diathese	Griechisch: διάθεσις = diáthesis = Aufstellung, Zustand, Handlungsrichtung; in der Medizin eine Neigung oder Disposition zu einer Erkrankung; Veranlagung
Disapparieren	magische Fähigkeit sich aufgrund zauberischer Kräfte von einem zu anderen Ort ohne Verkehrsmittel zu bewegen, ähnlich dem Beamen in zukünftigen Zeiten, aber ohne technische Apparatur
Didaktik	die Wissenschaft des Lernens und Lehrens
diploid	genetischer Begriff: Gene liegen bei Menschen im Allgemeinen in zweifacher Ausführung vor (diploid). Nur bei Spermien oder in Eizellen liegen einfache (haploide) Chromosomensätze vor
Dopamin	wichtiger aktivierender Neurotransmitter, spielt große Rolle im Belohnungssystem des Gehirns
DSM	Englisch: diagnostic and statistical manual of mental disorders = Klassifikation psychischer Störungen der American Psychiatric Association; aktuelle Version 5 = DSM-5
Dysgrafie	nicht-alters- und bildungsentsprechende auffällige Schwierigkeiten beim Lesen
Dyskalkuie	nicht-alters- und bildungsentsprechende auffällige Schwierigkeiten beim Rechnen
Dyskinesie	Bewegungsstörung
Dyslexie	nicht-alters- und bildungsentsprechende auffällige Schwierigkeiten beim Schreiben
Dysmorphie	diskrete Fehlgestaltung des Körpers z. B. mit tiefsitzenden Ohren, tiefliegenden oder weit auseinander liegenden Augen, Trichterbrust etc.
Dyspareunie	Schmerzen beim Geschlechtsverkehr
Dystonie	Bewegungsstörung mit unfreiwilligen Bewegungen meist mit vermehrter Muskelspannung

ED	Encephalomyelitis disseminata, auch MS = Multiple Sklerose genannt
EEG	Elektroenzephalografie = Hirnstromkurve
Enzephalitis	Gehirnentzündung
Enzephalopathie	Gehirnleiden; der Begriff bringt zum Ausdruck, dass ein psychisches Symptom nicht erlebnisreaktiv, sondern als Ausdruck einer Hirnerkrankung entstanden ist
Entwicklungsstörungen	Sammelbegriff für Auffälligkeiten der individuellen Entwicklung, die schon im ersten Lebensjahrzehnt erkennbar werden v. a. Autismus, ADHS, Tic-Störungen
Epidemiologie	aus dem Griechischen von: ἐπί lateinisch: epi = über und Griechisch: δῆμος Lateinisch: demos = das Volk; die Lehre von der Verbreitung gesundheitlicher Zustände und Symptome in der Allgemeinbevölkerung
Etymologie	die Lehre von der Herkunft und Geschichte von Wörtern und Begriffen
Fazialisparese	Lähmung des motorischen Gesichtsnervs mit Auffälligkeiten der mimischen Muskulatur
FDG-PET	Fluoro-Desocyglukose-Positronen-Emmissions-Tomografie; nuklearmedizinische Untersuchung, die die Stoffwechselaktivität des Gehirns misst
FP-CIT-SPECT	123I-N-ω-fluoropropyl-2ß-carbomethoxy-3ß-(4-iodophenyl) nortropane – Single-Photon-Emmissions-Computer-Tomografie; nuklearmedizinische Untersuchungsmethode bei Verdacht auf Parkinson-Syndrome
FLAIR	Englisch: fluid attenuated inversion recovery = eine bestimmte technische Art und Weise MRT-Bilder des Gehirns zu gewinnen. Dabei können v. a. entzündliche Läsionen des Gehirns gut beurteilt werden
GABA	Gamma-Amino-Buttersäure; wichtigster inhibitorischer (= hemmender) Neurotransmitter des Gehirns
Genotyp	die Summe der Erbanlagen und Gene eines Individuums
Glutamat	wichtigster exzitatorischer (= aktivierender) Neurotransmitter des Gehirns
GTS	Gilles-de-la-Tourette Syndrom = motorische und vokale Tics, die lange Anhalten und nicht willentlich unterdrückt werden können
Haploid	genetischer Begriff: Gene liegen bei Menschen im Allgemeinen in zweifacher Ausführung vor (diploid). Nur bei Spermien oder in Eizellen liegen einfache (haploide) Chromosomensätze vor
Haploinsuffizienz	genetischer Begriff: Gene liegen generell in doppelter Ausführung (diploid) vor. Wenn ein Gen mutiert und funktionsuntüchtig ist und die Funktionalität des anderen (dann haploiden) funktionsfähigen Gens nicht genügt, um

	den gesunden Phänotyp zu gewährleisten (Insuffizienz), spricht man von Haploinsuffizienz
Hashimoto	japanischer Eigenname, Erstbeschreiber der nach ihm benannten Hashimoto Schilddrüsenantikörper
heriditär	erblich
Homöostase	aus dem Griechischen: ὁμοιοστάσις = lateinisch: homoiostasis = Gleichstand; die Aufrechterhaltung eines stabilen Gleichgewichts zwischen verschiedenen einander widerstrebenden Stell- und Einflussgrößen
Horkrux	magisches Objekt im Roman »Harry Potter«, in dem der dunkle Lord ein Stück seiner abgespaltenen Seele aufbewahrt
Hyperglykämie	Überzuckerung
Hyperekplexia	verstärkte Schreckreaktion (auch startle reaction)
Hypoglykämie	Unterzuckerung
Hypothyreoidismus	Schilddrüsenunterfunktion
Hysterektomie	Entfernung der Gebärmutter
Iktual	aus dem Lateinischen: ictual auch ictal; ictus = der Schlag; iktale Phänomene entsprechen epileptischen Anfällen
ICD	international classification of diseases = internationale Klassifikation aller Krankheiten (aktuell 10. Version = ICD-10; bald ~ 2022 ICD-11)
idiopathisch	medizinisch-nosologischer Fachbegriff; ein Syndrom ohne erkennbare Ursache wird idiopathisch, manchmal auch essenziell genannt
Implikationen	oft nicht ausdrücklich ausformulierte Schlussfolgerungen
implizit	unausgesprochene, manchmal auch nur teilweise bewusste Folgerung
IRDA	intermittent rhythmic delta activity = ein pathologisches EEG Muster, welches unspezifisch auf eine zerebrale Funktionsstörung hinweist
Iridozyklitis	Entzündung der Regenbogenhaut und des Ziliarkörpers am Auge
i. v.	intravenös
kaukasisch	Englisch: caucasian; v. a. im englischen Sprachraum üblicher medizinischer Begriff der Menschen mit Abstammung aus dem europäisch-asiatischem Großraum mit heller Hautfarbe bezeichnet
Kataplexie	aus dem Griechischen: καταπλήσσειν; lateinisch: cataplexis = mit Furcht umstoßen; affektiver Tonusverlust; bei Freude oder Furcht kommt es zu einem Sturz, weil die Anspannung der Muskeln (Muskeltonus) nachlässt
Katalepsie	aus dem Griechischen: κατάληψις, lateinisch: katalepsis, zu deutsch: das Besetzen, Festhalten auch Starrsucht; eine neuropsychiatrische Auffälligkeit, bei der unbequeme und unnatürliche Körperhaltungen übermäßig lange beibehalten werden

Katatonie	aus dem Griechischen: κατά = von oben nach unten und τόνος = Spannung; neuropsychiatrisches Syndrom, bei dem die Anspannung der Muskeln unnatürlich groß ist und Bewegungen dadurch gehemmt werden
Koprolalie	unfreiwilliges Aussprechen von obszönen Wörtern oder Geräuschen
Kybernetik	die Wissenschaft von der Steuerung und Regelung komplexer Systeme wie Maschinen, Computern oder Organismen
LANI	Englisch: local area network inhibition = Modell zur Erklärung psychischer Symptome bei pathologischem EEG, aber ohne Epilepsie
Lebenszeitprävalenz	die Häufigkeit, in der ein Phänomen, z. B. Halluzinationen, wenigstens einmal im Leben auftritt
LGI1 Antikörper	Antikörper gegen ein synaptisches Protein, welches auf eine limbische Enzephalitis hinweisen kann
Linguistik	Sprachwissenschaft
Logorhoe	aus dem Griechischen: λόγος lateinisch: lógos, = das Wort und griechisch: rhéo, lateinisch: rheein = fließen; unangemessen sprudelnder Redefluss
Luria-Handkantentest	sogenannter Frontalhirn »bedside test«; Probanden müssen sequenziell die Tischplatte mit der Handkant, der Handfläche und der geschlossenen Faust so schnell wie möglich berühren. Bei Frontalhirnsyndromen wirkt die Bewegungssequenz verlangsamt und desorganisiert
Meningitis	Hirnhautentzündung
Menigoenzephalitis	Entzündung der Hirnhäute und des Gehirns
Mikrodeletion	Gendefekt, bei dem ein kleines Stück der DNA verloren geht
Morbus	aus dem Lateinischen für Krankheit
MRT	Magnetresonanztomografie
MS	Multiple Sklerose auch ED = Enzephalomyelitis disseminata genannt
Mutismus	von Lateinisch: mutitas = die Stummheit; Zustand, in dem Menschen nicht mehr sprechen
Myalgien	Muskelschmerzen
Neuroborreliose	Infektion mit dem Bakterium Borrelia burgdorferi nach Zeckenbiss, die auf das Gehirn übergreift und alle möglichen neuropsychiatrischen Symptome verursachen kann
Neurodermitis	autoimmunologische Systemerkrankung, die mit Hautentzündungen, aber auch anderen allergischen Reaktionen, insbesondere Asthma, einhergehen kann
Nihilismus	aus dem Lateinischen: nihil = nichts. Nichts gilt. Nichts wird gelten gelassen. Philosophische Sicht der Welt, nach der keine sinnvolle Erkenntnis möglich ist oder objektive Wirklichkeit und Ordnung erkennbar ist

NIMH	National Institute for Mental Health; führende Forschungsinstitution zu psychischen Störungen in den USA
NMDAR	N-Methyl-D-Aspartat-Rezeptor = wichtiger und häufiger Glutamat-Rezeptor
NPC	Niemann-Pick-Typ-C-Erkrankung: monogenetische Erkrankung, bei der es aufgrund einer Fettstoffwechselstörung zu einer dann toxischen Speicherung von Fetten unter anderem im Nervengewebe kommt, sie kann schizophrene Syndrome verursachen
Nosologie	die Lehre von den Krankheiten
NSA	Nationale Sicherheitsbehörde der USA (national security agency)
olfaktorisch	den Geruchssinn betreffend
Ontogenese	Entwicklungsgeschichte eines Individuums
OR	odds ratio = wichtiger Begriff der statistischen Risikoberechnung
Palpitationen	Lateinisch: palpitare = zucken; Herzstolpern, Herzklopfen
Pathogenese	Ursächlichkeit einer Krankheit oder eines Symptoms, die aber nicht die Erstursache ist
Paroxysmaler Lagerungsschwindel	Erkrankung des Innenohrs, bei der sich Kristalle in den Bogengängen des Innenohrs einlagern/ablagern/befinden, die bei bestimmten Bewegungen zu Schwindelattacken führen
pars pro toto	rhethorische Figur; ein Teil steht für das Ganze, die Schizophrenie steht für die ganze Psychiatrie
PBG-D	Porphobilinogen-Desaminase, wichtiges Enzym beim Abbau des Hämoglobins
Phänotyp	das Aussehen bzw. die Eigenschaften eines Individuums, diese hängen vom u. a. Genotyp, aber auch von Umweltfaktoren ab
Phencyclidin	Angel Dust, Droge; starker Antagonist am glutamatergen NMDA-Rezeptor. Kann bei Gesunden schizophrene Psychosen auslösen
Phylogenese	Entwicklungsgeschichte einer Art
Plasmapherese	»Blutwäsche«, in einem Dialyse-artigen Verfahren wird das Blutplasma, in dem sich alle Antikörper und damit auch Autoantikörper befinden, aus dem Blut entfernt
Pleiotropie	aus dem Griechischen von πλείων, lateinisch: pleíon = mehr und τρόπος, lateinisch: trópos = Drehung; genetischer Begriff, der darauf hinweist, dass eine Mutation oder CNV verschiedene uneinheitliche Auswirkungen hervorrufen kann, gelegentlich wird auch der Begriff Polyphänie aus dem Griechischen für poly = viele und phainein = erscheinen, entsprechend vielfache Erscheinungen verwandt
Porphyrie	genetische Stoffwechselerkrankung des Hämoglobinabbaus, die durch Stress oder Medikamente getriggert werden

	kann und mit schizophrenen Syndromen einhergehen kann
Polyneuropathie	Erkrankung der peripheren Nerven, bei der es häufig zu Sensibilitätsstörungen v. a. an den Händen und Füßen und Muskelschwäche kommt
Polyspike Wave Komplex	epilepsietypisches Befundmuster im EEG
Pragmatik	Orientierung an situativer Angemessenheit und Nützlichkeit im Gegensatz zu Dogmatik, bei der Prinzipien unabhängig von konkreten situativen Rahmenbedingungen im Vordergrund stehen
Prävalenz	Häufigkeit
Prodom, prodromal	das einer Erkrankung vorangehende, schwer zu erkennende Stadium; von lateinisch: prodromus = Vorläufer
prokonvulsiv	epileptogen, Epilepsien fördernd
RDoC	Research Domain Criteria; ein Projekt des National Institute of Mental Health (NIMH) in den USA, bei dem das kategoriale Schizophrenie-Konzept in der Wissenschaft zugunsten von fünf dimensional verfassten psychischen Domänen aufgegeben wird
Reliabilität	Wiederholbarkeit, eine Messung ist reliabel, wenn bei wiederholten Messungen immer das gleiche Ergebnis herauskommt
Residuum, residual	aus dem Lateinischen: residuum = der Rest, das Zurückgebliebene; in der Medizin Restsymptome nach einer Krankheit
RR	relatives Risiko, wichtiger Begriff der statistischen Risikoberechnung
Salienz	Auffälligkeit; Begriff aus der Wahrnehmungspsychologie, der beschreibt, wie sehr ein Reiz vor anderen Hintergrund- oder Rahmenreizen heraussticht
Schnauzreflex	Frontalhirnzeichen; einem Patienten wird ein Holzspatel auf die geschlossenen Lippen gelegt und dieser wird dann angestoßen; bei kleinen Kindern und Erwachsenen mit Frontalhirnsyndromen kommt es daraufhin zu einer Schnauzbewegung, die als frontales Enthemmungszeichen gewertet wird
Semantik	sprachwissenschaftlicher Begriff: die Semantik ist die Lehre von den Bedeutungen von Wörtern und Begriffen
SHT	Schädel-Hirn-Trauma
SNP	Englisch: single nucleotide polymorphism = Kopierfehler bei der Replikation der DNA, bei der ein Basenpaar durch ein falsches ersetzt wird (= Punktmutation)
Splenomegalie	Milzvergrößerung
SREAT	Englisch: steroid responsive enzephalopathy with autoantibodies against the thyroidea; Steroid-responsive Enzephalopathie mit Autoantikörpern gegen die Schilddrüse

Stupor	Zustand, in dem ein Mensch wie eingefroren wirkt, kaum noch Initiative entwickelt, sich kaum noch bewegt und meist still und unbeweglich vor sich hinstarrt
SWC	Englisch: sharp wave complex; epilepsietypisches Befundmuster im EEG
Syntax	sprachwissenschaftlicher Begriff. Satzlehre. Die Syntax beschreibt die Regeln, nach denen aus Wörtern Sätze gemacht werden können
teratogen	aus dem Griechischen: τέρας, lateinisch teras = Ungeheuer; und γένεσις, lateinisch genesis = Entstehung; Substanzen wie Medikamente, Drogen, Viren oder Strahlungen sind teratogen, wenn sie Missbildungen der Kinder verursachen
Therapie	aus dem Altgriechischen: θεραπεία, lateinisch: therapeia, was so viel wie Dienst, Pflege, Heilung bedeutet
Thyreoiditis	Entzündung der Schilddrüse (Glandula thyreoidea)
Tics	kurze einschießende Bewegungen, v. a. der Gesichtsmuskulatur, bzw. Geräusche, die willentlich nicht vollständig kontrolliert werden können
TG	Thyreoglobulin: Schilddrüsenprotein gegen welches sich Antikörper (TG-AK) bilden können (einer der Hashimotoantikörper)
Titer	Messeinheit für Antikörperkonzentrationen
Torsionsdyskinesie	Bewegungsstörung in Form unfreiwilliger drehend schraubender Bewegungsmuster v. a. der Arme und Beine
TPO	Thyreoperoxidase: Schilddrüsenprotein, gegen welches sich Antikörper (TG-AK) bilden können (einer der Hashimotoantikörper)
TSH	Thyreoidea (= Schilddrüse) stimulierendes Hormon
Validität	Gültigkeit; eine Annahme ist valide, wenn sie wirklich beschreibt, was sie beschreiben will; die Validität einer Messung, Theorie oder Aussage kann nicht gemessen, sondern nur begründet werden
Varianz	Streubreite von Befunden oder Messwerten (z. B. Körpergrößen)
VG	Vorgeschichte
VGKC Antikörper	Antikörper gegen die Proteine der spannungsabhängigen Kaliumkanäle an Neuronen (voltage gated potassium channel antibodies), die auf eine limbische Enzephalitis hinweisen können
Vulnerabilität	Verletzlichkeit, Empfindlichkeit, Veranlagung
WHO	World Health Organisation = Weltgesundheitsorganisation

Geleitwort

von Heinz Haefner

Dieses Buch beginnt mit einer wissenschaftlichen Analyse der altbekannten Krankheit Schizophrenie und womit es endet, verrät bereits der Titel. Diese Krankheit, die uns auf Wegen der Verständnisförderung und der Behandlungschancen nahegebracht wird, trägt seit gut einem Jahrhundert (1911) den Namen Schizophrenie.

Wahn, Halluzinationen und Denkstörungen, die wir heute als Kernsymptome zur Definition der Diagnose benutzen, waren, woran uns der Autor erinnert, schon im Altertum, etwa in den Tragödien Homers, bekannt. Die erste Destillation dieses Wissens zu einem eindeutigen Krankheitskonstrukt, der sog. Dementia praecox, hat der Schöpfer der modernen Psychiatrie, Emil Kraepelin, um die Wende zum 20. Jahrhundert vollzogen. Der Schweizer Psychiater Eugen Bleuler hat diese ungeeignete Diagnose 1911 durch »Schizophrenie« ersetzt, weil er Ersterkrankungen an diesem Leiden sowohl im späteren Lebensalter als auch im Verlauf ohne Demenz beobachtete. Aber Bleulers Schizophrenie war nicht exakt dasselbe Leiden wie Kraepelins Dementia praecox. Die Grenze zwischen krank und gesund war weitergezogen, und die Konstruktion wich von Kraepelins Schöpfung ab. Aber auch diese Bezeichnung, auf Deutsch »Seelenspaltung«, ist keine gute Lösung, weil sie der Wirklichkeit nicht entspricht.

Die Kernsymptome der Krankheit Schizophrenie, Wahn und Halluzinationen, sind auch bei einigen anderen psychischen Störungen und selbst isoliert als Einzelsymptome bei Gesunden zu beobachten. Die Krankheiten, die diese Symptome allein oder in Verbindung mit Denkstörungen aufweisen, sind in allen Ländern, Kulturen und politischen Systemen mit annähernd gleicher Häufigkeit anzutreffen. Aber in bemerkenswerter Weise ist der Verlauf der Schizophrenie verschieden. Ist die Krankheit Schizophrenie deshalb ein Artefakt, das wegen seiner einigermaßen gemeinsamen Merkmale ein hohes Maß an Beständigkeit erreicht hat?

Die internationalen Klassifikationssysteme konnten sich trotz aller Bemühungen um eine korrekte Beschreibung von Symptomatik und Verlauf von der kategorialen Diagnose der kraepelinschen Tradition bis heute noch nicht definitiv trennen, ungeachtet einer außerordentlich großen Zahl von Befunden, die mit der Annahme einer Krankheitseinheit Schizophrenie nicht vereinbar sind. Mit dem wachsenden Wissen breitet sich diese Überzeugung jedoch zunehmend aus.

Die überzeugten Schizophreniereformer, und Tebartz van Elst zählt in vorderster Front dazu, benötigen plausible Erklärungen der im Komplex der sog. schizophrenen Symptomatik wirksamen ätiologischen und pathogenetischen Faktoren, etwa der neuralen Netzverbände, die mit psychischen Abläufen aus diesem Systemkomplex in beide Richtungen – sprich: Stimulation und Hemmung – verbunden sind. Nur gezielte Analysen können mit geeigneten Methoden und Forschungsdesigns in solche Komplexität eindringen. Nur ein Autor, der bereits mit geeigneten Methoden und Forschungsansätzen mehrschichtige Zusammenhänge geklärt hat, kann ein geeignetes Rüstzeug dazu anbieten.

Ludger Tebartz van Elst hat ein breites Spektrum der Forschung unter Bindung an klinische Erfahrung hinter sich. So hat er etwa die Autismusspektrumstörungen, einmal in Form des schizophrenieähnlichen Kanner'schen Autismus, der in früher Kindheit bevorzugt als Sprachstörung auftritt, zum anderen des in Jugend und später als vielfältige kommunikative und sprachliche Behinderung auftretenden Asperger-Autismus, bearbeitet. Er hat die psychopathologisch gegensätzlich erscheinenden bipolaren Symptommuster aufzugliedern und einer Erklärung zuzuführen versucht. Er analysierte auch das ADHS-Syndrom in der Vielfalt seiner Ausprägungen und Folgeerscheinungen. Schließlich untersuchte er die psychischen Störungsmuster bei Temporallappenepilepsie, besonders die forcierte Normalisierung, bei der nach therapeutischer Intervention anstelle eines Anfalls abnorme psychische Phänomene, teilweise in Gestalt psychotischer Symptome, auftreten.

Der erkenntnisphilosophische Ansatz Tebartz van Elsts bewahrt zwar die von Karl Jaspers von dem Philosophen Wilhelm Dilthey in die Psychopathologie übernommene Unterscheidung von verstehender Psychologie und erklärender Naturwissenschaft. Aber der Wissenschaftlichkeit wird auch die verstehende Psychologie nicht entkleidet. Die Kernbegriffe seiner eigenen Methode sind drei Definitionen von Norm: (1) Die nummerisch-psychologisch-statistischen Maße der Abweichung vom Mittel. Sie setzen dimensionale Strukturen der quantifizierten Phänomene voraus. (2) Die zweite Form von Normalität ist die technische. Sie lässt die Abweichung von realen Erwartungswerten kategorial definierter Merkmale erkennen. (3) Die dritte ist die soziale Norm, die krankhafte Phänomene hinsichtlich ihrer sozialen und moralischen Qualität definieren lässt.

Mit dieser Trilogie macht Tebartz van Elst drei Bereiche von Normabweichungen psychischer Fähigkeiten, Leistungen und krankhafter Phänomene ebenso dimensional wie auch kategorial analysierbar.

Wenn man der Argumentation Tebartz van Elsts folgt, die durch zahlreiche Beispiele und Abbildungen verständlich wird, dann entschwindet die klassische Krankheit Schizophrenie und an ihre Stelle tritt eine zunehmende Aufspaltung des Wissens. Das, was wir Schizophrenie nennen, umfasst dann ein paar Syndrome unterschiedlicher Ätiologie. Es handelt sich dabei wahrscheinlich um ein paar unterschiedliche Krankheitsprozesse, die unter bestimmen Umweltbedingungen ähnliche pathoplastische Syndrome zur Folge haben. Ansonsten sind wir wieder da, wo wir bei Beginn waren: Wir müssen uns von der traditionellen Diagnose verabschieden.

Dieses ausgezeichnete Buch kann man als Leitschnur denjenigen empfehlen, die den Weg des Verstehens und der Forschung an dem, was wir heute noch Schizophrenie nennen, einschlagen wollen. Schritte dazu sind in diesem avantgardistischen Buch in bemerkenswerter Klarheit herausgearbeitet.

Prof. Dr. h.c. mult. Heinz Häfner, im Juni 2017 zur 1. Auflage

Geleitwort

von Stephan Heckers

Wir kennen die Schizophrenie nicht. Viele fragen, ob es sie überhaupt gibt. Aber das Wort ist weiterhin in Gebrauch, als Floskel im Alltag und als klinische Diagnose. Seit mehr als 100 Jahren versuchen Wissenschafter, die Schizophrenie aus dem Dunst der klinischen Praxis in das Licht der wissenschaftlichen Erforschung zu ziehen. Bis jetzt mit geringem Erfolg.

Dieses Buch von Ludger Tebartz van Elst ist ein Versuch, den Dunstschleier zu lichten. Es ist geschrieben für alle, die sich für psychiatrische Fragen interessieren. Es ist zugänglich für Laien, bereitet aber auch genügend Neues für Kliniker und Wissenschaftler.

Der Autor ist ein Neuropsychiater und er begreift die Schizophrenie als ein Problem der klinischen Neurowissenschaft: wir müssen das Gehirn studieren, um die Person zu verstehen. Begriffe der klinischen Psychiatrie werden erklärt als Funktionen des Gehirns. Aber der Autor ist auch geschult in klassischen Sprachen und der Philosophie. Das macht es ihm möglich, die Schizophrenie nicht nur als medizinisches Problem, sondern auch als soziales und allgemeinwissenschaftliches Konstrukt zu diskutieren. Er analysiert treffend, dass Verrücktheit von der Weite des sozialen Raumes abhängt und plädiert überzeugend für eine multikategoriale Normalität.

Mit seiner Analyse praktizert er eine kritische Vernunft, die weit hinaus geht über die üblichen Bekenntnisse zum beschränkten Wissen der Medizin. Er ist sich bewusst, dass wir wenig Fortschritt gemacht haben in der Erforschung der Schizophrenie. Er schildert seine eigene Demütigung als Arzt und Lehrer, wenn er die Schizophrenie erklären will, obwohl wir so wenig wissen.

Aber die kritische Bestandsaufnahme führt nicht zur Resignation. Ludger Tebartz van Elst zeigt uns, wie wir Fortschritt machen können in der Psychiatrie: durch wissenschaftliche Entdeckung und durch begriffliche Klärung. Beide Wege sind nötig, um ein wissenschaftliches Paradigma zu formulieren, zu kritisieren und dann zu ersetzen. Dieses Buch macht den Versuch, die dialektische Bewegung von Theoriebildung und Kritik weiterzuführen: vom Anfang bis zum Ende der Schizophrenie.

Zu Beginn des 20. Jahrhunderts war die Psychiatrie voller Hoffnung, dass die Ursachen und Pathogenesen psychiatrischer Erkrankungen geklärt werden können. Syphilis diente als Vorbild: viele Symptome, Syndrome und Krankheitsbilder konnten zurückgeführt werden auf eine Ursache. Aber bald zeigte sich, dass die Psychosen vielfältig sind, mit vielen Symptomen, mehreren Syndromen und unterschiedlichen Verlaufsbildern. Für einige Psychosen konnte eine Ursache gefunden werden (sie waren sekundär zu einem anderen Krankheitsbild), aber die meisten blieben unerklärt (sie waren primär).

Dieses Buch möchte das kausale Denken wieder in die Klassifikation psychischer Störungen einführen. Das neunte Kapitel ist das Zentrum der Argumentation. Hier beschreibt der Autor Syndrome, die als Beispiel dienen für eine psychiatrische Klassifikation nach der Abschaffung der Schizophrenie. Stoffwechselstörungen, paraepileptische Psychosen und Entzündungen des Gehirns werden beschrieben als Krankheitsbilder, die heute oft noch als Schizophrenie diagnostiziert und behandelt werden, aber für die wir schon heute Beweise haben, sie als sekundäre Psychosen zu definieren. Die autoimmune Enzephalitis ist von besonderem Interesse, da sie mechanistische Modelle auf der zellulären und molekularen Ebene ermöglicht. Die Validierung der sekundären Psychosen durch immunsupressive Behandlung (dargestellt mit Fallbespielen aus der Praxis des Autors und aus der Literatur) ist klinisch beeindruckend und nosologisch eindeutig.

Zweifel kommen aber dennoch auf. Zum einen ist der kausale Zusammenhang zwischen den biologischen Veränderungen und dem klinischen Bild nicht klar. Zum anderen zeigt die Mehrzahl der Patienten, die mit Schizophrenie diagnostiziert werden, keine dieser biologischen Veränderungen. Aber der Autor ist zuversichtlich, dass wissenschaftliche Entdeckungen die Lücke schließen werden.

Die Psychiatrie braucht Kritiker wie Ludger Tebartz van Elst. Sein Buch erinnert uns, dass im Zentrum der psychiatrischen Klassifikation nicht die Diagnose steht, sondern ein Mensch lebt. Es ist unsere Aufgabe als Kliniker und Wissenschaftler, die Besonderheiten menschlichen Erlebens zu begreifen und, wenn nötig, heilend zu helfen. Wenn Diagnosen diesem Auftrag im Wege stehen, dann müssen wir sie ändern.

Prof. Dr. Stephan Heckers
Nashville, TN, USA im Juli 2017 zur 1. Auflage

Inhalt

Abkürzungsverzeichnis und Glossar 5

Geleitwort 13
von Heinz Haefner

Geleitwort 15
von Stephan Heckers

Vorwort zur 2. Auflage 21

Vorwort zur 1. Auflage 23

1 Einleitung 27

2 Die Symptome und Verläufe der Schizophrenie 30
    2.1   Schizophrenie in der Lebenswirklichkeit 30
    2.2   Die Symptome der Schizophrenie 32
    2.3   Die Verläufe der Schizophrenie 61
    2.4   Was sind psychotische Symptome? 63

3 Vom Anfang der Schizophrenie – die Geschichte des Schizophrenie-Konzepts 66

4 Was ist normal? 79
    4.1   Normalität als statistische Größe 79
    4.2   Normalität als technische Größe 82
    4.3   Normalität als soziale Größe 85
    4.4   Das Konzept der multikategorialen Normalität 87

5 Was ist eine Krankheit? 89
    5.1   Gibt es einen allgemeingültigen Krankheits- und Gesundheitsbegriff? 89
    5.2   Der pragmatische medizinische Krankheitsbegriff 91
    5.3   Annäherung an den Begriff »Krankheit« 95

6	**Was ist eine psychische Störung?**	97
	6.1 Klassifikatorische Prinzipien psychischer Störungen in ICD und DSM	97
	6.2 Methodische Prinzipien der Klassifikation in ICD und DSM	101
	6.3 Die Folgen der Aufgabe kausalen Denkens	103
	6.4 Primäre und sekundäre Syndrome	107
	6.5 Primäre Syndrome und Normvarianten	110
7	**Die Ursachen der schizophrenen Syndrome**	123
	7.1 Die Phrenologie	123
	7.2 Die frontobasalen Schleifensysteme	125
	7.3 Die Relation Symptom – Pathogenese – Ätiologie	129
	7.4 Die dopaminerge Hypothese der Schizophrenie	130
	7.5 Die glutamaterge Hypothese der Schizophrenie	135
	7.6 Die Genetik schizophrener Syndrome	137
	7.7 Die Bedeutung von Umweltfaktoren	152
	7.8 Die Bedeutung von persönlichkeitsstrukturellen Faktoren	159
	7.9 Die Rolle von psychosozialem Stress	160
	7.10 Das Vulnerabilitäts-Stress-Modell	161
8	**Neue Entwicklungen – die Neuropsychiatrie schizophrener Syndrome**	163
	8.1 Schizophrene Syndrome als Teilaspekt genetisch bedingter Stoffwechselerkrankungen	164
	8.2 Schizophrene Syndrome als Ausdruck paraepileptischer Pathomechanismen	173
	8.3 Schizophrene Syndrome als Ausdruck entzündlicher Prozesse	181
	8.4 Schizophrene Syndrome als Ausdruck einer Normvariante?	204
	8.5 Die Problematik Einzelfall-basierter Forschung	208
9	**Vom Ende der Schizophrenie**	209
	9.1 Ist die Schizophrenie eine Krankheit?	209
	9.2 Für und Wider Schizophrenie	213
	9.3 Die Alternative – die Schizophrenien im nächsten Jahrhundert	225
	9.4 Neuropsychiatrische Diagnostik, Deutung und Therapie schizophrener Syndrome im 21. Jahrhundert	232
10	**Die Abschaffung der Schizophrenie – ein antipsychiatrisches Statement?**	245
Literatur		249
Anhang		265
	Anhang 1: Das Freiburger Diagnostische Protokoll für Psychosen (FDPP, modifiziert nach Endres et al. 2020a): Labordiagnostik	265

Anhang 2: Aktuelles Protokoll einer Steroidpulsbehandlung der
Freiburger Klinik für Psychiatrie und Psychotherapie 269
Anhang 3: Denkbarer Aufklärungsbogen für eine
Kortisonstoßtherapie 271
Anhang 4: Fiktiver Kostenübernahmeantrag für eine Plasmapherese
bzw. Rituximab-Therapie der Freiburger Klinik für Psychiatrie und
Psychotherapie 274

Stichwortverzeichnis **279**

Vorwort zur 2. Auflage

Dieses Buch zum Anfang, aber auch zum Ende der Schizophrenie ist in den vergangenen Jahren auf sehr viel positive Resonanz gestoßen. Auch in Fachkreisen wurde selbst die Forderung nach der Abschaffung des Schizophrenie-Konzepts, mit der auch die zweite Auflage dieses Buches endet, mit sehr viel Verständnis, Wohlwollen und häufig auch offener Unterstützung aufgenommen. Das freut mich sehr. Es kontrastiert vielleicht ein wenig zu der Tatsache, dass die Schizophrenie auch in der neuesten, 11. Auflage der internationalen Klassifikation der Krankheiten (International Classification of Diseases, ICD-11), die ab 2022 in den meisten Ländern der Welt gültig werden wird, in fast unveränderter Form beibehalten wurde. Diese Tatsache zeigt aber auch, dass das Ziel dieses Buches lange noch nicht erreicht wurde: nämlich eine Dekonstruktion des Schizophrenie-Konzepts in den Köpfen der Menschen.

Umso mehr freue ich mich, dass nun schon die zweite, erweiterte und überarbeitete Auflage des Buches erscheinen kann. Insbesondere die Erkenntnisse und klinischen Erfahrungen auf dem Gebiet der Immunopsychiatrie haben sich dabei in den letzten Jahren weiter stürmisch entwickelt. Immer mehr Fälle werden berichtet, bei denen eine intensivierte Diagnostik bei Menschen mit psychotischen, depressiven oder demenziellen Syndromen Hinweise auf eine immunologische Verursachung ergaben und bei denen darauf basierende Heilversuche, z. B. mit einer Kortisontherapie, erfolgreich waren. Inzwischen wurden auch erste psychiatrische Patienten erfolgreich mit immunologischen Methoden wie der Plasmapherese oder Medikamenten wie Rituximab behandelt. Die genauen ursächlichen Zusammenhänge sind in den meisten dieser Fälle leider immer noch unklar. Der Forschungsbedarf ist immens und die finanziellen Ressourcen dafür leider immer noch sehr begrenzt. Aber ein Anfang ist gemacht und die Perspektiven dieses spannenden Forschungsbereichs für das Fachgebiet der Psychiatrie sind aufgezeigt. Sie werden sich sicher weiter stürmisch entwickeln.

In dieser zweiten überarbeiteten Auflage wurden diese Entwicklungen der letzten Jahre berücksichtigt. Das Buch wurde aktualisiert und dem Wissensstand angepasst. So wurden etwa die neuesten Ideen und Operationalisierungen zu den immunologischen Psychosen aufgegriffen. Auch wurde in einem neu aufgenommenen Anhang der aktuelle Stand der diagnostischen Abklärungsschemata und Therapieschemata, wie sie z. B. an der Universitätsklinik Freiburg zur Anwendung kommen, aufgeführt. Dies ist der Tatsache geschuldet, das Woche für Woche so viele diesbezügliche Nachfragen eintreffen, dass sie individuell kaum noch bearbeitet werden können. Umso wichtiger ist es an dieser Stelle noch einmal prominent zu betonen, dass weder das diagnostische Angebot eines Zentrums wie in Freiburg noch die in diesem

Kontext durchgeführten individuellen Heilversuche als allgemeine diagnostisch-therapeutische Standards begriffen werden dürfen. Vielmehr sind sie Ausdruck der vordersten Linie der klinischen Forschung, die sicher nicht so auf alle anderen Bereiche der psychiatrischen Medizin übertragen werden können.

Ich hoffe aber, damit einen Beitrag zu leisten, das Krankheitskonzept der Schizophrenie weiter zu naturalisieren und sie weiter aus ihrem mystisch-magischen Dunstkreis, der sie immer noch umgibt, zu befreien.

Ludger Tebartz van Elst
Freiburg, im September 2021

Vorwort zur 1. Auflage

Die Psychiatrie ist und bleibt in meinen Augen eine besondere Disziplin innerhalb der medizinischen Fächer. Sie steht wie keine andere ihrer Schwesterdisziplinen an einer Grenze zwischen Natur- und Geisteswissenschaft, zwischen Gesundheit und Krankheit, zwischen Normalität, Abweichung und Ausgrenzung, zwischen erlebnisreaktiven Stressreaktionen und organischer Fehlsteuerung. Und die Tatsache, dass ein und dasselbe psychische Symptom sowohl Folge normaler, weil situationsbedingt durchschnittlicher, hirnphysiologischer Prozesse, sein kann als auch Ausdruck der teuflischten Erkrankungen, die Pandora mit der Hoffnung auf Heilung in ihrer Büchse auf die Welt brachte, ist Horror und Faszinosum in einem.

Und innerhalb der Psychiatrie spielt die Schizophrenie nach wie vor eine Sonderrolle. Ich kann mich gut erinnern, wie dieser Begriff der Alltagssprache, den auch ich als Schüler, Student und junger Arzt lange Zeit als klassische Krankheit missverstand, mich schon in meiner Jugend geängstigt hat als schweres Schicksal für Betroffene und Angehörige, gleichzeitig aber auch auf eine schwer zu beschreibende Art und Weise fasziniert hat, als mystisch-sakrale Form des Existierens, als das ganz und gar fundamental Andere im Wahrnehmen, Erleben, Fühlen und Denken, dem trotz seines Anders-Seins immer auch etwas Exotisches und Neues, Unentdecktes und abenteuerlich Spannendes innewohnen kann. Diese sakral-verborgene Vorstellung von Schizophrenie halte ich heute, einige Dekaden später, aus poetischer Perspektive zwar nach wie vor für inspirierend und attraktiv, aus meiner inzwischen entwickelten, ärztlich-wissenschaftlichen Sicht aber für einen entscheidenden Nachteil des Schizophrenie-Konzepts.

Als Student und junger Arzt meinte ich eine Weile lang, die Krankheit Schizophrenie verstanden zu haben. Die Definition über die scheinbar doch klaren Positivsymptome Halluzinationen, Wahn, Denkzerfahrenheit und Katatonie überzeugte mich in der Auffassung, die Schizophrenie sei die Krankheit, die zu eben diesen Symptomen führe. Aber wie so oft in der Medizin und insbesondere in der psychiatrischen Medizin machte die Zunahme von Wissen und Erfahrung den wissenschaftlichen Blick auf diese Erkrankung nicht klarer. Vielmehr fiel es mir immer schwerer, die vielen Einzelfälle mit ihren Gemeinsamkeiten aber auch weitreichenden Unterschieden in Symptomatik, Ursächlichkeit, Verlauf, Therapieergebnis und Prognose auf für mich überzeugende Art und Weise unter dem zumindest alltagssprachlich einheitlich daherkommenden Schizophrenie-Konzept zu fassen.

Dieses Buch ist das Ergebnis meines ganz persönlichen Ringens mit dem Phänomen Schizophrenie als Mensch, der anderen Menschen mit manchmal ganz alltäglichen und manchmal sehr ungewöhnlichen Wahrnehmungen, Denkstilen und Verhaltensweisen begegnet, die man heutzutage Schizophrenie nennt, als Arzt, der versucht in solchen Fällen die richtigen Untersuchungen zu veranlassen und die besten Therapien zu finden, und als Wissenschaftler, der versucht, die Ursächlichkeit dieser Phänomene zu verstehen. Das Buch fasst meine Sichtweise und mein Denken zum Thema Schizophrenie umfassend zusammen. Ich kann mir dabei durchaus vorstellen, dass sich hier in den weiteren Dekaden noch zahlreiche Änderungen ergeben. Denn entgegen dem, wie auch ich finde, zutreffenden Eindruck, dass sich in den letzten Dekaden wenig getan hat in der Diagnostik und Therapie der Schizophrenien, meine ich zu erkennen, dass sich in den letzten Jahren doch erhebliche Fortschritte zumindest für einige Untergruppen von Menschen abzeichnen, denen man heute noch vielerorts, sicher aber vor 10–20 Jahren ohne große Zweifel die Diagnose Schizophrenie gegeben hätte.

Dieses Buch verdankt viele Erkenntnisse jahrelangen sehr engagierten und manchmal auch sehr kontroversen Diskussionen mit Freunden und Kollegen in der Ambulanz, am Mittagstisch und an der Klinik für Psychiatrie und Psychotherapie der Universitätsklinik Freiburg, aber auch an anderen Orten wie dem Institute of Neurology in London. All meinen Freunden, Förderern und Diskutanten möchte ich an dieser Stelle herzlich danken, auch wenn sie sicher nicht in allen Einzelheiten immer meine Sichtweise teilen werden wie ich weiß. Danken möchte ich vor allem aber all meinen Patientinnen und Patienten, die sich und ihr Erleben offenbarten und mir damit einen Einblick in die Vielfalt der Erlebens-, Fühlens- und Denkweisen menschlicher Existenz erlaubten.

Das Schicksal, sein Leben zeitweise oder auch langfristig mit schizophrenen Symptomen leben zu müssen, ist nicht immer schlimm, häufig ist es aber extrem belastend und für manche Menschen und ihre Angehörigen kaum zu ertragen. Dabei ist es nach meiner Wahrnehmung für fast alle von ganz zentraler Bedeutung, wie man die Besonderheiten des eigenen Erlebens deutet und interpretiert. Und so verbringe ich immer wieder viel Zeit damit, meinen Patientinnen und Patienten, aber auch ihren Angehörigen einen möglichst nüchternen und wissenschaftlichen Blick auf das Geschehen zu eröffnen. Da ich glaube, dass nicht nur der Schizophrenie-Begriff, sondern auch das zugrunde liegende Schizophrenie-Konzept in 100 Jahren nicht mehr in Gebrauch sein werden – und ich das auch gut fände –, unterscheidet sich das, was ich meinen Patienten und ihren Angehörigen erzähle, in einigen Punkten doch grundlegend von dem, was in den allgemeinen Büchern zur Psychoedukation der Schizophrenie zu lesen ist.

Gleichzeitig halte ich es nicht für klug, Menschen, die schizophrene Symptome erleben, im Gespräch und in der ärztlichen Diagnose nicht mit dem Schizophrenie-Begriff zu konfrontieren. Dies geschieht gelegentlich bei Ärzten, die befürchten, ihre Patienten oder deren Angehörige mit diesem so stigmatisierten Begriff zu verschrecken. Ich halte wenig davon, denn, wenn Menschen dialogisierende oder kommentierende Stimmen halluzinieren, so wissen sie und ihre Angehörigen ohnehin, dass die Schizophrenie im Raum steht. Dann hilft ein diesbezügliches ausklammerndes Schweigen meiner Meinung nach nicht weiter. Wohl aber möchte ich Ihnen erklären, wieso ich diesen Begriff nicht für hilfreich halte, und dass die Schizophrenie streng genommen auch schon im heutigen Denken keine Krankheit ist.

Dabei erzähle ich immer wieder ähnliche Dinge. Auch dies war eine Motivation für mich, dieses Buch zu schreiben. So können Patienten und ihre Angehörigen meine Überlegungen in Ruhe nachlesen und ich muss nicht immer wieder das gleiche erzählen.

Ich möchte mich in diesem Buch aber nicht nur an Patienten und ihre Angehörigen, sondern auch an Ärzte, Wissenschaftler, Fachärzte, Therapeuten und die interessierte Laienöffentlichkeit wenden. Das gesellschaftliche Interesse an dem Thema ist in meinen Augen gerade wegen der Sonderrolle der Psychiatrie in der Medizin und der Schizophrenie in der Psychiatrie groß. Damit versucht das Buch den Spagat, sich an ein medizinisches Fachpublikum zu wenden und gleichzeitig Ärzte, Wissenschaftler, Therapeuten, Betroffene, Angehörige und medizinische Laien anzusprechen. Dies ist natürlich im Hinblick auf die gewählte Sprache ein gewagtes Unterfangen. Und so wird es sicher so sein, dass ich nach dem Geschmack vieler zu sehr in der Fachsprache schreibe und andere sich an anderen Stellen über alltagssprachliche Formulierungen wundern. Ich möchte um Verständnis dafür werben, dass dieser Spagat nicht immer ganz leicht ist und an vielen Stellen sicher nicht optimal gelungen ist. Da nicht durchgängig auf medizinische Fachbegriffe verzichtet werden konnte, werden diese in einem Glossar und Abkürzungsverzeichnis erklärend aufgelistet.

Dieses Buch ist im Ergebnis länger geworden als ursprünglich vorgesehen. Dies liegt daran, dass die Thematik sehr grundsätzlich und umfassend entwickelt wurde. Es liegt sicher auch an den vielen Tabellen, Abbildungen, Kasuistiken und Überlegungen zu weitergehenden Themen am Rande. Die einzelnen Kapitel bauen zwar systematisch aufeinander auf, sie sind aber so gestaltet, dass sie auch jeweils für sich gelesen werden können, ohne dass das Buch systematisch von vorne bis hinten durchgearbeitet werden muss. Dies soll es angesichts der Länge des Textes Leserinnen und Lesern ermöglichen, sich in einer freien halben Stunde auch nur mit Teilaspekten der übergeordneten Thematik auseinanderzusetzen. Auch können Kapitel, die grundsätzliche und theoretische Fragestellungen betreffen, wie etwa eher philosophische Fragen nach dem Wesen des Normalen, Gesunden und Kranken oder nach der Definition von Krankheiten und Störungen in der Psychiatrie, ganz weggelassen werden, ohne dass dies die Verständlichkeit späterer Kapitel zu den Ursachen schizophrener Symptome beinträchtigen würde. Ich möchte dem Verlag und insbesondere meinen beiden unmittelbaren Ansprechpartnern, Frau Dr. Boll und Herrn Dr. Poensgen ausdrücklich dafür danken, dass sie mir diese Freiheit bei der Gestaltung des Textes gaben und dieses Projekt jederzeit wohlwollend unterstützt haben.

Ich hoffe, mit diesem Buch den mystisch-sakralen Dunstschleier, der die Schizophrenie in Fachkreisen wie in der Laienöffentlichkeit immer noch umgibt, ein wenig lichten zu können, eine Vorstellung von der Vielfalt psychischer Wirklichkeiten und ihrer Ursächlichkeiten zu vermitteln, und meine neuropsychiatrische Perspektive auf diese Vielfalt der geistigen Phänomene und Zusammenhänge zu veranschaulichen, die nach meiner Überzeugung in 100 Jahren nicht mehr Schizophrenie genannt werden. Wenn es in diesem Rahmen gelingen sollte, die Angst, das Unheimliche und die sakrale Bedrohung, die der Schizophrenie für viele innewohnt, ein wenig zu mildern, so würde mich dies freuen.

Ludger Tebartz van Elst
Freiburg, im März 2017

1 Einleitung

Die Schizophrenie gehört zu den dramatischsten Diagnosen der Medizin der Neuzeit, denn sie scheint nicht nur defizitäre Körperfunktionen, sondern den Wesenskern des Menschseins zu berühren. Sie fungiert nicht nur als Bezeichnung für ein psychiatrisches Symptomgemenge, sondern hat darüber hinaus weitreichende gesellschaftliche Implikationen. Kaum eine andere Diagnose der Medizin wird so sehr gefürchtet und von Betroffenen wie Angehörigen als Makel, Stigmatisierung und Omen einer umfassenden gesellschaftlichen Ausgrenzung erlebt.

Während schizophrene Symptome so alt sind wie die Menschheit selbst, wurde das Konzept der Schizophrenie in seinen Grundzügen vor etwas über 100 Jahren geprägt. Der Begriff setzte sich einige Dekaden später durch und ist nicht nur im medizinischen Denken, sondern auch im gesellschaftlichen Diskurs der Gegenwart fest verankert. Dabei besteht inzwischen unter Wissenschaftlern und Medizinern weitgehende Einigkeit darüber, dass es die Krankheit Schizophrenie so gar nicht gibt. Vielmehr wird sie heute – anders als noch vor 100 Jahren – als Sammelbegriff für eine Gruppe von unterschiedlich verursachten teils vorübergehenden, teils chronischen zerebralen Funktionsstörungen verstanden. Dementsprechend ist im Zusammenhang mit der Überarbeitung der großen psychiatrischen Klassifikationssysteme DSM-5 und ICD-11 eine Diskussion darüber entbrannt, ob der Begriff und das Konzept der Schizophrenie nun nach etwa 100 Jahren seiner Existenz abgeschafft werden sollten. In Japan wurde die Abschaffung des Schizophrenie-Begriffs seit Anfang des neuen Jahrtausends bereits umgesetzt.

Vor diesem Hintergrund werden in dieser Buchpublikation zunächst die verschiedenen Phänomene und Symptome beschrieben, die eine Schizophrenie nach den aktuell gültigen Klassifikationssystemen ausmachen. Darauf aufbauend wird die Kultur- und Medizingeschichte der Schizophrenie skizziert. Denn während die Symptome und Phänomene der Schizophrenie so alt sind wie die Menschheit, so sind das Krankheitskonzept und der Begriff der Schizophrenie doch zeitgeschichtliche Phänomene.

An dieser Stelle schließen sich drei Kapitel an, in denen grundlegende medizintheoretische Fragen thematisiert werden. Zunächst wird dabei der Frage nachgegangen, was es überhaupt bedeutet, dass ein Phänomen normal ist. In diesem Zusammenhang werden drei Bedeutungsbereiche von Normalität herausgearbeitet. Zunächst einmal kann Normalität als statistische Größe verstanden werden. Dies ist in der Medizin, aber auch in der Physik und Technik dann der Fall, wenn die Eigenschaft, deren Normalität infrage steht, einer Normalverteilung folgt. Dies ist bei zahlreichen biologischen Eigenschaften wie z. B. der Körpergröße der Fall. Solche Eigenschaften sind also nicht entweder gegeben oder nicht, sondern sie sind dimensional strukturiert, d. h. die fragliche Eigenschaft, wie die Körpergröße, ist mehr oder weniger stark ausgeprägt. Fehlende Normalität kann dann recht objektiv über statistische Maße wie Mittelwert und Standardabweichung definiert und gemessen werden. Bei der technischen Norm geht es dagegen um funktionale Eigenschaften von Geräten, Maschinen oder auch Körpern. So kann etwa die Lautsprechanlage funktionieren oder nicht, das Rücklicht am Auto leuchtet oder nicht, ein Mensch kann sehen oder nicht. Solche technischen Normbegriffe sind meist kategorial strukturiert, d. h. die interessierende Eigenschaft ist nicht mehr oder weniger vorhanden, sondern sie ist vorhanden oder nicht. Auch für die technische Norm gibt es im Bereich der Biologie zahlreiche Beispiele. So kann etwa nach einer Entzündung des Sehnervs das Sehvermögen ausfallen, was einer fehlenden Normalität im Sinne der kategorialen oder technischen Norm entspräche. Schließlich gibt es gerade im Bereich des Psychischen und der Organisation von Gesellschaften auch die soziale Norm. Die soziale Norm definiert Normalität auf der Grundlage von Erwünschtheit aus der Sicht einer Gruppe oder definiert durch Machthaber. Weder die medizinische Wissenschaft noch das ärztliche Handeln kann auf Normalitätsbegriffe verzichten. Nach humanistischem Grundverständnis sollte aber bei der Definition von Krankheiten auf soziale bzw. moralische Normen möglichst verzichtet werden. Ob das in der Psychiatrie tatsächlich immer gelingt, wird dann im Folgenden thematisiert, wenn der Frage nachgegangen wird, was nach medizinischem Verständnis überhaupt eine psychische Störung ist. Dabei zeigt es sich, dass die Medizin im Allgemeinen, aber auch die Psychiatrie im Speziellen, mit je nach Konstellation unterschiedlichen Normbegriffen operiert. Sie können sich auf dimensional ausgeprägte, mehr oder weniger stark vorhandene Eigenschaften des Körpers beziehen und damit statistisch organisiert sein. Sie können sich aber auch auf funktionale Aspekte beziehen und damit kategorial bzw. technisch verfasst sein. Gerade in der Psychiatrie, wo es u. a. auch um die Bewertung von Verhaltensweisen bei der Definition und Klassifikation von Krankheiten bzw. Störungen ankommt, wird teilweise offen, teilweise verdeckt, aber auch auf soziale Normen zurückgegriffen. Dies wird im 6. Kapitel des Buches in seiner ganzen Zwiespältigkeit klar herausgearbeitet.

Auf der Basis dieser grundlegenden medizintheoretischen Überlegungen wird dann der Frage nach der Ursächlichkeit schizophrener Symptome nachgegangen. Dabei wird das Wissen über die verschiedenen Kausalstränge, die das Entstehen schizophrener Phänomene begünstigen können, umfassend zusammengefasst und vorgestellt. Es werden die funktionelle Neuroanatomie höherer mentaler Leistungen und ihrer Störungen ebenso herausgearbeitet wie die klassische dopaminerge und glutamaterge Hypothese der Schizophrenie, bildgebende, genetische, aber auch umweltbedingte, psychoreaktive und persönlichkeitsstrukturelle Ursachen der schizophrenen Störungen. Gerade im Hinblick auf die genetischen Aspekte der Schizophrenien wird dabei verdeutlicht, dass genetische Ursachen schizophrener Syndrome sowohl im klassischen, kategorialen Sinne in Form monogenetischer Erkrankungen als auch aber eben deutlich häufiger im dimensionalen Sinne in Form von multigenetischen Normvarianten gegeben sind. Es ist dabei ein zentrales Anliegen dieses Buches, zu erklären und darauf hinzuweisen, dass es gerade bei multigenetischen Verursachungen problematisch ist, von Krankheiten im klassischen Sinne zu sprechen.

Im daran anschließenden 8. Kapitel des Buches werden neue neuropsychiatrische Entwicklungen auf dem Gebiet der Schizophrenie vorgestellt. Wie im gesamten Buch wird gerade auch hier anhand von zahlreichen Kasuistiken veranschaulicht, dass bei vielen Einzelfällen, bei denen noch vor 20 Jahren dem Wissensstand entsprechend zu Recht eine Schizophrenie diagnostiziert wurde, heute neuropsychiatrische Krankheitsdiagnosen im engeren Sinne möglich sind. So können – zumindest auf Einzelfallebene – Stoffwechselerkrankungen wie die Niemann-Pick-Typ C Erkrankung, immunologische Erkrankungen wie die limbischen Enzephalitiden oder die Hashimoto-Enzephalopathie oder paraepileptische schizophrene Störungen identifiziert und oft auch kausal behandelt werden. Gerade diese jüngsten Entwicklungen auf dem Gebiet der Neuropsychiatrie illustrieren dabei anschaulich, dass es sich bei der Schizophrenie um einen Sammelbegriff für zahlreiche, unterschiedlich verursachte, meist noch unverstandene, neuropsychiatrische Erkrankungen handelt.

In diesem Zusammenhang wird dann der Frage nachgegangen, ob gerade im multigenetischen Bereich, schizophrene Erlebensweisen nicht auch als Normvariante menschlichen Wahrnehmens und Erlebens verstanden werden sollten. Dafür spricht etwa die Tatsache, dass epidemiologischen Befunden zufolge 6–7 % der gesunden Allgemeinbevölkerung zumindest einmal im Leben schizophrene Symptome aufweisen, ohne dass nach psychiatrischen Kriterien eine psychische Störung diagnostiziert werden könnte.

Vor dem Hintergrund dieser Beobachtungen und Überlegungen wird dann im 9. Kapitel das Für und Wider der Schizophrenie gegeneinander abgewogen. Perspektivisch wird nach Abwägung der Vor- und Nachteile das Urteil vertreten, dass der Schizophrenie-Begriff und – viel wichtiger noch – das Schizophrenie-Konzept in den Köpfen aller Akteure mehr Nachteile haben als dass sie nutzen. Damit ist das übergeordnete Ziel dieses Buches ein Unbescheidenes, nämlich die Abschaffung des Begriffs und des Konzepts der Schizophrenie in den Köpfen der Leserinnen und Leser – zumindest für den Fall, dass meine Argumentation und Sichtweise überzeugen sollten. Umso wichtiger ist es mir, zu betonen, dass die meisten der hier vorgetragenen und entwickelten Gedanken nicht wirklich neu und exotisch sind, sondern dem Diskurs der Zeit entspringen, was in Kapitel 10 dargelegt wird.

2 Die Symptome und Verläufe der Schizophrenie

2.1 Schizophrenie in der Lebenswirklichkeit

Was ist die Schizophrenie in unserer Welt? Medizinische Begriffe haben in der alltäglichen Lebenswelt oft vielfältige Bedeutungen, die über den Kern der wissenschaftlichen Definition weit hinausreichen. Aber für kaum einen medizinischen Begriff gilt dies so sehr wie für den Schizophrenie-Begriff. Was bedeutet es in der alltäglichen Lebenswirklichkeit, eine Schizophreniediagnose zu bekommen?

Zunächst einmal ist eine Schizophrenie für viele Menschen eine große Angst. Denn hinter der bangen Frage »Bin ich verrückt?« verbirgt sich nicht nur eine Verunsicherung dem eigenen Körper gegenüber, die nicht wenige Leserinnen und Leser aus eigener Erfahrung kennen werden.[1] Die Verunsicherung über das Symptom reicht viel weiter als wenn ein Mensch mit übergroßem Durst sich sorgenvoll fragt: »Habe ich einen Diabetes?«. Denn auch wenn die Psyche im wissenschaftlichen und populären Denken der Postmoderne meist als körperliches Phänomen begriffen wird, so ist doch unbestreitbar, dass psychiatrische Diagnosen das Selbstbild, die eigene Identität, das Selbstwertgefühl und die Stellung des Betroffenen in der Gesellschaft viel weitreichender beeinflussen als somatische Diagnosen. Und so zielt die sorgenvolle Frage »Bin ich verrückt?« eben nicht nur auf das Symptom an sich, sondern auf das Unheil in der Gesellschaft, welches mit der offiziellen Diagnose einer Schizophrenie von vielen befürchtet wird – teilweise sicher zu Recht.

Darüber hinaus ist mit der Schizophreniediagnose auch eine Drohung verbunden. Denn es schwingt auch die Zuordnung mit: »Du bist verrückt!« Die Schizophreniediagnose steht wie kein anderer Begriff für das Verrückt-Sein in der gesellschaftlichen Wirklichkeit unserer Zeit. Die Epochen, in denen Menschen, die Stimmen hören, sich unter Umständen auch als auserwählt und begnadet begreifen durften – zumindest solange die übrigen kognitiven Funktionen intakt blieben –, sind lange vorbei. Die meisten Betroffenen haben den »Verrücktheits-Begriff« selbst oft in alltäglichen Auseinandersetzungen als Vorwurf und Schimpfwort benutzt, nicht ahnend, dass er eines Tages auf sie zurückfallen würde.

Schließlich ist die Schizophrenie ein Stigma, ein Mal: »Der da, die da, ist verrückt! Von dem kann man nichts erwarten!« Menschen, die in den Gesellschaften unserer

---

1 Wenn im Folgenden von Lesern, Patienten, Ärzten o. ä. die Rede ist, sind immer Leserinnen und Leser, Patientinnen und Patienten usw. gemeint. Um den Lesefluss des Textes aber nicht zu stören, wird der Einfachheit halber nur der Begriff Leser, Patient usw. gewählt werden.

2.1 Schizophrenie in der Lebenswirklichkeit

Zeit als schizophren markiert wurden, wird mit Misstrauen und Vorsicht begegnet. »Kann ich diesem Mann trauen?« »Muss ich vorsichtig sein?« »Kann ich dieser Frau meine Kinder anvertrauen, wenn sie doch eine Schizophrenie-Diagnose hat?« Solche Fragen beschäftigen Menschen, wenn sie anderen begegnen, von denen sie wissen, dass sie an einer Schizophrenie leiden.

Weitreichendere Folgen als die Stigmatisierung durch die Gesellschaft hat die Selbst-Stigmatisierung (Rüsch 2021), denn sie greift in das Binnen-Verhältnis, den Selbst-Bezug betroffener Menschen ein. Sie betrifft nicht die Beziehung zwischen Außenstehenden und der eigenen Person, sondern die Beziehung der Betroffenen zu sich selbst. »Kann ich mir trauen?« »Kann es sein, dass ich die Kontrolle über mein Leben, mein Denken, mein Handeln verliere?« »Bin ich noch in hinreichendem Ausmaß frei und zurechnungsfähig?« All diese Fragen könnten viele nicht-schizophrene Menschen sich mit guter Begründung stellen, denen es nie in den Sinn käme. Zu nennen sind hier etwa Menschen, die regelmäßig Alkohol trinken – und gelegentlich auch deutlich zu viel – Menschen, die einen Diabetes haben, ein hohes Herzinfarkt- oder Schlaganfallrisiko, Menschen, die Drogen nehmen usw. Keine dieser medizinischen Konstellationen ist aber auch nur im entferntesten Sinne in einem vergleichbaren Ausmaß mit dem Problem der Selbststigmatisierung behaftet, wie dies bei den Schizophrenien der Fall ist.

Ein Großteil dieser Stigmatisierung speist sich aus dem alltäglichen Gebrauch des Schizophrenie-Begriffs als Schimpfwort: »Diese Politik ist schizophren!« Mit Schlagzeilen dieser Art werden wir leider nicht nur in der Boulevard-Presse, sondern auch in Medien konfrontiert, von denen man das eigentlich nicht erwarten würde.

Und Hand aufs Herz, verehrte Leserin, verehrter Leser, haben Sie nicht auch selbst das Schimpfwort so oder in ähnlicher Form (»Du bist ja verrückt!«) schon häufiger benutzt. Wer ahnt schon, dass dieser nachlässige Sprachgebrauch und vor allem die damit verbundenen Assoziationen einmal auf Freunde, Angehörige oder gar die eigene Person zurückfallen könnte? Wenn es dann aber so weit ist, d. h., wenn eine Schizophreniediagnose im Raum steht, so fällt dieser Sprachgebrauch, der im Kern darin besteht, den anderen auszugrenzen, anstatt sich inhaltlich mit seinen Problemen und seinem Erleben auseinanderzusetzen, auf den als schizophren markierten Menschen und sein Umfeld zurück.

Schließlich kann der Schizophrenie-Begriff auch als Angstabwehr verstanden werden. Etwa wenn schwer nachvollziehbare Straftaten oft mit ausgeprägter Brutalität unter der Überschrift »Schizophrener Patient beging ein Massaker« berichtet werden. Dann mag die Ausgrenzung des Unfassbaren, aber Geschehenen, in eine »andere Welt«, die von der »der Gesunden« in Form des Begriffs Schizophrenie abgetrennt ist, auch dabei helfen, die Angst vor der Unbegreiflichkeit und Zufälligkeit des Schicksals – mit der wir alle immer wieder konfrontiert werden – einzudämmen.

Die Aufzählung illustriert, dass der Schizophrenie-Begriff und das Gemeinte dieses Begriffs, das Schizophrenie-Konzept, viele sehr unterschiedliche Bedeutungen in unserer alltäglichen, gesellschaftlichen Wirklichkeit haben, die den Rahmen der Medizin weit überschreiten. Aber davon abgesehen ist er eben auch ein medizinischer Fachbegriff, mit dessen Hilfe Wissenschaftler und Ärzte versuchen, die komplexe psychobiologische Wirklichkeit fassbar zu machen, welche sich in Form der schizophrenen Symptome und Verläufe hinter diesem Begriff verbergen.

Die Schizophrenie bzw. das mit diesem Begriff gemeinte ist also mehr als der Name für eine Gruppe von Krankheiten. Sie ist eine Angst, ein Vorwurf, ein Stigma, ein politischer Kampfbegriff, ein soziologisches Regulativ, eine juristisch relevante Kategorie – aber eben auch ein Krankheitsbegriff, ein Name, für eine Gruppe im Detail sehr unterschiedlicher psychobiologischer Phänomene und Verläufe.

> Die Schizophrenie ist mehr: sie ist eine Angst, ein Vorwurf, ein Stigma, ein Kampfbegriff, ein Ausgrenzungsprinzip usw. Aber sie ist eben auch ein medizinischer Fachbegriff.

Was ist nun aber eine Schizophrenie in der Medizin? Die Schizophrenie wird im Französischen auch als die große Ungreifbare, »la grande insaississable« beschrieben (Peters 2014, S. 7).[2] Diese Beschreibung erscheint mir nicht ganz unangemessen. Denn auf die simple Frage des Laien »Was ist denn überhaupt eine Schizophrenie?« geraten die Experten nicht selten ins Zaudern und kämpfen damit, diesen Begriff, der doch in aller Munde ist, klar und anschaulich zu erklären. Meist wird dann der Weg gewählt, die Krankheit Schizophrenie über die Symptome zu erklären. Erste Näherungsversuche an eine Antwort lauten dann etwa: »Schizophrenie ist, wenn man Halluzinationen hat und Stimmen hört, die in Wirklichkeit gar nicht da sind.« oder: »Schizophrenie ist, wenn Menschen an Wahnvorstellungen leiden, das Gefühl haben, verfolgt zu werden, abgehört zu werden, manipuliert zu werden, beobachtet zu werden, obwohl dies gar nicht stimmt.«

Dieser Weg soll auch in diesem Buch gewählt werden. D. h., dass die erste Annäherung an den Schizophrenie-Begriff unserer Zeit so erfolgen soll, dass all die Symptome, die eine Schizophrenie nach heutigem Verständnis ausmachen, vorgestellt werden sollen.

2.2 Die Symptome der Schizophrenie

Nach den Kriterien der neuesten Ausgabe des »Diagnostischen und Statistischen Manuals Psychischer Störungen (Diagnostic and statistical manual of mental disorders, DSM-5; American Psychiatric Association 2013; APA 2013) können fünf Domänen schizophrener oder psychotischer Symptome definiert werden:

- Wahnsymptome
- Halluzinationen
- desorganisiertes Denken (Sprache)

---

2 http://www.psy-luxeuil.fr/article-schizophrenie-la-grande-insaisissable-116865765.html

- deutlich desorganisiertes oder abnormales motorisches Verhalten (inklusive Katatonie)
- sogenannte negative Symptome.

Tab. 2.1: Diagnostische Kriterien der Schizophrenie nach DSM-5 (APA 2018, S 133) (Abdruck erfolgt mit Genehmigung vom Hogrefe Verlag Göttingen aus dem Diagnostic and Statistical Manual of Mental Disorders, Fifth Edition, © 2013 American Psychiatric Association, dt. Version © 2018 Hogrefe Verlag.)

Schizophrenie. Diagnostische Kriterien gemäß DSM-5 295.90 (F20.9)	
A	Zwei (oder mehr) der folgenden Symptome, jedes bestehend für einen erheblichen Teil einer einmonatigen Zeitspanne (oder kürzer, wenn erfolgreich behandelt). Mindestens eines dieser Symptome muss (1), (2) oder (3) sein. 1. Wahn. 2. Halluzinationen. 3. Desorganisierte Sprechweise (z. B. häufiges Entgleisen oder Zerfahrenheit). 4. Grob desorganisiertes oder katatones Verhalten. 5. Negativsymptome (z. B. verminderter emotionaler Ausdruck oder reduzierte Willenskraft [Avolition]).
B	Für eine erhebliche Zeitspanne seit dem Beginn der Störung sind eine oder mehrere zentrale Funktionsbereiche wie Arbeit, zwischenmenschliche Beziehungen oder Selbstfürsorge deutlich unter dem Niveau, das vor dem Beginn erreicht wurde (oder, falls der Beginn in der Kindheit oder Adoleszenz liegt, wird das zu erwartende Niveau der zwischenmenschlichen, geistigen oder beruflichen Leistungen nicht erreicht).
C	Zeichen des Störungsbildes halten durchgehend für mindestens 6 Monate an. Diese 6-monatige Periode muss mindestens einen Monat mit Symptomen (oder weniger, falls erfolgreich behandelt) umfassen, die das Kriterium A (d. h. floride Symptome) erfüllen, und kann Perioden mit prodromalen oder residualen Symptomen einschließen. Während dieser prodromalen oder residualen Perioden können sich die Zeichen des Störungsbildes auch durch ausschließlich negative Symptome oder durch zwei oder mehr Symptome manifestieren, die im Kriterium A aufgelistet und in einer abgeschwächten Form vorhanden sind (z. B. seltsame Überzeugungen, ungewöhnliche Wahrnehmungserlebnisse).
D	Eine Schizoaffektive Störung und eine depressive oder bipolare Störung mit psychotischen Merkmalen wurden ausgeschlossen, da entweder 1) keine Episode einer Major Depression oder Manie gemeinsam mit den floriden Symptomen aufgetreten ist oder 2) falls affektive Episoden während der floriden Phase aufgetreten sind, ihre Gesamtdauer im Vergleich zur Dauer der floriden und residualen Perioden kurz war.
E	Das Störungsbild ist nicht Folge der physiologischen Wirkung einer Substanz (z. B. eine Substanz mit Missbrauchspotenzial oder ein Medikament) oder eines medizinischen Krankheitsfaktors.
F	Bei einer Vorgeschichte mit einer Autismus-Spektrum-Störung oder einer Kommunikationsstörung mit Beginn im Kindesalter wird die zusätzliche Diagnose einer Schizophrenie nur dann gestellt, wenn mindestens einen Monat lang (oder weniger, falls erfolgreich behandelt) zusätzlich zu den anderen erforderlichen Symptomen einer Schizophrenie auch ausgeprägte Wahnphänomene oder Halluzinationen vorhanden sind.

Nach der noch vorläufigen ICD-11-Konzeption, ist eine Schizophrenie folgendermaßen definiert:

> »Die Schizophrenie ist charakterisiert durch Störungen in multiplen mentalen Modalitäten einschließlich des Denkens (z. B. Wahn, Desorganisation im formalen Denken), der Wahrnehmung (z. B. Halluzinationen), des Selbst-Erlebens (z. B. das Gefühl, dass eigene Gefühle, Impulse, Gedanken, oder das Verhalten unter Kontrolle einer äußeren Macht stehen), der Kognition (z. B. beeinträchtigte Aufmerksamkeit, verbales Gedächtnis und soziale Kognition), des Willens (z. B. Motivationsverlust), des Affekts (z. B. verflachter emotionaler Ausdruck), und Verhaltens (z. B. Verhalten, das bizarr oder zwecklos erscheint, unvorhersehbare oder unangemessene emotionale Reaktionen, die die Organisation des Verhaltens stören). Psychomotorische Störungen, einschließlich Katatonie, können vorhanden sein. Anhaltender Wahn, anhaltende Halluzinationen, Denkstörung und Beeinflussungserleben, Passivitätsgefühle oder Kontrollgefühle werden als Kernsymptome begriffen. Die Symptome müssen wenigstens einen Monat andauern, um die Diagnose einer Schizophrenie zu stellen.« (WHO 2021)[3]

Auch wenn die Überschriften der verschiedenen Symptombereiche nicht völlig deckungsgleich sind im Vergleich zu DSM-5, so ergebnen sich inhaltlich doch keine wesentlichen Unterschiede im Hinblick auf die für eine Schizophrenie kritischen Symptombereiche. Die obige Tabelle (▶ Tab. 2.1) illustriert, wie die konkrete Schizophreniediagnose gemäß DSM-5 operationalisiert ist.

Im Folgenden sollen die im ICD-11[4] genannten Symptombereiche nacheinander in ihrer Bedeutung im Hinblick auf das mentale Funktionieren von Menschen vorgestellt und illustriert werden.

2.2.1 Auffälligkeiten des Denkens (z. B. Wahn, Desorganisation im formalen Denken)

Dieses ICD-11 Kriterium entspricht den DSM-5 Kriterien A.1 (Wahn) und A.3 (desorganisierte Sprechweisen) wie in Tabelle 2.1 (▶ Tab. 2.1) aufgeführt.

Wenn im Folgenden Auffälligkeiten des Denkens beschrieben und charakterisiert werden sollen, so sollte zunächst Klarheit darüber geschaffen werden, was der Begriff Denken überhaupt bedeuten soll.

Auf den ersten Blick scheint jeder Mensch intuitiv zu wissen, was denken bedeutet. Betrachtet man die berühmte Skulptur von Rodin, der Denker (▶ Abb. 2.1), so scheint Denken ein Geisteszustand zu sein, bei dem eine Person in sich gekehrt ist, mit seiner Aufmerksamkeit nicht in die Welt gerichtet ist, sondern auf seine eigenen mentalen Prozesse. Ist Denken also ein Zustand der nach innen gekehrten Selbstreflexion?

Das würde bedeuten, dass ein Schachspieler, der sich strategische Zugkombinationen überlegt, um eine Partie zu gewinnen, nicht denkt, weil er mit seiner strategisch ausgerichteten mentalen Tätigkeit auf die Außenwelt gerichtet ist. So scheint der Begriff also zu eng gefasst zu sein, um das alltagssprachlich Gemeinte zu fassen.

---

[3] https://icd.who.int/browse11/l-m/en#/http%3a%2f%2fid.who.int%2ficd%2fentity%2f1683919430; Zugriff am 28.05.2021. (Übersetzung durch den Autor)
[4] In deutschen und europäischen Sprachraum wird meist die ICD und nicht das DSM als Referenzsystem genutzt.

Ein Blick in die psychopathologische Fachliteratur zeigt, dass der in der Alltagssprache gut verständliche Begriff bei genauer Analyse in seiner Abgrenzung rasch verschwimmt. So hält etwa Scharfetter in der 6. Auflage seiner Allgemeinen Psychopathologie fest:

> »Denken – der Ausdruck bedeutet Vieles: Auffassen, Vernehmen, Vergegenwärtigung, Verknüpfen nach Sinn, Bedeutung, zeitlichen, kausalen, konditionalen Gesichtspunkten (Logik), nach emotional-affektiven Gehalten, sinngebendes, Bedeutungen verstehendes, auch ursächlich erklärendes Verbinden und handlungsvorbereitendes Überlegen, Entscheiden, Urteilen – kurz, das Ordnen der (materiellen und immateriellen) Gegebenheiten unser selbst und unserer Welt.« (Scharfetter 2010)

Diese Definition illustriert, dass der scheinbar so klare Begriff Denken nicht eine neurokognitive Teilleistung beschreibt, sondern eine Vielzahl, im Detail unterschiedlicher, kognitiver Leistungen.

Zieht man nun die Fachliteratur der Kognitionspsychologie zu Rate, so findet man häufig gar keine expliziten Verweise auf den Begriff Denken (Crawford et al. 1994; Eysenck und Keame 2010). Stattdessen wird der Begriff kognitive Funktionen oder kognitive Prozesse verwendet als Oberbegriff für Teilleistungen wie Wahrnehmung, Gedächtnis, Aufmerksamkeit, Planen, Sprache, Motivation, Emotionen usw. Im deutschen Standardwerk der biologischen Psychologie wird der Begriff Denken synonym zum Begriff kognitive Prozesse verwendet. Diese werden folgendermaßen beschrieben:

> »Unter kognitiven Funktionen verstehen wir alle bewussten und nicht bewussten Vorgänge, die bei der Verarbeitung von organismusexterner und -interner Information ablaufen, z. B. Entschlüsselung (Enkodierung), Vergleich mit gespeicherter Information, Verteilung der Information und sprachlich-begriffliche Äußerung. Als psychische Funktionen grenzen wir Denken, Gedächtnis und Wahrnehmung von den Trieben und Gefühlen als psychische Kräfte ab.« (Birbaumer und Schmidt 2010, S. 750)

Bei der Konkretisierung dessen, was mit Denken oder kognitiven Prozessen genau gemeint sein soll, wird in erster Linie die psychobiologische Organisation der Sprache und des Sprechens vorgestellt. Diese Definition zeigt aber darüber hinaus, dass der Begriff Denken auch in der modernen Kognitionspsychologie immer noch ein sehr weites, insgesamt wenig abgegrenztes und kaum klar operationalisiertes Konzept repräsentiert, in das viele unterschiedliche Funktionen höherer Geistestätigkeit einfließen wie Vorstellungsbildung, Fantasie, Zieleentwicklung, Strategiesuche, Handlungsplanung und vor allem Sprache. Klar abgegrenzt werden nur die Bereiche Wahrnehmung und Gedächtnis sowie Triebe und Emotionen, die als psychische Kräfte verstanden werden. Es zeigt sich also, dass der im ICD für die Definition der Schizophrenie zentrale Begriff der Denkstörung bei genauer Betrachtung auch in der wissenschaftlichen und ärztlichen Praxis nur wenig scharf abgegrenzt ist. Das öffnet einen großen Spielraum für Interpretationen, was im Einzelfall genau mit dem Begriff gemeint sein soll.

> Der Begriff der Denkstörung repräsentiert ein wenig abgegrenztes Konzept, welches vor allem sprachnahe, höhere mentale Prozesse wie Vorstellungsgenerierung, Zieleformulierung, Planung, Sprache und Kommunikation beinhaltet.

2 Die Symptome und Verläufe der Schizophrenie

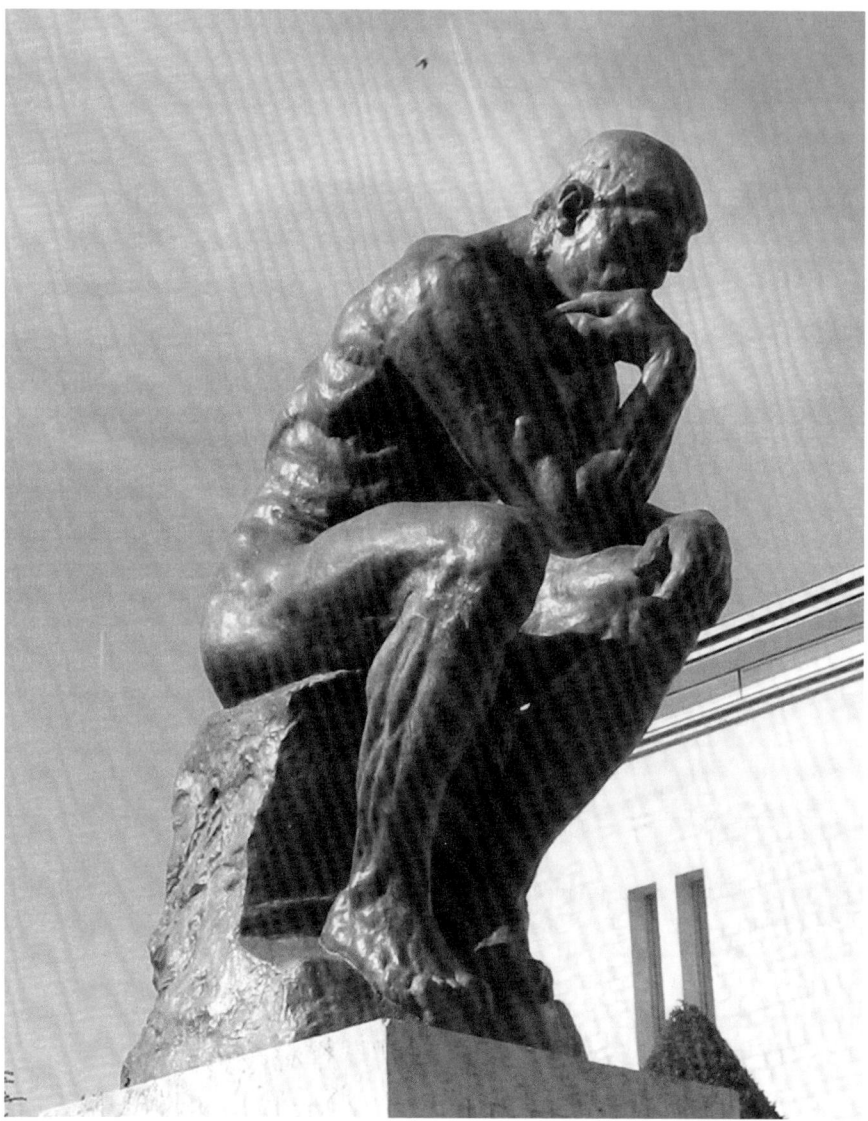

Abb. 2.1: Den Denker von Rodin repräsentiert einen in sich gekehrten, selbstreflexiv anmutenden Geisteszustand

Wenn nun im Folgenden das inhaltlich Gemeinte von solchen Denkstörungen kurz veranschaulicht werden soll, so kann dazu auf die psychiatrische Standardliteratur zurückgegriffen werden (Ebert 2016; Berger 2015; Scharfetter 2010). Demnach werden der klassischen psychiatrischen Tradition folgend meist formale und inhaltliche Denkstörungen unterschieden (Ebert 2016; Berger 2015). In neueren Ansätzen wird diese Unterscheidung jedoch nicht weiterverfolgt und der Begriff der inhaltlichen Denkstörung fallen gelassen (Scharfetter 2010).

Formale Denkstörungen (DSM-5 Kriterium A.3: desorganisierte Sprechweise)

Mit dem Begriff formale Denkstörungen werden Auffälligkeiten des Denkablaufs beschrieben, die unabhängig von den Denkinhalten beobachtet und beschrieben werden können. Die folgende Tabelle (▶ Tab. 2.2) fasst die gängigen diesbezüglichen Begriffe und ihre Bedeutungen zusammen und veranschaulicht diese durch Beispiele. Das formale Denken kann in der Fremdbeobachtung fast ausschließlich durch die Analyse und Beschreibung der Sprache und des Sprechens erfasst werden. Zwar kann auch die genaue Verhaltensbeobachtung indirekte Rückschlüsse auf die Gedanken erlauben, die einem Menschen durch den Kopf gehen mögen. Etwa wenn das Verhalten komplett desorganisiert ist und ein Haarkamm wie ein Löffel benutzt wird, so kann mit einer gewissen Wahrscheinlichkeit auf eine Verwirrung des Denkens geschlossen werden. Der Königsweg der Analyse des formalen Denkens bleibt aber die dialogische Befragung und die Beobachtung des spontanen Sprech- und Sprachverhaltens.

Tab. 2.2: Zusammenfassung der gängigsten Begriffe zur Beschreibung formaler Denkstörungen (modifiziert nach Ebert 2016 und Scharfetter 2010).

Psychopathologischer Fachbegriff	Spezifizierung des Gemeinten	Beispiel
Verlangsamung	Das Denken und Sprechen verlaufen deutlich langsamer als zu einem früheren Zeitpunkt.	Im Rahmen einer Alkoholintoxikation können nur noch sehr langsam geordnete Gedanken und Sätze produziert werden.
Hemmung	Das subjektive Gefühl, wie gegen einen Widerstand angehend denken und sprechen zu müssen.	Im Rahmen einer gehemmten Depression können nicht nur Bewegungen, sondern auch Sprache kaum und nur noch mit Mühe produziert werden.
Gedankenarmut oder -leere	Menge und Vielfalt des Gedachten nehmen ab, bei der Gedankenleere kommt das Denken völlig zum erliegen.	Bei schweren Depressionen oder auch Parkinson-Syndromen berichten Patienten von einer kompletten »Leere im Kopf«.
Einengung	Es kann nur noch über wenige Themen und dann meist wiederholend und Ähnliches gedacht werden.	Bei Geldsorgen, Prüfungsängsten oder in einer Rosenkriegskonstellation kann fast nur noch über das befürchtete Thema gedacht und gesprochen werden.

Tab. 2.2: Zusammenfassung der gängigsten Begriffe zur Beschreibung formaler Denkstörungen (modifiziert nach Ebert 2016 und Scharfetter 2010). – Fortsetzung

Psychopathologischer Fachbegriff	Spezifizierung des Gemeinten	Beispiel
Grübeln	Es kann nur noch über wenige Themen und dann meist wiederholend und Ähnliches gedacht werden, zusätzlich wird das eigene Denken als lästig erlebt, es kann aber nicht abgestellt werden.	Bei Geldsorgen, Prüfungsängsten oder in einer Rosenkriegskonstellation kann nur noch über das befürchtete Thema gedacht und gesprochen werden, was die Betroffenen selbst stört.
Umständlichkeit, Weitschweifigkeit	Das Denken ist assoziativ locker, ein Thema ergibt das andere, der rote Faden geht aber nicht ganz verloren.	Persönlichkeitsnaher Denkstil; ist dann psychopathologisch von Bedeutung, wenn er sich neu entwickelt.
Beschleunigung	Das Denken verläuft erkennbar schneller als zu einem früheren Zeitpunkt, das Denken ist aber noch geordnet und wird als selbstinitiiert erlebt.	Bei Freude, Erregung, Schlafmangel oder in manischen Zuständen rasen die Gedanken.
Gedankendrängen	Ein Gedanke jagt den anderen, subjektiv besteht das Gefühl »alles muss raus«, der Mensch erlebt sich teilweise passiv dem hohen Denkdruck gegenüber.	Sich in Rage reden, Wutreden, manische Zustände, schizophrene Zustände.
Echolalie	Vorherige Silben werden wiederholt, wird oft als unfreiwillig erlebt.	Bei Tic-Störungen oder einem Tourette-Syndrom oder anderen Entwicklungsstörungen.
Perseveration	Vorherige Sätze werden wiederholt, wird oft nicht als unfreiwillig erlebt.	Kann ein Sprechstil sein; von Bedeutung, wenn es sich neu entwickelt.
Ideenflucht	Gesteigertes Ausmaß des Gedankendrängens, der thematische Zusammenhalt der exzessiven Sprachproduktion geht verloren, aber ein Gedanke hängt inhaltlich noch mit dem vorhergehenden zusammen.	Bei Drogenkonsum oder in manischen Zuständen oft zu beobachtender Sprech- und Denkstil.
Zerfahrenheit, Verworrenheit, Inkohärenz	Steigerung der Ideenflucht; in diesem Stadium geht der inhaltliche Zusammenhang der einzelnen Sätze verloren und das Gedachte und Gesprochene wird wirr.	Im Rahmen von Manien, aber auch bei Drogenkonsum oder organisch bedingten Zuständen wie z. B. einer Hypoglykämie (Unterzuckerung) kann es zu zerfahren, inkohärentem Denken kommen.
Gedankensperrung	Ein flüßiger Gedanke kommt plötzlich zum Erliegen und	Bei Schreckreaktionen, plötzlichen angstbesetzten

Tab. 2.2: Zusammenfassung der gängigsten Begriffe zur Beschreibung formaler Denkstörungen (modifiziert nach Ebert 2016 und Scharfetter 2010). – Fortsetzung

Psychopathologischer Fachbegriff	Spezifizierung des Gemeinten	Beispiel
	kann nicht weiter gedacht werden.	Einfällen reißt ein zuvor formulierter Gedanke ab; auch bei schizophrenen Syndromen kommt es zu beobachtbaren Sperrungen.
Gedankenentzug	Eine Gedankensperrung, bei dem der Betroffene das Gefühl hat, der Gedanke wurde aktiv »von außen« manipuliert und »entzogen«.	Gedankenentzug ist ein typisches Symptom bei paranoid-halluzinatorischen, schizophrenen Störungen.

Inhaltliche Denkstörungen (DSM-5 Kriterium A.1: Wahn)

In der klassischen psychopathologischen Tradition werden bei den inhaltlichen Denkstörungen nicht-wahnhafte und wahnhafte Denkstörungen unterschieden.

Zu den nicht-wahnhaften Denkstörungen gehören Zwang, Hypochondrie, Phobien und überwertige Ideen (▶ Tab. 2.3, Stieglitz und Freyberger 2015; Ebert 2016; Scharfetter 2010).

Tab. 2.3: Nicht-wahnhafte inhaltliche Denkstörungen (modifiziert nach Ebert 2016; Stieglitz und Feyberger 2015; Scharfetter 2010).

Psychopathologischer Fachbegriff	Spezifizierung des Gemeinten	Beispiel
Zwang	Denkinhalte werden als unsinnig erkannt und erlebt, müssen aber dennoch gedacht werden. Das Gedachte wird als vom eigenen Ich kommend, aber als unangenehm erlebt (Ich-dyston).	Ein Mensch mit Zwangsstörung muss sich 100 Mal am Tag die Hände waschen, weil er sonst eine nicht bewältigbare Angst vor einer Infektion entwickelt (Angst-Zwang-Dynamik).
Hypochondrie	Eine objektiv unbegründete Angst vor bestimmten Krankheiten führt zu einer exzessiven Beschäftigung mit diagnostischen und therapeutischen Aspekten.	Ein Mensch ist überzeugt Lungenkrebs zu haben, geht von Arzt zu Arzt, redet und denkt unablässig darüber nach und lässt sich von unauffälligen Untersuchungsbefunden nicht beruhigen.
Phobie	Eine übertriebene Angst vor einem bestimmten Objekt und damit verbunden eine exzessive gedankliche Auseinandersetzung damit (z. B. Spinnen).	Ein Mensch geht nicht mehr in die freie Natur oder den Wald, aus Furcht, von einer Spinne gebissen zu werden (Arachnophobie).

Tab. 2.3: Nicht-wahnhafte inhaltliche Denkstörungen (modifiziert nach Ebert 2016; Stieglitz und Feyberger 2015; Scharfetter 2010). – Fortsetzung

Psychopathologischer Fachbegriff	Spezifizierung des Gemeinten	Beispiel
Überwertige Ideen	Eine bestimmte Idee bekommt eine unangemessene und allgemein für übertrieben gehaltene Bedeutung.	Conspiracy-Theorien; ein Mensch setzt sich exzessiv intensiv mit einer Verschwörung auseinander und deutet vorhandene Evidenz in sozial unüblicher Art und Weise.

Nicht-wahnhafte inhaltliche Denkstörungen können sowohl im Rahmen von psychischen Störungen wie Angst- oder Zwangserkrankungen auftauchen als auch Teilaspekt der normalen Varianz (Streubreite) psychischen Erlebens sein. So sind etwa überwertige Ideen vor allem in Konfliktkonstellationen sehr häufig zu beobachten. Zum Beispiel im Rahmen von Nachbarschaftskonflikten, aber auch in politischen Konflikten, kommt es immer wieder dazu, dass einzelne Konfliktteilnehmer von der anderen Seite in einem geradezu dämonischen Licht wahrgenommen und beschrieben werden, und das Denken so weitgehend auf die Konfliktthematik einengt, dass von überwertigen Ideen, auch bei ansonsten psychisch völlig unauffälligen Menschen, gesprochen werden kann.

Anders stellt sich die Situation beim sogenannten »Wahn« dar. Der Wahn ist gerade dadurch definiert, dass inhaltliche Überzeugungen bestehen, die einer vernünftigen objektiven Prüfung der Sachlage nicht standhalten. Wenn etwa ein Mensch der Überzeugung ist, ein Arzt, der ihn vor längerer Zeit operiert hatte, befände sich nun in seinem Gehörgang und würde ihm von dort ständig Kommentare im Hinblick auf sein Alltagsverhalten einflüstern, so kann bei nicht-betroffenen Personen schnell Einigkeit darüber erzielt werden, dass dieser Sachverhalt aus objektiver Perspektive nicht wirklich so sein kann. Die Überzeugung, dass der eigene Computer und alle eigenen Tätigkeiten von der amerikanischen NSA überwacht werden, ist dagegen für einen Außenstehenden erkennbar schwerer zu bewerten. Handelt es sich um einen Wahn oder könnte der Sachverhalt tatsächlich zutreffen?

Ein wichtiges analytisches Kriterium zur Beurteilung wahnhafter Phänomene ist die Frage nach dem Bezugspunkt des möglicherweise wahnhaften Denkens: handelt es sich um ein Gefühl oder ein Urteil? Etwa bei depressiven Menschen kann schnell das Gefühl aufkommen, an einer unheilbaren Krankheit zu leiden oder zu verarmen. Es kann in solchen Konstellationen ein subjektives Gewissheitsgefühl bestehen. Aber dennoch sind sich die Betroffenen darüber im Klaren, dass es sich um ein Gefühl und nicht um ein Urteil über einen objektiven Sachverhalt handelt. Anders würde sich die Situation dann darstellen, wenn ein Betroffener sich sicher wäre, dass Befunde über seinen unmittelbar bevorstehenden Tod vorlägen, die aber in einem Komplott von Ärzten, Angehörigen und Freunden vor ihm verheimlicht würden. Insofern, als dass sich diese Kognitionen auf einen unterstellten faktischen Sachverhalt beziehen, liegt in einer solchen Konstellation ein Wahn vor. Die folgende Tabelle (▶ Tab. 2.4) fasst die psychopathologischen Kriterien eines Wahns zusammen.

Tab. 2.4: Kriterien des Wahns (modifiziert nach Ebert 2008)

Was ist Wahn?	Bemerkung
Definition	
Wahn ist eine objektiv falsche Überzeugung, im Sinne eines Urteils über einen Sachverhalt.	Bei der Bewertung der »objektiven Falschheit« von Urteilen und Überzeugungen können praktisch im Einzelfall sozialnormative Setzungen und empirische Urteile analytisch sehr schwer voneinander zu trennen sein.
Kritieren	
Subjektive Gewissheit	Kann im Gespräch durch Befragung evaluiert werden.
Objektives Fehlurteil	Kann leicht zu bewerten sein (Beispiel: wahnhafte Überzeugung Napoleon zu sein) oder kaum beurteilbar sein (Beispiel: der Ex-Partner betreibt im Bündnis mit Investmentbanken Börsenmanipulationen).
Fehlende Korrigierbarkeit	Zeigt sich in der Längsschnittbeobachtung durch Konfrontation mit unvereinbaren Beobachtungen oder Argumenten.
Kulturelle Unangemessenheit	Unterscheidet den Wahn als Qualität des urteilenden Denkens von Religion, Esoterik und dem Phänomen Glauben.

Aus theoretischer Perspektive kann der Wahn also auch als ein systematisches und starres Fehlurteil über einen einfachen oder komplexen Sachverhalt verstanden werden. Das charakteristische des Wahns ist dabei, dass es sich aus psychobiologischer Perspektive nicht um freies Verhalten handelt (Tebartz van Elst 2015, S. 135 ff.). Sämtliche Stigmata der Unfreiheit können identifiziert werden. D. h., dass im Wahn das urteilende Denken nicht mehr situativ an die wechselnden Rand- und Rahmenbedingungen der individuellen Lebenssituation angepasst werden, sondern an einer Überzeugung, unabhängig von solchen Randbedingungen, stereotypisch festgehalten wird. Gerade diese Unangepasstheit des urteilenden Denkens macht das Wesen des Wahns im Kern aus.

In den Extremformen kann wahnhaftes Denken dabei auch von Laien gut von nicht-wahnhaftem Denken unterschieden werden. Dies ist vor allem bei bizarren Wahninhalten der Fall, etwa wenn ein Mensch wie oben angedeutet glaubt, ein ehemals behandelnder Arzt sei in sein Ohr eingedrungen, lebe dort nun und spreche mit ihm. Bei anderen klassischen Wahnthemen wie einem Verfolgungswahn, einem Verarmungswahn oder einem Eifersuchtswahn kann es aber für Ärzte und andere Außenstehende im Einzelfall auch sehr schwer sein zu bewerten, ob das urteilende Denken anderer Menschen als angemessen oder im Sinne eines Wahns begriffen werden sollte. Hier ist es wieder das situationsunabhängige und überdauernd starre, rigide und unangepasste Denken ganz im Sinne der in Tabelle 2.4 (▶ Tab. 2.4) festgehaltenen Kriterien, welches für einen Wahn spricht. Die anschließende Tabelle (▶ Tab. 2.5) fasst die klassischen Wahnthemen zusammen und illustriert sie an Beispielen.

Tab. 2.5: Zusammenfassung und Illustration klassischer Wahnthemen (vgl. auch Scharfetter 2010)

Wahn	Verstärkende Randbedingungen	Beispiel
Verfolgungswahn	Sensorische Deprivation (Schwerhörigkeit) Isolation Auswanderung Minderheitenstatus	Eine Studentin glaubt, sie werde von der CIA abgehört, ihre Wohnung sei verwanzt, der Kiosk vor der WG werde von verschiedenen Geheimdienstmitarbeitern betrieben, die sie überwachen würden.
Eifersuchtswahn	Sexuelle Probleme Alkoholabusus	Ein Rentner ist davon überzeugt, seine Partnerin betrüge ihn. Sämtliche Arzttermine dienten nur zur Verschleierung einer Liaison mit diesem Arzt. Beide unterhielten in den Untersuchungsräumen eine sexuelle Beziehung.
Liebeswahn	Erotische Unerfülltheit Vereinsamung	Eine alleinstehende 35-jährige Prokuristin ist sich sicher, dass ein berühmter Politiker in sie verliebt sei. Sie schließt dies aus Zeichen, die er ihr während verschiedener Interviews im TV immer wieder gebe.
Verarmungswahn	Wirtschaftliche und finanzielle Probleme Depression	Ein depressiver 70-jähriger ehemaliger und sehr gut situierter Geschäftsführer einer mittelständigen Firma ist überzeugt, er werde Bankrott gehen, verarmen und auf der Straße landen. Alle Beteuerungen seiner Familie und des Steuerberaters können ihn nicht umstimmen, da er überzeugt ist, sie würden lügen, um ihn zu schonen.
Größenwahn	Labiles Selbstwertgefühl Narzisstische Persönlichkeitsstruktur Manie	Eine ehemalige Journalistin einer regionalen Zeitung entwickelt nach ihrer Kündigung Schlafstörungen und ein manisches Syndrom. Sie ist überzeugt, binnen Jahresfrist eine Internetzeitung zu gründen, die Regierung zu stürzen und die Demokratie damit zu retten.
Schuldwahn	Depression Depressive Persönlichkeitsstruktur (Typus melancholicus) Schlechtes Gewissen	Ein depressiver 40-jähriger Bankangestellter will sich umbringen, weil er in seinen 20er Jahren seine damalige Freundin und heutige Frau hintergangen habe. Seine Familie werde wegen seines Vergehens nun mit Krankheit und Niedergang bestraft, bis er aus dem Leben scheide.
Hypochondrischer zoenästhetischer Wahn	Depression Schizophrenie Hypochondrische Persönlichkeitsstruktur	Eine 34-jährige Steuerberaterin hat sich seit Monaten krankgemeldet, weil sie überzeugt ist, an einem Lymphdrüsenkrebs zu leiden und daran bald sterben zu müssen. Immer wieder betastet sie ihre Lymphknoten, beschäftigt sich ausschließlich mit dem Thema, ist agitiert und verzweifelt und

2.2 Die Symptome der Schizophrenie

Tab. 2.5: Zusammenfassung und Illustration klassischer Wahnthemen (vgl. auch Scharfetter 2010) – Fortsetzung

Wahn	Verstärkende Randbedingungen	Beispiel
		glaubt keinem Arzt, der sie mit unauffälligen Untersuchungsbefunden konfrontiert.
(sensitiver) Beziehungswahn	Fehlverhalten schlechtes Gewissen	Der Oberlehrer Wagner tötet 1913 seine Frau, seine vier Kinder, zündet mehrere Häuser an und erschießt neun weitere Menschen. Als Motiv berichtet er, er glaube, die Bürger seines Ortes hätten ihn vor Jahren bei sodomitischen Handlungen beobachtet und schlecht über ihn geredet (Kretschmer 1918; Foerster et al. 1999).
Religiöser Wahn	Minderwertigkeitsgefühle	Eine 55-jährige, wohlhabende Frau mit zwei Kindern kauft und verkauft Immobilien, verliert dabei ein Vermögen und spricht in logorhoeischer Art und Weise von ihrem Verhältnis zu Gott und Jesus, solidarisiert sich mit den Tieren und leidenden Geschöpfen der Welt und ist überzeugt, durch ihr Leiden wie Jesus die Welt zu erlösen.
Nihilistischer Wahn	Depression Organische psychische Störungen	Ein 28-jähriger Cellist ist unter Medikation mit hoher Dosis von Neuroleptika davon überzeugt innerlich leer zu sein, immer leerer zu werden, bald zu implodieren und sich in Nichts aufzulösen.

Die o. g. Beispiele illustrieren auf der einen Seite, wie abstrus und abwegig die Wahninhalte im Einzelfall sein können. Auf der anderen Seite zeigen sie aber auch, dass die Inhalte des wahnhaften Denkens in die bunte Vielfalt und Dynamik des sich entfaltenden Lebens so komplex eingewoben sind, dass es im Einzelfall immer wieder auch schwer ist, wahnhaftes von nicht-wahnhaftem Denken zu trennen.

Auch kann gerade bei klassischen Wahnthemen, wie dem Verfolgungs- und Beeinträchtigungswahn, aber auch beim hypochondrischen Wahn, eine klare Grenze zwischen wahnhaftem, d. h. nicht situationsangepasstem Denken, und nicht-wahnhaftem, d. h. situationsangepasstem Denken, nicht immer überzeugend gezogen werden. Gerade die Charakterisierung des urteilenden Denkens von Menschen zwischen einem paranoid-misstrauischem Pol auf der einen Seite und einem naiv-vertrauensseligem Pol auf der anderen Seite kann in seinen vielfältigen alltäglichen Variationen durchaus als dimensional organisiert gedacht werden. Die Verortung des eigenen urteilenden Denkens an irgendeinem dimensionalen Punkt, zwischen den extremen Polen misstrauisch-paranoidem Urteilens auf der einen und naiv-vertrauensseligem Denkens auf der anderen Seite, ist dabei wahrscheinlich, wie viele andere Persönlichkeitseigenschaften auch, wesentlich durch multigenetische Komponenten begründet. D. h., dass die Organisation dieser dann als Eigenschaft des

Körpers gesehenen Variable wie bei der körperlichen Eigenschaft Größe oder der geistig-seelischen Eigenschaft des autistisch-versus-holistisch-strukturiert-Seins Folge des Einflusses zahlreicher – wahrscheinlich mehrerer Hundert – Gene mit jeweils kleiner Effektstärke auf das sich entwickelnde Gehirn ist. Ein solcher, sehr wahrscheinlicher, multigenetischer Einfluss auf die Disposition des eigenen urteilenden Denkens darf dabei aber nicht verwechselt werden mit den Phänomenen und Mechanismen einer monogenetischen Mendel'schen Vererbung, wie sie bei den klassischen Erbkrankheiten gesehen wird (▶ Kap. 7.6; Tebartz van Elst 2018, S. 115 ff.).

Diese familiäre, genetische Disposition zu einem bestimmten kognitiven Stil kann in Analogie zur familiären Disposition zu einer bestimmten Körpergröße als vergleichsweise starre und in einer gegebenen Situation wenig modulierbaren Einflussgröße auf den Stil des eigenen urteilenden Denkens gedacht werden. Aber natürlich spielen auch andere Einflussfaktoren wie etwa biografische Erfahrungen und auch die Rand- und Rahmenbedingungen der spezifischen Situationen des Denkens eine jeweils wichtige Rolle. So entwickeln Menschen, die immer wieder Missbrauchs- und Verfolgungserfahrungen in ihrem Leben machen mussten in Reaktion auf solche Erfahrungen sicher einen misstrauischeren Denk- und Urteilsstil. Und auch die situativen Bedingungen des Denkens sind offensichtlich von zentraler Bedeutung. So ist es gut belegt und auch gut nachvollziehbar, dass Immigranten in einem Land eher zu einem misstrauisch-paranoidem Urteilsstil gelangen, weil sie die kommunikativen Feinheiten des Gastlandes nur begrenzt erfassen und verstehen können und nicht zuletzt, weil sie mit Wahrscheinlichkeit immer wieder mit Ablehnung, Feindschaft und Verfolgung konfrontiert werden. Die folgende Abbildung (▶ Abb. 2.2) fasst diese verschiedenen Einflussfaktoren auf die psychobiologische Dynamik des urteilenden Denkens grafisch zusammen.

Sie (▶ Abb. 2.2) illustriert nun aber nur die individuell unterschiedliche Disposition eines Denkstils zwischen einem misstrauisch-paranoidem und einem naiv-vertrauensseligem Pol. All diese unterschiedlichen Denkstile an sich sind – obwohl sie im Einzelfall als vergleichsweise starre Persönlichkeitseigenschaft eines Menschen gut erkannt werden können – noch kein Merkmal eines Wahns. Sowohl ein naiv-vertrauensseliger Mensch als auch ein misstrauisch-paranoid strukturierter Mensch kann in seinem urteilenden Denken frei oder wahnhaft gefangen sein (vgl. Tebartz van Elst 2015, S. 47 ff.). Entscheidend im Hinblick auf die Bewertung der Wahnhaftigkeit des Denkens ist nicht so sehr die gegebene Veranlagung oder Disposition eines Menschen (Denkstil), sondern vielmehr, wie sehr das konkrete Denken und Urteilen in einer Situation an die individuell vorhandenen Erfahrungen, Zukunftsabschätzungen und vor allem die situativen Rahmen- und Randbedingungen angepasst ist. Das Spezifische des wahnhaften Denkens bzw. Urteilens kann dabei gerade darin gesehen werden, dass im wahnhaften Denken die situative Anpassung des Denkens in der konkreten Situation sich löst von den situativen Faktizitäten und Wirklichkeiten.

2.2 Die Symptome der Schizophrenie

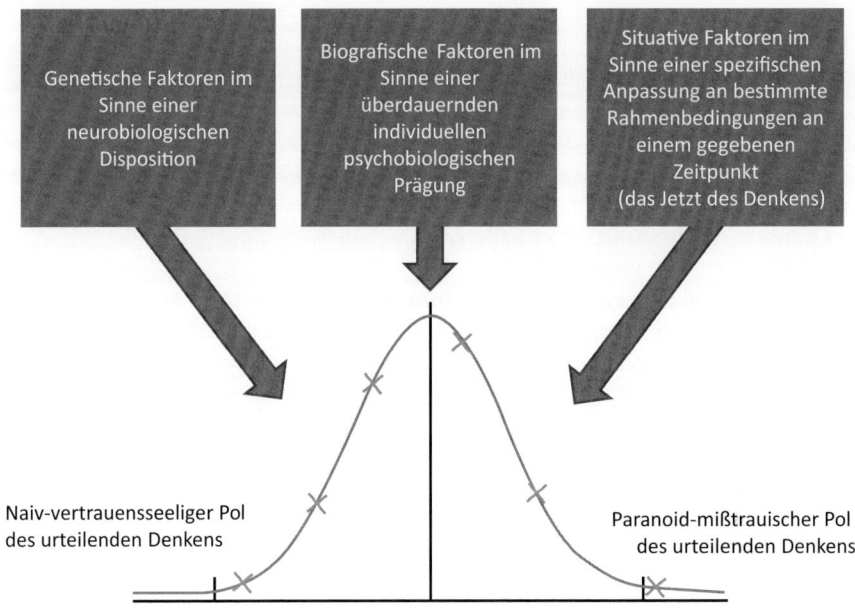

Abb. 2.2: Illustration der Einflussfaktoren auf die Verortung des individuellen Denkstils zwischen einem angenommenen misstrauisch-paranoidem und naiv-vertrauensseligem Pol.

> Wahnhaftes Denken und Urteilen ist gekennzeichnet durch eine Entkoppelung des individuellen Urteils von situativen, faktischen Wirklichkeiten und Wahrscheinlichkeiten. Es kann als situativ unangepasstes Denken verstanden werden.

2.2.2 Auffälligkeiten der Wahrnehmung (z. B. Halluzinationen)

Dieses ICD-11 Kriterium entspricht dem DSM-5 Kriterium A.2 (Halluzinationen).

Zu den markantesten und auch für Laien am leichtesten zu verstehenden Symptomen der Schizophrenie gehören die Wahrnehmungsstörungen bzw. die Halluzinationen. Im Rahmen von schizophrenen Syndromen kommt es häufig vor, dass betroffene Menschen Stimmen hören, obwohl de facto niemand in der Nähe ist, der spricht. Das Hören der Stimmen wird im wahrsten Sinne des Wortes »ein-gebildet«. Typischerweise sind dies dialogisierende oder kommentierende Stimmen. Die Stimmen werden insbesondere bei Neuauftreten der Symptome meist räumlich gehört. D. h., Betroffene können die Richtung, aus der sie die Stimmen hören, ebenso wie Lautstärke, Stimmklang und manchmal auch die Identität der Sprecher (Mutter, Vater, Freund, Zombi, Hexe etc.) genau benennen. Inhaltlich werden oft beschimpfend oder abwertend sprechende Stimmen gehört, die auch beleidigende

Sätze sagen wie etwa: »Du bist ein Nichtsnutz!«, »Du Versager, Du elender Versager!«, »Du bist schuld am Elend Deiner Freundin!«, »Nun setz Dich schon an den Tisch und schreibe eine Anzeige!«. Auch Aufforderungen zum Suizid sind vor allem dann nicht ungewöhnlich, wenn zusätzlich zur halluzinatorischen Symptomatik eine Depression besteht. Solche Zustände stellen eine erhebliche Gefahr für die Betroffenen dar, da sie sich zwar meistens, aber nicht immer der Befehle der halluzinierten Stimmen erwehren können.

Gerade zu Beginn solch einer halluzinatorischen Symptomatik sind Betroffene oft erheblich belastet. Sie verstehen nicht, wieso sie diese Stimmen hören, die Sprecher aber nicht sehen. Nicht selten kommt es in der Folge zu einer Wahnbildung in einem Versuch, sich die Symptome zu erklären. So wird etwa geschlossen, in der Wand seien Lautsprecher versteckt, die Stimmen würden von einem Geheimdienst oder anderen Verfolgern gezielt gesendet, um dem Betroffenen zu schaden etc. Erst im Verlauf der Symptomatik kommt es dann oft zu einer gewissen Distanzbildung, d. h., die Betroffenen erkennen, dass die Stimmen, die sie wie echt hören, de facto Halluzinationen sind. Aber auch eine solche Phase der Selbstdistanzierung von den Fehlwahrnehmungen kann gefolgt werden von späteren Phasen höherer Akuität der Halluzinationen, in denen diese wieder als völlig authentisch und echt im realen Sinne erlebt werden.

Typisch für schizophrene Störungen sind die akustischen Halluzinationen in Form kommentierender und dialogisierender Stimmen. Im letzteren Fall werden etwa Sätze folgender Natur gehört: Männerstimme: »Da sitzt er nun und schreibt seinen Text am Computer.« Gemeine Frauenstimme: »Ach, das ist doch ein Versager. Der wird seine Hausarbeit nie und nimmer schaffen! Er sitzt da nur rum und hört uns zu.« Andere Männerstimme: »Am besten würde er sein Studium aufgeben. Nüchtern betrachtet, wird er es ohnehin nie im Leben schaffen.« Gemeine Frauenstimme: »Am besten würde er von der Brücke springen. Dann hätten wir Ruhe und er wäre keine Last für seine Familie!«

> Akustische Halluzinationen als im Raum gehörte Stimmen, die über den Betroffenen sprechen oder ihm Befehle geben, gehören zu den klassischen und markantesten Symptomen einer Schizophrenie.

Es kann aber auch zu optischen, olfaktorischen oder sensorischen Halluzinationen kommen. Im ersteren Fall werden z. B. Figuren, Gesichter, Menschen oder Tiere gesehen. Bei den olfaktorischen Halluzinationen werden starke Gerüche wahrgenommen, die oft eine hohe affektive Tönung haben wie etwa ekelige Ausdünstungen oder sehr gut riechende Aromen. Bei den taktilen Halluzinationen kommt es zu Fehlwahrnehmungen im eigenen Körper. So fühlt es sich für Betroffene etwa so an, als würden Tiere durch die Haut krabbeln, Spinnen über den Rücken laufen, ein Metalldraht durch den Körper gezogen werden. Bei den komplexeren sogenannten zoenästhetischen Halluzinationen besteht etwa das als Tatsache erlebte Gefühl, der Körper werde verformt, glühende Hände würden die Leber kneten oder Ameisen hätten sich ein Nest in der Schulter gebaut. Wenn keinerlei innere Distanz zu diesen Wahrnehmungen besteht, können sie vor allem für Betroffene extrem quälend und belastend sein.

2.2 Die Symptome der Schizophrenie

Häufig werden die verschiedenen Halluzinationen in ein Wahnsystem eingebunden. So wird etwa angenommen, eine fremde göttliche oder auch bedrohliche Macht habe die Gerüche produziert, um damit ein Zeichen zu setzen, oder ein Arzt oder Magier habe die Drähte in den Körper manipuliert, um durch Stromstöße bestimmte Verhaltensweisen zu belohnen oder zu bestrafen. Gerade in solchen komplexen Konstellationen können die Übergänge von halluzinatorischen Fehlwahrnehmungen zu wahnhaften Erklärungsversuchen sehr vielgestaltig sein und fließend ineinander übergehen. Die folgende Kasuistik (▶ Kasuistik 1) illustriert dies an einem klinischen Beispiel.

> **Kasuistik 1: Das Drama schizophrener Symptome**
>
> Eine 24-jährige Musikstudentin stellt sich in der psychiatrischen Ambulanz vor, weil sie sich nach einer gescheiterten Prüfung völlig hilflos und ausgeliefert fühlt. Die Prüfung habe vor zwei Wochen stattgefunden. Die Nächte vorher habe sie nicht schlafen können. Zur Beruhigung habe sie nach langer Zeit wieder einmal einen Joint gekifft. Das habe aber alles nur noch schlimmer gemacht. Sie habe plötzlich die Stimme ihres Ex-Freundes gehört, mit dem sie das erste Mal gekifft habe. Der habe ihr gedroht, habe sie beschimpft und beleidigt. Er habe Sätze gesagt wie: »Na, du Schlampe, nun kiffst du also wieder? Mit mir wolltest du nicht mehr kiffen!« oder drohend: »Und jetzt machst du es doch! Aber das wird dir nicht helfen!«, »Alles wird den Bach runter gehen!« Später seien auch noch andere Stimmen von früheren Freunden und Fremden dazu gekommen, die sie überwiegend beschimpft hätten. Es seien aber auch nettere Stimmen dabei gewesen. Es seinen Männer- und später auch Frauenstimmen gewesen. Manche habe sie anhand des Stimmklangs benennen können, andere nicht. Es habe sich für sie wirklich und echt angefühlt. Die Stimmen habe sie im Raum gehört.
> Sie berichtet, sie spiele Querflöte und sei eigentlich eine sehr talentierte Musikerin. Sie habe schon zahlreiche Preise gewonnen, den Studienplatz ohne Probleme erhalten und in den ersten Semestern auch keinerlei Beeinträchtigungen gehabt. Erste Probleme hätten sich vor zwei Jahren ergeben. Damals habe sie einen Freund gehabt, mit dem sie eine wilde Zeit durchlebt habe. Sie sei mit ihm viel auf Partys gegangen, habe deutlich mehr Alkohol getrunken als in den Jahren zuvor und immer wieder auch einen Joint geraucht. Einmal habe sie auch auf einer Party eine Tablette eingenommen, von der sie aber nicht wisse, was das gewesen sei. Eigentlich sei sie ein eher misstrauischer Typ, aber an dem Abend habe sie schon zu viel getrunken gehabt und sei leichtsinnig gewesen. Diese Nacht habe sie komplett durchgetanzt und gefeiert. Sie sei anfangs »super drauf« gewesen. Gegen Morgen sei sie dann aber reizbar und aggressiv geworden. Damals habe sie erstmalig in ihrem Leben eine Stimme halluziniert. Es sei eine Frauenstimme gewesen, die laut zu ihr gesprochen habe: »Rege Dich nicht auf, es wird alles gut!« Die Stimme habe ihr vielleicht zwei Stunden gut zugeredet. Sie habe sich gewundert, dass die anderen sie nicht gehört hätten. In der Situation habe sie das aber nicht geschockt. Dass sie halluziniere, sei ihr da nicht wirklich in den Sinn gekommen. Vielmehr habe sie sich über den Zuspruch gefreut und sei, wie

die Stimme es ihr gesagt habe, dann auch ins Bett gegangen. Später habe sie sich von dem damaligen Freund getrennt. Die Frauenstimme habe ihr dazu geraten. Sie habe mit dem Alkohol und mit dem Kiffen aufgehört und habe bald auch wieder Ruhe vor den Stimmen gehabt. Das sei nun etwa vier Jahre her.

Ihre Mutter sei Lehrerin und ihr Vater Kunsthistoriker. Sie habe noch zwei Geschwister. Zu allen habe sie guten Kontakt. Bislang sei sie noch nie bei einem Psychiater oder Psychologen gewesen. Schwangerschaft und Geburt mit ihr seien normal gewesen. Epileptische Anfälle, Fieberkrämpfe, Hirnhaut- oder Hirnentzündungen habe sie nie gehabt. Allerdings habe sie die Masern durchlitten, weil sie nicht geimpft worden sei. Damals als Kind habe sie lange sehr hohes Fieber gehabt und sei wohl auch für drei Wochen im Krankenhaus gewesen. Es sei damals auch eine Gehirnwasseruntersuchung durchgeführt worden. An die Lumbalpunktion könne sie sich noch erinnern. An Anfälle oder ähnliche Symptome könne sie sich aus der Zeit aber nicht erinnern. Ansonsten habe sie keine Krankheiten oder Operationen gehabt. Sie lebe nun mit ihrem jetzigen Freund, einem Mediziner, in einer 4er WG. Besondere Probleme habe sie eigentlich nicht. Sie habe sich aber wahnsinnig viel Stress wegen der anstehenden Prüfung gemacht. Und nun sei noch alles viel schlimmer geworden. Anfangs habe sie geglaubt, die Stimmen seien wirklich. Früher habe sie gemeint, ein Engel würde zu ihr sprechen. Dieses Mal seien es aber wohl eher Teufel. Sie habe Angst, verrückt zu werden und wisse gar nicht wie es weitergehen solle. Sie habe schon überlegt, sich vom Balkon zu stürzen. Wenn sie eine »Schizo« sei, würde sie sich lieber gleich umbringen. Eine Tante väterlicherseits habe eine manisch-depressive Erkrankung. Die sei in der Familie isoliert. So wolle sie auf alle Fälle nicht enden.

2.2.3 Auffälligkeiten des Selbst-Erlebens (z. B. das Gefühl, dass eigene Gefühle, Impulse, Gedanken oder das Verhalten unter Kontrolle einer äußeren Macht stehen)

Dieses ICD-11 Kriterium ist im DSM-5 Kriterium A.1 (Wahn) enthalten.

Die mentalen Symptome, die im ICD-11 mit dieser Überschrift angesprochen sind, werden in der Tradition der deutschen Psychopathologie meist Ich-Störungen genannt (Ebert 2016; Berger 2015; Scharfetter 2010). Im klinischen Alltag werden die dahinterliegenden Erfahrungen im eigenen Erleben meist mit folgenden Formulierungen erfragt:

- »Haben Sie manchmal das Gefühl, dass das, was Sie denken, von anderen Menschen oder Kräften gemacht und Ihnen eingegeben wurde?«
- »Kennen Sie das Gefühl, dass sie über etwas nachdenken und plötzlich wird der Gedanke entzogen, so als würde er von außen manipuliert?«
- »Haben Sie schon einmal eine Situation erlebt, in der Sie an etwas dachten, und plötzlich stellen Sie fest, dass das, was Sie denken, sich auf andere ausbreitet, sodass später die anderen das Gleiche denken wie Sie?«

- »Kennen Sie das Gefühl, dass andere Menschen oder Kräfte Ihnen Ihre eigenen Gefühle eingegeben oder manipuliert haben?«
- »Kennen Sie das Gefühl, dass andere steuern können, was Sie denken und tun?«
- »Kennen Sie das Gefühl, dass Sie abgehört werden oder dass Ihr Kopf wie verwanzt ist und irgendwie ihr Denken für andere lesbar ist?«

Offensichtlich zielen all diese Fragen darauf ab, wie ein Mensch sein eigenes geistiges Funktionieren erlebt. Nun kann offensichtlich nicht beobachtet werden, wie ein anderer Mensch sein eigenes geistiges Funktionieren erlebt. Dieses Erleben der eigenen Wahrnehmung, des eigenen Denkens und des eigenen Fühlens kann prinzipiell nicht objektiv von außen gemessen oder in irgendeiner objektiven Form quantifiziert werden. Es ist zwingend nur der eigenen Perspektive zugänglich. In der Philosophie spricht man auch von der »First-Person-Perspective« (Vierkant 2008). Das ist der Grund dafür, dass diese Phänomene des Selbsterlebens nur im Dialog erfragt und erschlossen werden können. Die Psychopathologie ist dabei die phänomenologische Disziplin, die versucht, die so gewonnenen Erkenntnisse über das geistige Funktionieren von Menschen zu systematisieren. Das Gemeinte soll anhand einer weiteren Kasuistik (▶ Kasuistik 2) illustriert werden.

> **Kasuistik 2: Wahn und Wirklichkeit**
>
> Ein 20-jähriger Medizinstudent berichtet, er könne auf der Straße den Leuten nicht in die Augen schauen. Zum einen fühle sich dies für ihn so aggressiv an. Wenn er anderen in die Augen schaue, habe er Angst, sie könnten ihm etwas antun. Zum anderen liege es aber vor allem daran, dass sobald Blickkontakt hergestellt sei, die anderen sofort wüssten, was er gerade denke.
> Neulich habe er z. B. in der Straßenbahn gesessen. Ihm schräg gegenüber habe ein Mann mit Bart und roter Sonnenbrille gesessen. Das habe er seltsam gefunden. Die Brille sei nur leicht getönt gewesen. Auch habe der Mann nach Cannabis und Alkohol gerochen und sei sehr unruhig gewesen und auf seinem Sitz hin und her gerutscht. Er habe sich noch überlegt, was das wohl für ein seltsamer Vogel sei. In diesem Augenblick hätten sich ihre Blicke getroffen. Ihm sei sofort klar geworden, dass der andere seine Gedanken mitbekommen habe. Mit dem Blick hätten sich die Gedanken geändert. Das habe er an der Art ablesen können, wie der andere geschaut habe. Er habe schnell weggeblickt, damit der andere nicht noch mehr seiner Gedanken mitbekommen könne und am Ende noch wütend werde. An der nächsten Haltestelle sei er dann rasch ausgestiegen, obwohl er noch nicht an seinem Ziel angekommen gewesen sei. So etwas passiere ihm immer wieder, vor allem, wenn er müde und deprimiert sei. Einmal sei es auch passiert, als er eine hübsche junge Frau angeschaut und sich ihre Blicke getroffen habe. In dem Moment habe er nichts mehr denken können. Ihm seien alle Gedanken entzogen worden. Er habe auch nicht wegschauen können, weil er wie gelähmt gewesen sei. Dann sei die Frau plötzlich aufgestanden und habe sich weggesetzt. Solche Erlebnisse seien schon seltsam.

Das Subjekt dieses Erlebens des eigenen geistigen Funktionierens wird dabei »Ich« oder auch »Selbst« genannt. Im Falle des Medizinstudenten ist es also der 20-jährige junge Mann bzw. sein Körper. Weiter kann beschreibend festgehalten werden, dass es sich bei den Erfahrungen, um die es hier geht, um bewusste Erfahrungen handelt. Die betroffenen Menschen können über diese Erfahrungen berichten, weil sie sie bewusst erleben und erinnern können (Tebartz van Elst 2015, S. 103 ff.).

Der deutschen psychopathologischen Tradition folgend wird für die Bezeichnung des Subjekts dieses Erlebens dabei der Begriff des »Ich« favorisiert. Auffälligkeiten im Erleben der Integrität des eigenen Wahrnehmens, Fühlens und Denkens werden dann als »Ich-Störung« beschrieben. In der angelsächsischen Tradition wurde dieser Begriff anders als das Schizophrenie-Konzept nicht aufgegriffen. Das Gemeinte der Ich-Störungen wird dabei unter den Kategorien des Wahns oder wie nun im ICD-11 und der Überschrift der Auffälligkeit des Selbst-Erlebens subsummiert. Der folgende Kasten (▶ Kasten 2.1) stellt einen Überblick über die verschiedenen Konzeptionen der Begriffe »Selbst« und »Ich« vor.

Kasten 2.1: Zur Begriffsdefinition der Konzepte »Selbst« und »Ich«.

Das Ich und sein Selbst: Was bedeuten die Begriffe?

Wenn in diesem Kapitel die Auffälligkeiten des Selbst-Erlebens veranschaulicht werden sollen, muss geklärt werden, was das überhaupt sein soll, das Selbst und in welchem Bezug dieser Begriff zu einem weiteren eng verwandten Begriff, dem Ich, steht.

In der Tradition der deutschen Psychopathologie bedeutet »Ich« all das, was dem eigenen psychischen Raum als zugehörig zugeordnet wird (Peters 2011a). Beispiele wären die Wahrnehmungen, die als eigene Wahrnehmungen erlebt werden, die Gedanken, die als eigene Gedanken erlebt werden, und die Gefühle, die als eigene Gefühle erlebt werden. Davon abgegrenzt gibt es natürlich auch Wahrnehmungen, Gefühle und Gedanken anderer. Diese werden aber von den meisten Menschen als fremd und nicht der eigenen Person zugehörig bewertet. In der Tradition dieses Denkens ist auch der oben aufgeführte Begriff der Ich-Störungen zu verstehen, bei denen es etwa zu dem Gefühl kommt, das eigene Wahrnehmen, Fühlen und Denken werde von außen manipuliert.

Im psychoanalytischen Strukturmodell der Psyche nach Freud steht das Ich für das Realitätsprinzip des Alltagsbewusstseins. Es wird abgegrenzt gegen das Es, welches den Trieb- und Lustbereich repräsentiert, und das Über-Ich, welches als verinnerlichte moralische Instanz gedacht wird, die Wert- und Normvorstellungen repräsentiert und damit oft in einen Konflikt zum Es gerät. Das Ich muss diese widerstrebenden Impulse in einem alltäglichen situativen Prozess an die Wirklichkeiten der Gegenwart anpassen, austarieren und ökologisch angepasste Kognitionen, Emotionen und Verhaltensweisen generieren. Auch im psychoanalytischen Denken repräsentiert das Ich einen komplexen psychobiologischen Apparat, der am ehesten mit dem psychobiologischen Bewusstseinssystem gleichgesetzt werden kann. Hier müssen die situativen Wahrnehmungen und Emotionen, die triebhaften Impulse, die internalisierten Wert- und Normvorstellungen und die innere Homöostase (Hormonhaushalt, Stoffwechsellage etc.) so verarbeitet werden, dass situationsgerechte Ziele definiert, Verhaltensstrategien entwickelt und schlussendlich konkretes motorisches Verhalten organisiert werden kann. Eine genauere Differenzierung der verschiedenen psychobiologischen Teilleistungen dieses komplexen psychobiologischen Apparates, Ich, wurde dabei in der psychoanalytischen Tradition noch nicht entwickelt, was aus dem Stand der Wissenschaft der Zeit gut nachvollzogen werden kann.

Der Begriff Selbst repräsentiert verschiedene zum Teil recht unterschiedliche Bedeutungen je nach Autor. So beschreibt er bei Jung die Gesamtheit aller psychischen Eigenschaften eines Menschen (Peters 2011b). Andere Autoren wie Karen Horney meinen damit die Persönlichkeit eines Menschen. Autoren wie Otto Kernberg betrachten das Selbst als eine intrapsychische Struktur, die einen Teil des Ichs darstellt (Peters 2011b). In diesem Denken ist also das Selbst eine psychobiologische Struktur bzw. eine Erkenntnis (Tebartz van Elst 2003, S. 56), welche vom Ich hervorgebracht wird. Diese, in meinen Augen, überzeugende Konzeption passt auch gut zu der Art und Weise, wie in der Alltagssprache Begriffe wie Selbsterfahrung, Selbstbewusstsein, Selbstwertgefühl etc. gebraucht werden. Denn all diese Begriffe verweisen auf eine Erkenntnisbildung im Hinblick auf den eigenen Körper. Das Ich kann dann verstanden werden als der psychobiologische Apparat, mit dem Erkenntnisse überhaupt gebildet werden, insbesondere in Form der bewussten Informationsverarbeitung.[5] Insofern als dass sich diese Erkenntnisbildung nicht auf die Außenwelt, sondern auf das Funktionieren des eigenen Körpers bezieht, entstehen Selbsterfahrungen, die dann Grundlage für ein sich darauf aufbauendes Selbst-Bewusstsein und eines Selbstwertgefühls sind.

In dieser Konzeption der Begriffe beschreibt das Ich also den weitgehend neurobiologisch determinierten Apparat der bewussten Erkenntnisbildung, während das Selbst das inhaltliche Ergebnis dieser Erkenntnisbildung im Hinblick auf Eigenschaften, Stärken, Schwächen und die Werthaftigkeit des eigenen Körpers repräsentiert.

Im Folgenden soll, wie oben (▶ Kasten 2.1) entwickelt, der Begriff Ich für den weitgehend neurobiologisch bestimmten Apparat der bewussten Erkenntnisbildung stehen. Die psychobiologische Erkenntnisbildung ist aber keine Teilleistung, sondern eine neurokognitive Komplexleistung, die auf verschiedene andere Teilleistungen aufbaut. Um im Beispiel der oben beschriebenen Kasuistik (▶ Kasuistik 2) zu bleiben, braucht man viele neurokognitive Teilfähigkeiten, um die Situation mit dem Mann mit der Sonnenbrille angemessen zu bewerten. Eine kurze Analyse führt zu folgenden Teilleistungen:

---

5 Diese Konzeption vom Ich entspricht weitgehend der Begriffsdefinition des »Subjekt« in früheren Textes (Tebartz van Elst 2003, S. 155). Hier soll aber beim Begriff des Ichs geblieben werden, um den Gedankengang nicht zu verkomplizieren.

- Vigilanz: Der Student muss wach genug sein, um die Situation richtig zu erfassen.
- Wahrnehmung: Der Student muss sehen, hören und riechen können, um die Situation adäquat zu beurteilen. Würde er etwa nicht riechen, dass der Sonnenbrillenträger stark nach Cannabis oder Alkohol riecht, würde ihm eine wichtige Information fehlen.
- Soziale Wahrnehmung: Der Student muss erkennen, wie der andere gestimmt ist. Würde er tottraurig ausschauen und noch Tränen in den Augen haben, so würde das die Sonnenbrille schon erklären.
- Aufmerksamkeit: Für alle geordneten bewussten kognitiven Prozesse braucht es Aufmerksamkeit, um die verschiedenen Quellen der Informationsverarbeitung angemessen zusammen zu führen und irrelevante Informationen wegzufiltern.
- Wissen: Der Student sollte wissen, ob die Tram gerade an einem Messe-Gelände vorbeifährt, wo ein Reggae-Konzert stattfindet, da dieses Wissen die Bewertung der Situation beeinflusst.
- Erinnerung: Der Student muss die verschiedenen relevanten Erinnerungen mit ähnlichen Konstellationen abrufen können, um überhaupt eine Orientierung im Umgang mit solchen Situationen zu haben. Erinnert er zig ähnliche Situationen ohne jede Auffälligkeit, so ist diese Erinnerung für die Einstufung der Situation als harmlos wichtig.
- Kognitive Emapthie/Theory of Mind: Der Student muss erkennen, was sein Gegenüber im Sinn hat. Hat er ein Tabakpäckchen in der Hand aus dem ein Joint herauslugt und er wippelt unruhig mit den Beinen, so kann er es vielleicht nicht abwarten, seinen nächsten Joint zu rauchen, was eine gewisse Unruhe erklären würde. Wird dies nicht erkannt, so kann er die psychomotorische Unruhe des anderen leicht auf sich beziehen und sich bedroht fühlen.
- Assoziationsfähigkeit/Urteilsfähigkeit/Pragmatik: Schließlich braucht unser Student die Fähigkeit der Assoziation. Das bedeutet, er muss die verschiedenen Informationsquellen situationsangemessen miteinander verknüpfen können und zu naheliegenden Urteilen kommen, um in solchen Situationen angemessen bestehen zu können.

All diese genannten neurokognitiven Teilleistungen werden von dem Begriff des Ichs zusammengefasst. Diese Analyse soll illustrieren, dass das Ich bei genauer Betrachtung nicht etwas Einheitliches, sondern ein Sammelbegriff für verschiedene psychobiologische Leistungen eines Menschen ist, die allesamt mehr oder weniger gut und leistungsstark ausgeprägt sein können. Der Begriff der Ich-Störungen beschreibt Auffälligkeiten im Ergebnis des komplexen Gesamtprozesses, der das Ich hervorbringt.

Diese Analyse zeigt, dass die genaue Neurophysiologie, die sich hinter den sogenannten Ich-Störungen verbirgt, sehr vielgestaltig sein könnte. Bislang ist die genaue Pathophysiologie von Ich-Störungen unklar. In den Kognitionswissenschaften beschäftigen sich aber zahlreiche Wissenschaftler weltweit damit, diese Hirnfunktionen und Leistungen besser zu verstehen. Die Analyse veranschaulicht auch, dass dabei die genauen Funktionsstörungen durchaus nicht einheitlich sein müssen, sondern auf verschiedenen Ebenen der zentralnervösen Informationsverarbeitung liegen könnten. Zwar liegt es aus rein theoretischer Perspektive nahe, dass es vor allem die Psychobiologie der Assoziations- und Urteilsfähigkeit sein könnte, die bei den Ich-Störungen beeinträchtigt ist. Aber zum einen ist noch völlig unklar, was das aus der Perspektive des Gehirns genau ist. Und zum anderen ist es durchaus denkbar, dass auch frühere Prozesse der Informationsverarbeitung etwa auf Wahrnehmungsebene oder im Kontext der sozialen Intelligenz eine wichtige Rolle bei der Entstehung von Ich-Störungen spielen könnten.

Zusammenfassend kann festgehalten werden, dass, wenn im ICD-11 von Auffälligkeiten des Selbst-Erlebens die Rede ist (z. B. das Gefühl, dass eigene Gefühle, Impulse, Gedanken, oder das Verhalten unter Kontrolle einer äußeren Macht stehen), damit inhaltlich das gemeint ist, was in der deutschen Tradition Ich-Störung genannt wird. Damit wird das komplexe Zusammenspiel verschiedener zentralnervöser Informationsverarbeitungsprozesse angesprochen, welches dazu führt, das Wahrnehmungen, Gedanken und Gefühle als die eigenen erlebt werden und eben nicht als fremde Gedanken oder die von anderen Menschen oder Wesen.

> Mit den Auffälligkeiten des Selbst-Erlebens, auch Ich-Störungen genannt, ist das Gefühl gemeint, dass das eigene Wahrnehmen, Fühlen oder Denken von außen manipuliert wird.

2.2.4 Auffälligkeiten der Kognition (z. B. beeinträchtigte Aufmerksamkeit, verbales Gedächtnis und soziale Kognition)

Dieses ICD-11 Kriterium ist konzeptionell am ehesten in der DSM-5 Kategorie A.5 (Negativsymptome) enthalten.

Bereits oben wurde bei der Analyse dessen, was Selbst-Erleben oder Ich-Erleben im Alltag eines Menschen genau meint, darauf hingewiesen, dass die Ich-Funktionen auf eine Reihe weiterer neurokognitiver psychischer Leistungen zurückgreifen. Probleme in diesen Bereichen werden im ICD-11 unter der o. g. Überschrift angesprochen. Als Bespiele für solche kognitiven Symptome der Schizophrenie werden eine beeinträchtigte Aufmerksamkeit, schlechtere Gedächtnisfunktionen und eine reduzierte soziale Kognition angegeben. Insbesondere das sogenannte Arbeitsgedächtnis scheint dabei eine große Rolle zu spielen (Birbaumer und Schmidt 2010). Mit dem Begriff Arbeitsgedächtnis ist dabei eine neurokognitive Teilleistung gemeint, die Menschen im Rahmen ihrer Denkprozesse Informationen aus verschiedenen Quellen zur Verfügung stellt, die dann zu einem neuen Urteil in einer spezifischen Situation verarbeitet werden müssen.

Wenn wir etwa wieder die vorherige Kasuistik (▶ Kasuistik 2) betrachten, so muss unser Student sowohl visuelle Informationen als auch Geruchswahrnehmungen, Wissen über die Situation und Wissen über die Person zusammenbringen, um zu einer angemessenen Beurteilung der Situation zu gelangen. Der Begriff Arbeitsgedächtnis hebt dabei vor allem auf die Bereitstellung der verschiedenen informativen Teilaspekte ab. Der Begriff des Urteilens hebt mehr auf die wertende und gewichtende Verknüpfung oder Assoziation der verschiedenen Teilinformationen zu einem

Urteil ab. Darüber hinaus werden die elementaren kognitiven Leistungen Konzentration und Aufmerksamkeit benötigt, um die eigenen psychischen Prozesse überhaupt auf ein Thema fokussieren zu können. All diese mentalen Teilleistungen sind unter der Überschrift der kognitiven Beeinträchtigungen zusammengefasst.

Im klinischen Alltag sind kognitive Beeinträchtigungen ein sehr unspezifischer Befund. D. h., sie treten bei fast allen Menschen sehr häufig irgendwann auf. Etwa bei Übermüdung, bei Alkohol- oder Drogenkonsum oder aber auch in Stresssituationen können die basalen kognitiven Leistungen Konzentration und Aufmerksamkeit z. T. erheblich beeinträchtigt sein. Und da höhere kognitive Leistungen wie z. B. die Gedächtniseinspeicherung und der Gedächtnisabruf, aber auch die Kritik- und Urteilsfähigkeit kritisch von Konzentration und Aufmerksamkeit abhängen, sind diese in der Folge auch beeinträchtigt. Allerdings normalisieren sie sich in der Regel rasch wieder, wenn die Stresssituation vorbei ist, der Schlafmangel behoben ist oder der Rausch ausgestanden ist. Im Kontext von schizophrenen Störungsbildern können sie dagegen überdauernd vorhanden sein.

> Kognitive Beeinträchtigungen sind gleichzeitig sehr unspezifisch und beeinträchtigend. D. h., sie kommen sehr häufig auch unabhängig von schizophrenen Störungen vor, können aber gleichzeitig das Alltagsleben und die Leistungsfähigkeit von betroffenen Menschen sehr stark beeinträchtigen.

2.2.5 Auffälligkeiten des Willens (z. B. Motivationsverlust) und des Affekts (z. B. verflachter emotionaler Ausdruck)

Diese ICD-11 Krterien entsprechen weitgehend der DSM-5 Kategorie A.5 (Negativsymptome; verminderter emotionaler Ausdruck oder reduzierte Willenskraft) wie in Tabelle 2.1 (► Tab. 2.1) aufgeführt.

Unter dieser Überschrift werden Auffälligkeiten zusammengefasst, die in der Literatur häufig auch als sogenannte Negativsymptome angesprochen werden. Dieser Begriff hebt darauf ab, dass motivationale und emotionale Eigenschaften, die eine Person früher ausgemacht haben, nach Beginn der schizophrenen Symptomatik verflachen und verschwinden können. So können betroffene Personen ursprünglich lebensfroh, interessenreich, aktiv, sozial interagierend mit lebendiger Emotionalität und Schwingungsfähigkeit ausgestattet gewesen sein. Wenn sich solche Persönlichkeitseigenschaften meist schleichend über Monate langsam, aber stetig zurückbilden und der betroffene Mensch sich mehr und mehr sozial zurückzieht, aufhört sich für die Welt und die anderen Menschen zu interessieren, überhaupt alle Hobbies und Interessen mehr und mehr aufgibt und auch emotional immer weniger Auslenkungen zeigt, so wäre dies ein typisches Beispiel für die Entwicklung von Negativsymptomen. Damit ist meist eine Anhedonie verbunden, sprich die verminderte Fähigkeit, Freude und Lust an den verschiedenen kleinen und großen Dingen des Lebens zu empfinden.

All diese Symptome sind vor allem anfangs meist schwer zu erkennen, weil sie bei vielen Menschen in Phasen von Stress, Überlastung und Depression entstehen können, sich meist aber rasch wieder zurückbilden. Bei bestimmten Formen der Schizophrenie bilden sie sich dagegen nicht zurück, sondern es kommt über Monate bis Jahre zu einer Persönlichkeitsänderung insofern, als dass diese Negativsymptome prägend für das Erleben und Verhalten der betroffenen Personen werden. Negativsymptome sind vor allem initial schwerer zu erkennen wegen ihrer Unspezifität und ihres schleichenden Beginns, können aber langfristig für die soziale Prognose von Menschen mit schizophrenen Syndromen von viel weitreichenderer Bedeutung sein als die deutlich markanteren Positivsymptome (Wahn, Halluzinationen und katatone Symptome s. u.).

> Symptome wie eine Verflachung der Emotionalität, eine zunehmende Initiativlosigkeit, Apathie, Freudlosigkeit und ein Interessenverlust verbunden mit sozialem Rückzug werden als Negativsymptome bezeichnet, weil zuvor markante Eigenschaften einer Person wegfallen. Im Gegensatz dazu werden die neu auftretenden und meist markanteren Symptome, wie Halluzinationen, Wahn und Katatonie, als Positivsymptome bezeichnet, weil sie zusätzlich neu auftreten.

2.2.6 Auffälligkeiten des Verhaltens

Dieser Punkt entspricht am ehesten den DSM-5 Kriterien A.2 und A.3.

In psychotischen Episoden kann das Verhalten Betroffener ausgesprochen bizarr oder desorganisiert erscheinen. Im Gegensatz zu den weiter unten thematisierten katatonen Symptomen fallen die bizarren Verhaltensweisen nicht so sehr durch muskulär-motorische Besonderheiten, sondern vielmehr durch ihre Desorganisation auf. So wird z. B. mit imaginären Personen gesprochen oder Patienten verstecken sich, kriechen unter Tische oder Stühle oder schirmen ihre Wohnung mit Pappkartons gegen Strahlen ab, ohne dass aus objektiver Beobachterperspektive nachvollzogen werden kann, wieso sich die Betroffenen so verhalten. Oft sind solche Verhaltensweisen dann getrieben von den weiter oben beschriebenen imperativen Stimmen oder aber sie erklären sich aus dem Wahnerleben. Vor dem Hintergrund eines wahnhaften Verfolgungserlebens kann es auch zu plötzlich impulsiv einschießenden verbalen oder auch handgreiflichen, aggressiven Verhaltensweisen kommen, die für Außenstehende dann völlig unerwartet erscheinen. Solche desorganisierten Verhaltensweisen sind also dadurch gekennzeichnet, dass sie für Außenstehende nicht mehr als situationsadäquate, rationale, zielgeleitete Verhaltensmuster verstehbar sind, was sich regelhaft aus dem subjektiven Halluzinieren oder dem Wahn erklärt.

2.2.7 Auffälligkeiten der Psychomotorik einschließlich katatoner Symptome

Schließlich kommt es im Kontext von schizophrenen Syndromen auch immer wieder zu auffälligen motorischen Besonderheiten. Die folgende Tabelle (▶ Tab. 2.6) fasst die entsprechenden Auffälligkeiten zusammen. Diese können sowohl die Sprache und das Sprechen (Manierismen, Echophänomene) als auch den klassischen Bewegungsapparat betreffen. Besonders markant sind dabei die klassischen katatonen Symptome. Etwa beim katatonen Stupor verharren die betroffenen Menschen in starren manchmal seltsam anmutenden Körperpositionen, reagieren nicht auf Ansprache und folgen keinen Aufforderungen, obwohl sie offensichtlich wach sind und den Anschein erwecken, als könnten sie adäquat wahrnehmen.

Der Zustand imponiert wie ein inneres Eingefroren-Sein und wird von Betroffenen oft als extrem belastend erlebt. Im Selbsterleben herrscht oft eine extreme Unruhe und panische Angst vor, die von außen aber nicht erkannt werden kann. In solchen Konstellationen ist große Vorsicht geboten. So kann ein Anfassen der Patienten etwa dazu führen, dass sich die Betroffenen in ihrer wahnhaften Todesangst bedroht fühlen und die eingefrorene Erstarrung kann raptusartig (urplötzlich) in einen motorischen Bewegungsexzess durchaus auch mit fremdaggressiven Verhaltensweisen umschlagen. Die folgende Kasuistik (▶ Kasuistik 3) illustriert einen Fall mit katatonen Symptomen aus der eigenen Klinik.

Tab. 2.6: Katatone Symptome (modifiziert nach Leucht et al. 2015 und Peters 2011a)

Hypokinetische Phänomene		Hyperkinetische Phänomene	
Stupor	Starres Verharren ohne jede Bewegung, wie Eingefroren-Sein, Patient reagiert nicht mehr bei gleichzeitiger Wahrnehmungsfähigkeit und erhaltenem Bewusstsein	Psychomotorische Erregung	Übertriebener zielloser Bewegungsdrang (z. B. auf der Stelle joggen) oft verbunden mit Anspannung, innerer Unruhe, Agitation gelegentlich auch Aggression
Negativismus	Patient weigert sich, Aufforderungen zu folgen oder tut genau das Gegenteil davon, wozu er aufgefordert wird.	Stereotype Motorik	Nesteln, Fummeln, auch sinnloses Wiederholen von Silben, Wörtern oder Sätzen
Katalepsie	Verharren in einer einmal eingenommenen Körperhaltung oft verbunden mit einem erhöhten Muskeltonus	Echophänomene	Zuvor gesprochene Wörter oder Sätze werden wiederholt oder Gesten werden wiederholt ohne erkennbaren Sinn
Haltungsstereotypien (Extremform: Flexibilitas cerea)	Seltsame Körperpositionen werden starr eingehalten. Extremform: wird ein Körperteil in eine (auch unphysiologische) Stellung gebracht, so wird diese eingehalten, als sei der Körper aus Wachs	Manierismen	Seltsame gewundene, verschrobene oder bizarr abgewandelte Bewegungen, Gesten oder Gesichtsausdrücke

Kasuistik 3 (Endres et al. 2015): Katatone Schizophrenie oder NMDA-Rezeptor-Enzephalitis

Die bei Erstvorstellung 31-jährige Patientin hatte jahrelang erfolgreich als Chefsekretärin gearbeitet. Etwa zwei Jahre vor Aufnahme kam es über Wochen einschleichend zu Persönlichkeitsänderungen derart, dass sie sehr emotional instabil und impulsiv wurde und zwanghafte Verhaltensweisen entwickelte. Zwei Monate später kam es zu einem ersten epileptischen Anfall. Auch schritt die emotionale Instabilität fort und die Patientin verhielt sich immer wieder aggressiv, was nicht ihrer Grundpersönlichkeit vor Entwicklung der Krankheit entsprach. Damit begann eine lange Leidensgeschichte, die über fast 1,5 Jahre ging und die Patientin in die verschiedensten neurologischen und psychiatrischen Kliniken führte. Immer wieder kam es zu Stimmungseinbrüchen, aber auch agitierten und desorganisierten Verhaltensweisen. Auch gab es Phasen mit Verwirrtheitszuständen und wahnhaften Symptomen. Bei Aufnahme in die Freiburger Klinik fanden sich u. a. klassische katatone Phänomene. Dabei war die Patientin z. B. wach, grinste permanent, ohne dass ein angemessener Grund für die Heiterkeit erkannt werden konnte. Auf Aufforderung, etwa den Arm zu heben, reagierte sie verlangsamt und verzögert, aber teilweise angemessen, ohne aber dabei aufzuhören zu grinsen. Gleichzeitig war sie mutistisch und konnte nicht sprechen. Hob sie den Arm etwa, um sich an der Nase zu kratzen, so konnte sie den Arm vor der Nase minutenlang in einer unnatürlichen Position belassen, ohne die Bewegung weiter zu führen. In den ersten Wochen des stationären Aufenthaltes kam es immer wieder mehrfach täglich zu solchen katatonen Phasen. Im Rahmen zahlreicher stationärer Voraufenthalte war u. a. die Diagnose einer katatonen Schizophrenie gestellt worden. Im weiteren Verlauf wurde nach ausführlichen immunologischen Untersuchungen die Diagnose einer antikörpervermittelten NMDA-Rezeptor-Enzephalitis gestellt, die mit immunologischen Therapien erfolgreich behandelt werden konnte. Nachdem die Patientin fast 1,5 Jahre mit dieser schwersten neuropsychiatrischen Symptomatik in vielen verschiedenen neurologischen und v. a. psychiatrischen Krankenhäusern verbracht hatte, konnte sie weitestgehend geheilt entlassen werden und ihr normales Leben wieder aufgreifen.

Konzeptuell konnte so nach der erfolgreichen Immuntherapie der geschilderten Symptome mit verschiedenen immuntherapeutischen Interventionen die Diagnose einer katatonen Schizophrenie zurückgewiesen werden und die korrekte Diagnose einer NMDA-Rezeptor-Enzephalitis gestellt werden (▶ Kap. 8.3). Dies wäre 15 Jahre früher angesichts des damaligen Stands der Forschung noch nicht möglich gewesen.

2.2.8 Sonstige Auffälligkeiten

Menschen mit schizophrenen Syndromen können über die genannten Symptome hinaus weitere Auffälligkeiten aufweisen, die aber noch nicht in den klassischen Klassifizierungssystemen berücksichtigt sind. Hier wären z. B. Besonderheiten der Wahrnehmung im Sinne einer Reizfilterstörung zu nennen.

Damit ist gemeint, dass Menschen mit schizophrenen Syndromen häufig Probleme haben, in reizreichen, lauten Umgebungen zurechtzukommen. Oder sie fühlen sich nicht dazu in der Lage, Situationen zu beherrschen, in denen viele unterschiedliche vor allem auch soziale Reize auf sie einströmen. Typische Beispiele wären belebte Fußgängerzonen, volle Straßen- oder U-Bahnen oder auch große Kaufhäuser zu Stoßzeiten. Betroffenen fällt es dann schwer, die unterschiedlichen Reizqualitäten analytisch zu trennen (filtern) und die meist komplexen und sich rasch ändernden sozialen Situationen angemessen zu deuten. Im Selbsterleben wird dies oft als ausgesprochene Empfindlichkeit für Reizüberflutung erlebt.

Verbunden damit finden sich bei entsprechenden Patienten häufig auch Probleme mit der kognitiven Empathie bzw. Theory of Mind. Das bedeutet, dass es betroffenen Patienten aufgrund der Analyse von Gestik, Mimik, Verhalten und Sprache schwer fällt zu erkennen bzw. zu erschließen, was andere Menschen wollen bzw. im Sinn haben. Die genaue Bedeutung dieser Begriffe ist in dem folgenden Kasten (▶ Kasten 2.2) ausführlich beschrieben. Im Gegensatz zu Autismus-Spektrum-Störungen, bei denen Probleme der Theory of Mind seit früher Kindheit und qualitativ weitgehend stabil vorhanden sind und bleiben, entwickeln sich diese bei Menschen mit schizophrenen Syndromen erst im Kontext der Schizophrenie und verschwinden auch wieder, wenn diese ausheilt.

Kasten 2.2: Zur Begriffsklärung der Begriffe Theory of Mind, kognitive Empathie, Mentalisierung und Mitleid[6].

Was bedeuten die Begriffe Theory of Mind, Mentalisierung, kognitive Empathie, soziale Empathie und Mitleid?

Diese Begriffe spielen nicht nur im Zusammenhang mit schizophrenen Syndromen eine große Rolle, sondern sie gehören auch zu den Kernsymptomen eines autistischen Syndroms. Im Unterschied zu den Autismus-Spektrum-Störungen bestehen aber im Zusammenhang mit schizophrenen Störungen Probleme mit der kognitiven Empathie zwar häufig, aber nicht immer. Ein weiterer wichtiger Unterschied besteht darin, dass sie beim Autismus seit der frühen Kindheit kontinuierlich vorhanden sind, während sie sich bei schizophrenen Syndromen erst später im Leben entwickeln und auch dann nur so lange vorhanden sind, so lange auch die übrige schizophrene Symptomatik besteht. Was aber bedeuten nun die verschiedenen Begriffe genau?

---

6 Dieser Kasten wurde weitgehend einer anderen Buchpublikation des Autors entnommen (Tebartz van Elst 2018)

Theory of Mind: Das Konzept der Theory of Mind Fähigkeit geht auf die Autoren Premack und Woodruff (1978) zurück. Es beschreibt die Fähigkeit von Menschen, aber auch von Tieren, plausible Theorien über die mentalen Zustände anderer Lebewesen zu entwickeln. Dazu müssen durch Verhaltensbeobachtungen und mithilfe von Wissen und Analogieschlüssen Annahmen darüber entwickelt werden, was der andere Mensch denkt und will. Diese Fähigkeit entwickelt sich bei Menschen meist im vierten oder fünften Lebensjahr und beinhaltet notwendig die Fähigkeit, zwischen dem eigenen Denken und dem anderer Lebewesen zu unterscheiden. Gelegentlich wird in diesem Zusammenhang auch der Begriff »Perspektivübernahme« benutzt.

Mentalisierung: Dieser Begriff wurde wesentlich von dem britischen Wissenschaftler Fonagy geprägt und meint inhaltlich die fast identische Fähigkeit von Menschen, die kognitiven und intentionalen (zielgerichteten) Zustände anderer Menschen, aber auch von sich selbst, durch Zuschreibung bestimmter mentaler Eigenschaften zu interpretieren (Fonagy et al. 2002). Der Begriff bewegt sich aber mehr in einer psychoanalytischen Denktradition. Es wird nicht so sehr davon ausgegangen, dass sich diese Fähigkeit als natürlicher Prozess der Hirnreifung von alleine etwa im Alter von vier bis fünf Jahren herausbildet, sondern dass er ganz wesentlich in der sozialen Interaktion von Kindern mit ihren Bezugspersonen erlernt wird. Die theoretische Einbettung des Begriffs ist also wesentlich weiter und im Kontext der psychoanalytischen Tradition der Entwicklung des »Selbst« zu sehen, während der Theory of Mind-Begriff deskriptiver und theorieärmer konstruiert wurde.

Kognitive Empathie: Der Begriff Empathie leitet sich von dem griechischen Wort »empatheia«: Leidenschaft (»en« = ein, »patheia« = Gefühl) ab und wird auch in der Populärwissenschaft und den Medien sehr breit und mit unterschiedlichen Bedeutungen gebraucht. Entscheidend für die heutige Bedeutung des Empathie-Begriffs waren die Arbeiten des Psychologen und Philosophen Theodor Lipps (1851–1914) (Montag et al. 2008). Lipps verstand unter Empathie die Fähigkeit von Menschen, die mentalen Zustände anderer zu verstehen (*Einfühlung*). Er vertrat die Theorie einer »*inneren Imitation*«, um Erkenntnisse über die mentalen Zustände anderer zu erklären (Lipps 1903).

Der heutige Begriff »kognitive Empathie« meint im Wesentlichen dasselbe wie der Begriff Theory of Mind, also die Fähigkeit, aufgrund einer komplexen Informationsverarbeitung spontan die Wahrnehmung, das Denken, Fühlen und Wollen anderer Menschen zu erschließen. Der Begriff emotionale oder affektive Empathie bezeichnet dagegen das, was in der Alltagssprache als Mitleid verstanden wird. Kognitive und emotionale Empathie sollten nicht verwechselt werden. Zwar muss man zum Beispiel dazu in der Lage sein, ein trauriges Gesicht als traurig zu erkennen (kognitive Empathie), um dann in einem zweiten Schritt Mitleid für diesen Menschen zu entwickeln (emotionale Empathie). Beide Teilleistungen sind aber nicht identisch. So haben etwa autistische Menschen typischerweise Probleme mit der kognitiven Empathie oder der Theory of Mind, sprich sie erkennen z. B. emotionale Gesichtsausdrücke nicht adäquat als traurig oder gequält. In der Folge kann es geschehen, dass sie kein Mitleid für solche

Menschen entwickeln, weil sie den Affekt erst gar nicht erkannt haben. Wenn sie ihn aber erkennen, dann entwickeln sie auch Mitleid (Dziobek et al. 2008). Inwieweit dies bei Menschen mit schizophrenen Syndromen ähnlich gelagert ist, ist bislang noch nicht abschließend erforscht. Menschen mit soziopathischer Persönlichkeitsstörung dagegen erkennen zwar die emotionalen Gesichtsausdrücke (kognitive Empathie intakt), entwickeln jedoch kein Mitleid (emotionale Empathie gestört).

Zum Verhältnis von innerer Imitation nach Lipps und einer gestörten kognitiven Empathie

Nun mag es sein, dass für die Fähigkeit der kognitiven Empathie in der Tat – so wie es Lipps schon vor über 100 Jahren gedacht hat – eine innere Imitation von kritischer Bedeutung ist. So sind etwa die sensorischen Grunderfahrungen autistischer Menschen oft deutlich anders geprägt als die nicht-autistischer Menschen (Tebartz van Elst 2018). Bei vielen schizophrenen Menschen sieht es sehr ähnlich aus, so lange sie sich in der psychotischen Phase befinden.

Und so könnte es sein, dass die unterschiedlichen sensorischen Grunderfahrungen bei psychischen Störungen von viel weitreichenderer Bedeutung für die darauf basierende Fähigkeit zur kognitiven Empathie sind als gedacht. Dies könnte die Beobachtung erklären, dass etwa autistische Menschen sich untereinander deutlich besser verstehen als mit nicht-autistischen Menschen. So ziehen sich autistische Menschen etwa bei Stress typischerweise zurück und wollen allein gelassen werden, während nicht-autistische Menschen Trost und die Nähe anderer suchen. Ein autistischer Mensch würde typischerweise den Versuch, ihn nach einem Streit durch Körperkontakt zu trösten, schroff ablehnen, was dann von nicht-autistischen Menschen oft als feindliche Ablehnung fehlinterpretiert wird. Als Reaktion darauf kommt es nicht selten zu Vorhaltungen, Unterstellungen und weiterem Streit. Autistische Menschen unter sich lassen sich dagegen bei Stress in Ruhe, ziehen sich in eine ruhige Ecke zurück und schaukeln, wenn sie es sich erlauben. Nicht-autistische Menschen unter sich nehmen sich in den Arm und streicheln sich, wenn sie es sich erlauben. Die Missverständnisse kommen vor allem zwischen den unterschiedlich strukturierten Menschen zustande, aufgrund ihrer jeweils unterschiedlichen Art und Weise, die Welt zu erleben. Viele Missverständnisse zwischen psychotischen und nicht-psychotischen Menschen könnten sehr ähnlich gelagert sein.

Wie bei autistischen Menschen stellt sich auch bei Menschen mit schizophrenen Symptomen die Frage, ob eine beeinträchtigte kognitive Empathie ganz im Sinne von Lipps Grundverständnis der inneren Imitation nicht wesentlich Folge von veränderten Wahrnehmungsfunktionen sein könnte (Tebartz van Elst 2018).

2.3 Die Verläufe der Schizophrenie

Ebenso vielgestaltig wie die Symptome der Schizophrenie sehen auch die Verläufe aus. Eine besondere Schwierigkeit ist es, den Beginn einer Symptomatik sicher zu bestimmen. Oft entwickeln sich Wochen, Monate oder auch Jahre vor dem Beginn einer offensichtlichen Positivsymptomatik mit klar erkennbarem Wahn, Halluzinationen oder einer Desorganisation im Verhalten, diskrete Auffälligkeiten mit einem zunehmenden psychosozialen Rückzug, einem Leistungsknick oder auch schwer zu fassenden Änderungen unterschiedlichster Persönlichkeitseigenschaften. Diese Vorphase vor dem Beginn klarer psychotischer Symptome wird in der Fachliteratur auch *Prodromalphase* genannt. Nach Häfner et al. beginnt nur bei 18 % der an einer Schizophrenie Erkrankten die Symptomatik akut innerhalb eines Zeitraums von einem Monat. Bei 15 % entwickelt sich die Symptomatik subakut über ein Jahr während sich in bis zu 80 % der Fälle ein schleichender oder primär chronischer Verlauf mit einer Prodomalphase von über einem Jahr entwickelt (Häfner 2005; Häfner et al. 2013, 2013a). Auch die initialen Symptome sind nur in einer Minderheit von 27 % auch durch die leichter erkennbaren Positivsymptome charakterisiert. Bei 73 % der Betroffenen fanden sich anfänglich depressive, negative oder unspezifische Symptome, nur bei 7 % reine positive psychotische Symptome und in immerhin 20 % der Fälle fanden sich sowohl negative bzw. kognitive als auch positive Symptome (Häfner 2005).

Auch der weitere Verlauf nach Beginn der ersten psychotischen Episode ist durch eine ausgeprägte Vielgestaltigkeit charakterisiert. Die folgende Abbildung (▶ Abb. 2.3) illustriert die verschiedenen Verlaufsformen und ihre Häufigkeiten nach Shepherd (1989). Demnach kommt es bei etwa einem Fünftel der Menschen nur einmalig zu einer akuten schizophrenen Episode, ohne dass sich nach Ausheilung weitere Defizite fänden bzw. dass es zu erneuten schizophrenen Episoden kommt.

Bei etwa einem Drittel der Betroffenen kommt es im weiteren Verlauf auch zu weiteren symptomatischen Episoden, wobei in dieser Gruppe nach Ausheilung keine relevante Restsymptomatik bestehen bleibt. Bei etwa der Hälfte der Betroffenen kommt es dagegen zur Ausbildung von chronischen Beeinträchtigungen, die stabil sein können (bei ~8 %) oder auch im Verlauf zunehmen können (bei ~35 %). In diesem Zusammenhang ist es wichtig darauf hinzuweisen, dass die Zahlen zur Prognose je nach Forschungshintergrund erheblich variieren können. Folgen entsprechende Studien etwa der amerikanischen DSM-5-Klassifikation, so sind die positiven Verläufe schon deshalb weitgehend ausgeschlossen, weil die Schizophrenie dort so definiert wurde, dass positive Verläufe aufgrund von Zeitkriterien von vorneherein ausgeschlossen wurden. In diesem Falle ist es klar, dass die Zahlen zur Prognose deutlich schlechter aussehen müssen.

Das Alter bei Ersterkrankung an schizophrenen Syndromen zeigt ein typisches Muster wie in der folgenden Abbildung (▶ Abb. 2.4) illustriert. Dabei sind in der zweiten und dritten Dekade Männer überrepräsentiert, während in der fünften Dekade, zur Zeit der Menopause, Frauen häufiger an einer schizophrenen Störung ersterkranken. Der Grund dafür liegt wahrscheinlich in einer Dopamin modulierenden Wirkung des weiblichen Hormons Östrogen, welches die Sensitivität der

2 Die Symptome und Verläufe der Schizophrenie

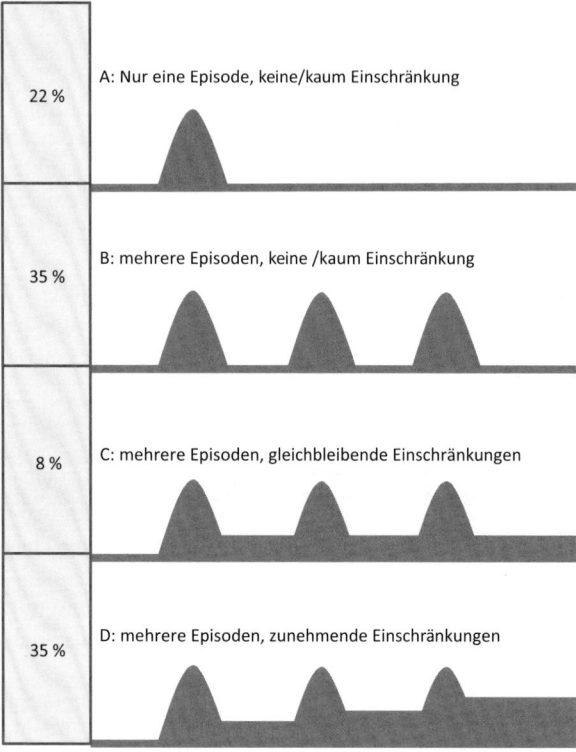

Abb. 2.3: Verlaufstypen der Schizophrenie nach Shepherd et al. (1989).

Dopaminrezeptoren abschwächt. Damit wirkt Östrogen vergleichbar einem antidopaminergen Antipsychotikum. Aus dieser psychophamakologischen Perspektive kann der perimenopausale Östrogenabfall bei Frauen auch als Entzug einer antipsychotischen Substanz interpretiert werden. Unter Wegfall dieses »antipsychotischen Schutzes« und verbunden mit dem in dieser Phase häufigen psychosozialen Stress, kommt dann möglicherweise eine konstitutionell bedingte Veranlagung für psychotische Reaktionsweisen in diesem Alter stärker zum Tragen. Das könnte aus neurobiologischer Sicht den Ersterkrankungsgipfel bei Frauen in der fünften Lebensdekade erklären (▶ Kap. 7.4).

% Neuerkrankungen pro Altersgruppe

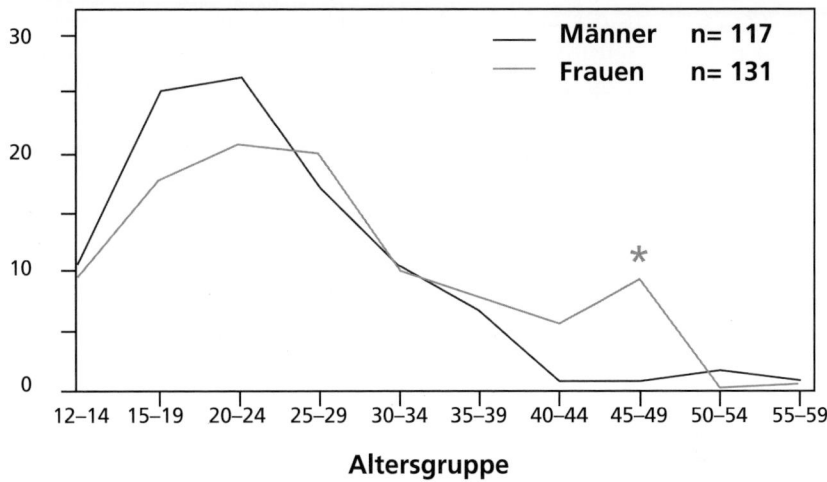

Abb. 2.4: Alter bei Ersterkrankung an einer Schizophrenie (aus Häfner et al. 2005) (*p<0.05).

2.4 Was sind psychotische Symptome?

Im ersten inhaltlichen Kapitel dieses Buches sollten die Symptome und Verläufe beschrieben und veranschaulicht werden, unter denen Menschen häufig leiden, die aktuell eine Schizophreniediagnose bekommen. Zum Abschluss dieses Kapitels muss noch der in der medizinischen Wissenschaft ebenso wie in der Laienpresse gängige Begriff der Psychose bzw. adjektivisch ausgedrückt, der psychotischen Symptome geklärt werden.

Der Begriff »Psychose« bzw. »psychotisches Symptom« ist ebenso populär wie häufig vage und unscharf definiert. Lange Zeit wurde er als Gegenbegriff zum Konzept der Neurose gewählt. In dieser Polarität meinte eine Psychose ein hirnorganisch verursachtes, psychisches Syndrom, während der Begriff Neurose aus der psychoanalytischen Tradition stammend für ein erlebnisreaktiv verursachtes Symptom oder Syndrom stand. Dies verdeutlicht, dass es sich bei den Begriffen Psychose und Neurose – so verstanden – um ätiologische Begriffe handelt, d. h. um Begriffe, die auf die erkannten oder angenommenen Ursachen psychischer Symptome Bezug nehmen.

Es existieren daneben und vermischt mit diesem kausalen Definitionsprinzip des Psychosebegriffs, aber auch noch nominale, dimensionale und funktionale Definitionen (▶ Tab. 2.7).

Nach der dimensionalen Definition von Psychosen handelt es sich dabei um besonders schwer ausgeprägte psychische Symptome. Dieses Konzept ist verknüpft mit der funktionalen Psychosedefinition, nach der bei einer Psychose der Wirklichkeitsbezug in Form der Einsichts-, Kritik- und Urteilsfähigkeit sowie die Steuerungsfähigkeit betroffen sind. Nach der nominalen Definition sind psychotische Symptome weitgehend gleichzusetzen mit den produktiven Symptomen (Positivsymptomen) einer schizophrenen Störung.

All diese verschiedenen Definitionsansätze des Psychosebegriffs sind praktisch in der klinischen Wirklichkeit auch insofern miteinander verbunden, als dass die klar oder zumindest sehr wahrscheinlich hirnorganisch bedingten psychischen Störungen oft mit produktiven Symptomen einhergehen, oft schwer ausgeprägt sind und oft mit einer eingeschränkten Kritik- und Steuerungsfähigkeit verbunden sind. Im Einzelfall sind die entsprechenden Definitionsversuche aber alle nicht trennscharf. So können Halluzinationen auch leicht ausgeprägt sein. Die Urteils- und Kritikfähigkeit der Betroffenen kann dann kaum oder gar nicht beeinträchtigt sein. Sie können auch abhängig von psychoreaktiven Stresserleben auftreten wie z. B. nicht selten bei autistischen Menschen und wären dann nach den hier aufgeführten inhaltlichen Kriterien am ehesten als neurotisch zu begreifen.

Im Hinblick auf den Neurosebegriff ist an dieser Stelle aber zu betonen, dass er praktisch sehr eng mit psychoanalytischen Denktraditionen und Erklärungsmodellen verknüpft ist. In der psychoanalytischen Tradition wird das neurotische Symptom als Ausdruck einer nicht gelungenen, innerpsychischen Konfliktlösung zwischen den drei Instanzen des analytischen Strukturmodells der Persönlichkeit (Ich, Es, Über-Ich) gesehen bzw. als Reaktivierung nicht gelöster kindlicher Konflikte (Hoffmann und Holzapfel 1991). Im Zuge der schwindenden Bedeutung psychoanalytischen Denkens in der modernen Psychiatrie und Psychotherapie wird der Neurosebegriff im klinischen Alltag daher kaum noch gebraucht.

Tab. 2.7: Die verschiedenen Bedeutungen der Begriffe Psychose und Neurose

Definitionsprinzip	Neurose	Psychose
Kausal, ätiologische Definition	Erlebnisreaktiv, entwicklungspsychologisch bedingtes Symptom	Hirnorganisch bedingtes Symptom
Spezialfall: psychoanalytische Kausalinterpretation	Das neurotische Symptom ist Ausdruck einer nicht gelungenen innerpsychischen Konfliktbewältigung bzw. einer Reaktivierung nicht gelöster frühkindlicher Konflikte	
Dimensionale Definition	Leicht ausgeprägte psychische Symptomatik	Schwer ausgeprägte psychische Symptomatik
Nominale Definition	Nicht-schizophrene Symptome	Schizophrene Kernsymptome wie Halluzinationen, Wahn,

2.4 Was sind psychotische Symptome?

Tab. 2.7: Die verschiedenen Bedeutungen der Begriffe Psychose und Neurose – Fortsetzung

Definitionsprinzip	Neurose	Psychose
		Ich-Störungen, Denkzerfahrenheit, Katatonie
Funktionale Definition	Die Symptome beeinträchtigen in der Regel nicht die Einsichtsfähigkeit, Kritikfähigkeit und Steuerungsfähigkeit der Betroffenen	Die Symptome beeinträchtigen oft die Einsichtsfähigkeit, Kritikfähigkeit und Steuerungsfähigkeit der Betroffenen

Anders verhält es sich mit dem Psychosebegriff, der trotz seiner Bedeutungsvielfalt, unscharfen Abgrenzung und mangelnden Operationalisierung weit verbreitet ist und viel genutzt wird. Historisch wurde im DSM-3 der noch im DSM-2 zentral verwendete Psychosebegriff zugunsten des Störungsbegriffs aufgegeben (Peters 2011a). Dies war Folge der Grundsatzentscheidung bei der Klassifikation psychischer Störungen auf kausal-ätiologische Aspekte zugunsten rein deskriptiver Einteilungsprinzipien zu verzichten (Zurückweisung des kausal-ätiologischen Definitionsprinzips des Psychosebegriffs). Gleichzeitig wurde der adjektivische Gebrauch des Begriffs deutlich ausgeweitet (z. B. Depression mit psychotischen Symptomen), ohne dass jedoch eine klare begrifflich konzeptionelle Klärung des Psychosebegriffs vorgenommen worden wäre. Die Analyse des Sprachgebrauchs zeigt aber, dass die ab DSM-III gemeinte Definition des Psychotischen vor allem auf die dimensionale, nominale und funktionale Bedeutung abhebt. Das heißt, mit psychotischen Symptomen sind vor allem Halluzinationen, Wahn, Denkzerfahrenheit und katatone Symptome gemeint, die schwer und dazu angetan sind, die Kritik- und Steuerungsfähigkeit der Betroffenen zu beeinträchtigen.

> Der Begriff Psychose hat verschiedene Bedeutungen. In seiner im Alltag am häufigsten gemeinten Form bezeichnet er Halluzinationen, Wahn, Ich-Störungen und Denkzerfahrenheit, die oft mit einer Verminderung der Kritik- und Steuerungsfähigkeit einhergehen.

3 Vom Anfang der Schizophrenie – die Geschichte des Schizophrenie-Konzepts

Einige Autoren vertreten die Ansicht, dass es sich bei der Schizophrenie um eine Zivilisationskrankheit handele, die sich erst mit der Entwicklung der industriellen Revolution herausgebildet habe (Jeste et al. 1985; Hare 1988 a, b; Torrey 1981). Eine genauere Analyse zeigt aber, dass die oben aufgelisteten und beschriebenen Symptome der Schizophrenie so alt sind wie die Menschheit selbst. Bereits in den frühesten prähistorischen Schriften finden sich Beschreibungen von entsprechenden wahnhaften oder halluzinatorischen Auffälligkeiten oder bizarren Verhaltensweisen von Menschen, die sich ihre Mitmenschen nicht erklären konnten.

So finden sich schizophren anmutende Verhaltensbeschreibungen etwa schon in den Veden, den alten Schriften der Hindus (ca. 1.400 v. Chr.) z. B. in einem medizinischen Traktat namens »Charaka Samhita«, einer ayurvedischen Abhandlung über Medizin aus dem ersten Jahrhundert (Haldipur 1984). Aber auch in frühen mesopotanischen Inschriften, den sogenannten »cuneiformen Schriften« von vor etwa 5.000 Jahren (Wilson 1967; Jeste 1985) oder aber auch in biblischen Beschreibungen des Babylonischen Königs Nebukadnezar (▶ Abb. 3.1; Bark 1988; Jelliffe 1910) finden sich Schilderungen von Erlebens- und Verhaltensweisen von Menschen, die heute am ehesten als schizophren klassifiziert werden würden.

In diesen prähistorischen Schilderungen, aber auch im Verständnis der meisten Kulturen der folgenden Jahrtausende bis hin ins europäische Mittelalter, werden Symptome wie Wahn, Halluzinationen, motorische, emotionale und behaviorale Desorganisation fast ausschließlich magisch mystisch ausgedeutet. Das bedeutet, dass entsprechende psychische Störungen als Strafe Gottes oder der Götter gesehen werden für ein Fehlverhalten der gestraften Individuen auf Erden. Nicht selten, wie im Falle von Nebukadnezar, sollen die Gestraften von Gott dazu bewegt werden, wieder auf den rechten Pfad im diesseitigen Leben zurückzukehren. Wird dies erkannt und umgesetzt, so konnte im Denken der Zeit mit der Korrektur, Reue und Buße des Fehlverhaltens auch wieder eine Heilung der psychischen Störung eintreten.

In den letzten zwei Jahrtausenden waren Beschreibungen von Verrücktheit, Irrsinn, Wahnsinn, Raserei o. ä. Verhaltensweisen immer wieder Gegenstand von Kunst, Literatur und Wissenschaft. Sie wurden intensiv von Philosophen, Theologen, Priestern, Ärzten und Schriftstellern bearbeitet (vgl.: Adityanjee et al. 1999; Bark 1985, Cranefield 1961; Hare 1988b; Jablensky 1986; Torrey 1981; Cooper und Sartorius 1977).

Eine genuin wissenschaftliche Auseinandersetzung mit dem Thema Wahn, Halluzinationen oder Verrückt- bzw. im damaligen Sprachgebrauch in Deutschland Irre-Sein, die das Ziel verfolgte, diese Verhaltens- und Erlebensauffälligkeiten nicht-magisch oder religiös zu deuten, begann aber erst im späten 18. und frühen 19. Jahrhundert. In den frühen Schriften dieser Zeit sind die verschiedenen Formen der Krankheiten und Störungen der menschlichen Seele allerdings noch wenig differenziert (von Schubert 1845; von Feuchtersleben 1845; Flemming 1859).

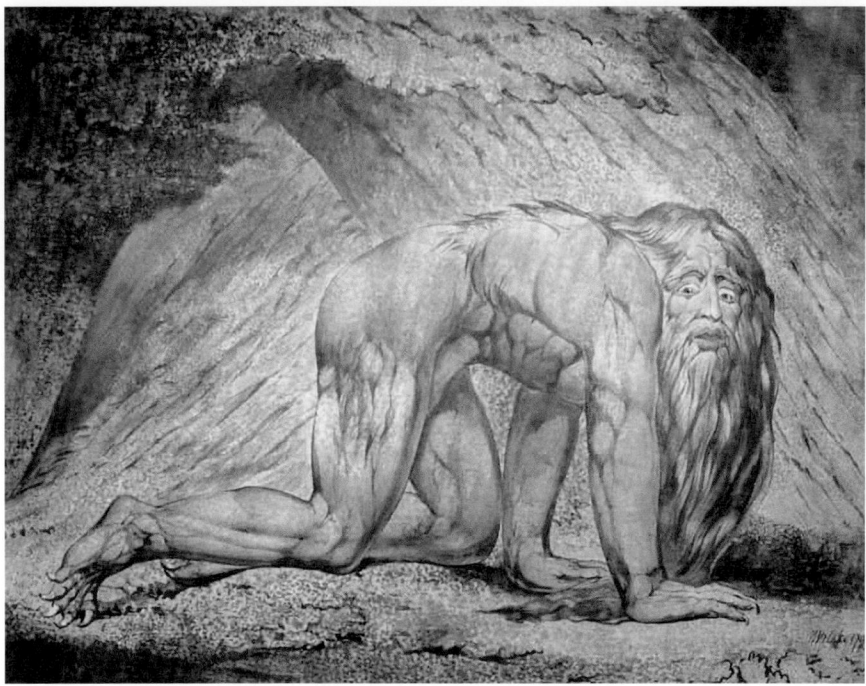

Abb. 3.1: Darstellung des babylonischen Königs Nebukadnezar, der nach heutigem Verständnis am ehesten an einer Schizophrenie gelitten hätte, von William Blake.

Dafür steht eine Reihe berühmter Namen wie etwa Philippe Pinel (1745–1826), der dafür bekannt wurde, dass er die psychisch kranken Menschen in den berühmten Pariser Krankenhäusern Bicêtre und La Salpetrière von ihren Ketten befreite. Er war gleichzeitig der erste, der eine umfassende Beschreibung schizophrener Zustandsbilder verfasste (vgl. Hare 1979, 1983; Torrey 1981). Gemäß zeitgenössischer französischer Terminologie benutzte er dabei den Begriff »démence«, um den Abbau neurokognitiver Fähigkeiten und Fertigkeiten von hospitalisierter Menschen mit chronischen psychischen Störungen zu beschreiben (Berrios 1987 a/b). Andere Autoren des 19. Jahrhunderts wie John Haslam (1764–1844) und George Man Burrows (1771–1846) beschrieben schizophrene Zuständen und hoben dabei weniger die Symptomatik im Querschnitt, sondern die Verläufe im Längsschnitt hervor (Haslam 1809; Burrows 1828; zitiert nach Adityanjee 1999). Die Beiträge dieser frühen Autoren zur Entwicklung eines medizinisch-wissenschaftlichen Verständnisses von schizophrenen Phänomenen wird in zahlreichen neueren Publikationen kaum gewürdigt (Wender 1963).

Bekannter dagegen sind die Veröffentlichungen von Wilhelm Griesinger (1817–1868), der den Begriff »*dementia paralytica*« einführte, um damit schizophrene Zustandsbilder zu beschreiben (Griesinger 1867). Er unterschied dabei zwischen Patienten mit einer guten Prognose und solchen mit einem schlechteren Verlauf. Dabei vertrat er moderne pathophysiologische Vorstellungen dahingehend, dass er glaubte, dass strukturelle Hirnalterationen für die Symptomatik verantwortlich seien.

Benedict Augustin Morel (1809–1873) führte den Begriff »*démence précoce*« für ein klinisches Bild ein, welches weitgehend dem modernen Konzept einer paranoiden Schizophrenie entspricht, wobei Historiker darüber debattieren, ob er damit, wie später Emil Kraepelin, den frühen Beginn oder alternativ die rasche Progredienz der Symptomatik ansprechen wollte (Jelliffe 1910; Adityanjee 1999).

Karl Ludwig Kahlbaum (1828–1899) und Ewald Hecker (1843–1909) beschrieben ein klinisches Bild, bei dem es vor allem bei Jugendlichen und jungen Erwachsenen zu einer Verflachung der Affekte, einem sozialen Rückzug, seltsamen manieristischen Verhalten und Bewegungen und einem Interesse- und Willensverlust kommt (Hecker 1871). Bei dem Zustand handelte es sich um eine primär chronische Änderung der zuvor unauffälligen Persönlichkeit der Betroffenen. Wegen des häufigen Beginns dieser Symptomatik im Jugendalter benannten sie das klinische Muster nach der griechischen Göttin der Jugend, Hebe, *Hebephrenie* (Sedler 1985).

Karl Kahlbaum war es auch, der einen weiteren wichtigen Begriff in diesem Zusammenhang prägte, nämlich den der *Katatonie*. Dabei handelt es sich im Gegensatz zur Hebephrenie nicht um einen primär chronischen Zustand, sondern um eine phasische Störung, bei der motorische Auffälligkeiten im Vordergrund stehen. Wie in Tabelle 2.6 (▶ Tab. 2.6) beschrieben, kommt es zu Stupor (Starre des ganzen Leibes), Mutismus (beharrliches Schweigen), bizarren Haltungsstereotypien, Flexibilitas cerea (wachsartiger Widerstand der Muskulatur bei passiver Bewegung) und Katalepsie (Beibehaltung der Körperstellung nach passiver Bewegung), wobei die hypomotorischen (gehemmten) Phänomene auch plötzlich in hypermotorische, gelegentlich auch aggressive Verhaltensweisen übergehen können (▶ Tab. 2.6). Im Hinblick auf die angenommene Ursächlichkeit gingen sowohl Kahlbaum als auch Hecker davon aus, dass die beschriebenen Zustandsbilder durch degenerative Prozesse des Gehirns erklärt werden können.

Von entscheidender Bedeutung für die Entwicklung des heutigen Schizophrenie-Konzepts sind die Arbeiten von Emil Kraepelin (1856–1926). Kraepelins Konzept einer einheitlichen Krankheit, die später Schizophrenie genannt werden sollte, entwickelte sich über Dekaden und kann in den verschiedenen Auflagen seines viel gelesenen Lehrbuchs zur Psychiatrie nachvollzogen werden. In der 7. Auflage präsentiert er schließlich seine Systematik, wobei er sich bei seinen Überlegungen zu den möglichen Ursachen psychischer Störungen auf den Verlauf der Symptome konzentrierte (Kraepelin 1913). Er schlussfolgerte, dass Krankheiten, die einen primär chronischen Verlauf nehmen und mit einem allgemeinen Abbau neurokognitiver Fähigkeiten verbunden sind, nicht die gleiche Ursache haben könnten, wie andere Krankheitsbilder, die episodisch auftreten, aber weitgehend wieder ausheilen. Von der Grundüberzeugung ausgehend, dass psychische Symptome Hirnfunktionsstörungen repräsentieren, folgerte er, dass beim ersteren, also primär chronischen Verlauf entsprechende Hirnfunktionen irreversibel geschädigt sind, während es im zweiten Falle zu einem reversiblen Schädigungsmechanismus kommt. Die folgerichtige Erkenntnis Kraepelins war es, auf der einen Seite psychische Störungen mit primär chronischem Verlauf und nachhaltig beeinträchtigten neurokognitiven Fähigkeiten zu einer Einheit zusammenzufassen. Die Gruppe von Störungen nannte er wegen des frühen Beginns des Abbaus neurokognitiver Fähigkeiten »dementia praecox«. Dabei fasste er Zustandsbilder zusammen, die von den verschiedenen Autoren des 19. Jahrhunderts unter Bezeichnungen wie Hebephrenie, Katatonie oder Dementia paralytica geführt wurden.

Während die Überlegungen im Hinblick auf die Bedeutung des Krankheitsverlaufs für die angenommenen Ursachen der psychischen Symptome auch aus heutiger Perspektive noch überzeugen, kann das Gleiche nicht für die Zusammenfassung der drei klinischen Bilder Katatonie, Hebephrenie und Dementia paralytica zum vereinheitlichenden Konzept der Dementia praecox gesagt werden. Was bewegte Kraepelin, diese im Detail doch recht unterschiedlichen Syndrome zu einer Kategorie zusammenzufassen? Und wieso folgten seine Zeitgenossen ihm in diesem Ansatz so weitgehend? Eine überzeugende Antwort auf diese Frage ist interessanterweise in der Geschichte der Neurosyphilis zu sehen, die als zeitgenössische Modellerkrankung für die Dementia praecox hergehalten hat (Szasz 1976). Wie dieses interessante Detail der psychiatrisch-neurokognitiven Wissenschaftsgeschichte zu verstehen ist, ist in dem folgenden Kasten (▶ Kasten 3.1) zusammengefasst.

Kasten 3.1: Die Neurosyphilis als Modellerkrankung für die Schizophrenie.

Was hat die Schizophrenie mit der Syphilis zu tun?

Was die Schizophrenie mit der Geschlechtskrankheit Syphilis zu tun hat, wird von dem ungarischen Psychiater Thomas Szasz in einem Fachartikel im British Journal of Psychiatry von 1976 überzeugend herausgearbeitet (Szasz 1976, ▶ Abb. 3.2).

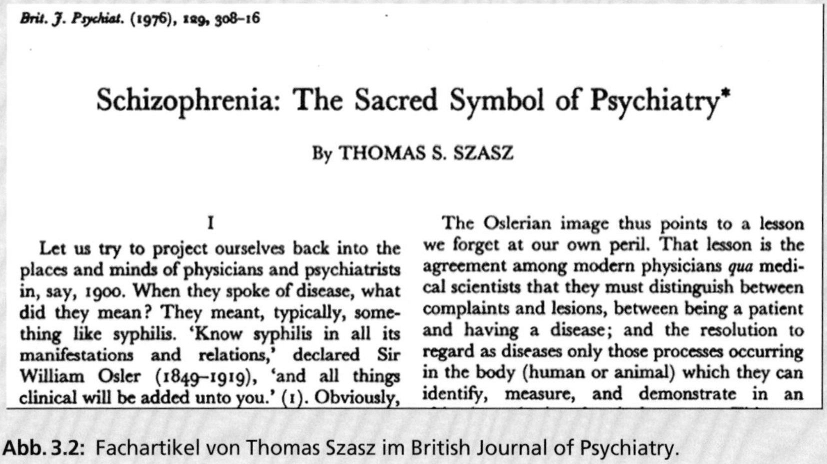

Brit. J. Psychiat. (1976), 129, 308-16

Schizophrenia: The Sacred Symbol of Psychiatry*

By THOMAS S. SZASZ

I

Let us try to project ourselves back into the places and minds of physicians and psychiatrists in, say, 1900. When they spoke of disease, what did they mean? They meant, typically, something like syphilis. 'Know syphilis in all its manifestations and relations,' declared Sir William Osler (1849-1919), 'and all things clinical will be added unto you.' (1). Obviously,

The Oslerian image thus points to a lesson we forget at our own peril. That lesson is the agreement among modern physicians *qua* medical scientists that they must distinguish between complaints and lesions, between being a patient and having a disease; and the resolution to regard as diseases only those processes occurring in the body (human or animal) which they can identify, measure, and demonstrate in an

Abb. 3.2: Fachartikel von Thomas Szasz im British Journal of Psychiatry.

Aus der heutigen Perspektive erscheint es zunächst unverständlich, wieso die Geschlechtskrankheit Syphilis überhaupt etwas mit der Schizophrenie zu tun haben sollte. Dies ist aber bei genauerer Analyse ganz und gar nicht der Fall.

Vielmehr arbeitet Thomas Szasz in seinem Fachartikel von 1976 überzeugend heraus, dass Patienten mit Syphilis, genauer gesagt Patienten mit einer progressiven Paralyse, dem Spätstadium der Syphilis, die klinische Wirklichkeit der Psychiater des späten 18. und frühen 19. Jahrhundert stark geprägt haben.

Bei der Syphilis handelt es sich um eine Infektionserkrankung, die durch das Bakterium *Treponema pallidum* verursacht wird. Die Krankheit wird im deutschen Sprachraum auch Lues genannt. Im Primärstadium kommt es dabei zu Hautgeschwüren an den äußeren Geschlechtsorganen. Im Sekundärstadium kommt es etwa acht Wochen nach Ansteckung zu einer grippalen Erkrankung verbunden mit geschwollenen Lymphknoten. Nach etwa zehn Wochen kommt es typischerweise zu einem Hautausschlag und später zu weiteren Hautsymptomen wie Papeln oder warzenartigen Hautveränderungen. Im weiteren Verlauf entwickelt sich nicht selten eine Latenzphase, in der keine besonderen Symptome bestehen. Die Erreger verbreiten sich aber innerhalb von einigen Jahren im ganzen Körper, und verursachen dann im Tertiärstadium in allen Organen Knoten, die gummiartig verhärtet sein können (Gummen) und Geschwüre. Im vierten Stadium kommt es dann zu einem Befall des Gehirns, der Neurolues. In dieser Phase können zunächst alle möglichen psychischen Symptome die Folge sein, wie etwa Abgeschlagenheit und Interessenverlust, aber auch Euphorie, eine gesteigerte Libido oder hypomane bis manische Symptome. Im weiteren Verlauf kommt es aber zu einem zunehmenden demenziellen Abbau, der schlussendlich zum Tode führt. Diese Patienten im Stadion IV der Syphilis prägten nun im späten 19. und frühen 20. Jahrhundert den klinischen Alltag in den Psychiatrien ganz wesentlich. Szasz zeigt auf, dass weltweit 20–30 % der Patienten in den damaligen psychiatrischen Kliniken sowohl in Berlin, Tokyo oder Indiana in den USA von dieser Patientengruppe repräsentiert wurde.

Vor diesem Hintergrund ist es verständlich wie faszinierend für die Ärzte der damaligen Zeit die Entdeckung der Krankheitseinheit Syphilis gewesen sein muss. Denn was früher als ein buntes Bild unterschiedlichster Symptome, Syndrome und Verläufe gesehen wurde (Hautsymptome, Geschwüre, Warzen, Hornhautgeschwüre und andere Augensymptome, Muskel- und Gelenkbeschwerden, die unterschiedlichsten Befunde an Niere, Leber und Herz sowie ein buntes Bild an unterschiedlichsten neurologischen und psychischen Symptomen und Syndromen) konnte nun plötzlich der neuen Erkenntnis folgend als Ausdruck einer einheitlichen und kausal erklärbaren Krankheit – nämlich einer Infektion mit dem Bakterium *Treponema pallidum* – schlüssig erklärt und verstanden werden. Aufbauend auf dieser Erkenntnis konnten dann erfolgreiche Maßnahmen im Sinne einer Primärprophylaxe (Verhinderung von Ansteckungen) und später nach Entdeckung der Wirkung des Penicillins auch im Sinne einer kausalen Therapie in die Wege geleitet werden.

Szasz arbeitet in seinem Artikel überzeugend heraus, dass diese Erfahrungen mit der komplexen und vielgestaltigen Symptomatik der Syphilis, die sich schlussendlich als eine einheitliche und kausal behandelbare Erkrankung im klassischen Sinne entpuppte, das konzeptuelle Rollenmodell für die Formulierung der Krankheitskonzepte der Dementia praecox oder später der Schizophrenie darstellten. Die damalige »Idee der Schizophrenie« als einheitliche Krankheit trotz der offensichtlichen syndromalen Vielfalt ist vor dem Hintergrund der Erfahrungen mit der Syphilis aus dem historischen Kontext heraus sehr gut nachvollziehbar. Sie war getragen von der Hoffnung, dass sich hinter dem bunten Bild der verschiedenen schizophrenen Symptome und Verläufe ein einheitliches Krankheitsbild verberge, dass, sobald die Ursache nur richtig erkannt werde, schlussendlich kausal behandelbar und vielleicht sogar heilbar sei.

Dass diese Interpretation nicht nur im Nachhinein von Szasz erdacht wurde, zeigt ein Blick in die psychiatrische Standardliteratur der damaligen Zeit. So ist etwa in der 4. Auflage des Lehrbuchs der Psychiatrie von Binswanger und Siemerling von 1915 zu lesen:

»...Das beste Beispiel dafür welches von jeher zur Nachahmung angeregt und auch bei der Aufstellung der Dementia praecox als Vorbild vorgeschwebt hat, ist der Entwicklungsgang der Lehre von der progressiven Paralyse gewesen. Wir wissen jetzt, daß es kaum irgendeine Äußerungsform geistiger Störung gibt, die nicht im Verlauf eines Falles dieser Krankheit vorkommen könnte. [...] Körperlich nervöse Symptome und auf psychischem Gebiete, die Entwicklung einer fortschreitenden Demenz stellen die Diagnose sicher und lassen die genannten Zustandsbilder als Verlaufseigentümlichkeiten erscheinen, die nicht gesetzmäßig und für das Wesen der Krankheit nicht von Bedeutung sind. Unsere Annahme, dass es sich um eine in sich geschlossene Krankheitsform handelt, wird dann schließlich bestätigt durch den in allen Fällen gemeinsamen tödlichen Ausgang und durch immer wiederkehrende pathologisch-anatomische Befunde. ...« (Binswanger und Semmerling 1915).

Nach dieser hervorragenden und sehr überzeugenden Argumentation zur Rolle der Syphilis als Modellerkrankung für die Schizophrenie entwickelt Szasz dann im weiteren Verlauf des Textes eine Argumentationslinie, die sich insbesondere gegen Zwangsmaßnahmen in der Psychiatrie richtet, weswegen ihm später das Etikett eines Antipsychiaters angeheftet wurde, gegen das er sich aber zeitlebens gewehrt hat. Seinen Ruf als vehementer Gegner der Zwangspsychiatrie begründete Szasz vor allem mit seinem Hauptwerk »*The Myth of Mental Illness*«, in dem er 1961 die Theorie aufstellte, dass Konzepte wie psychische Normalität und Verrücktheit willkürliche Definitionen seien. Anders als echte Krankheiten, die auf körperlichen Ursachen basierten, ließen sich für die meisten psychiatrisch definierten Erkrankungen keine eindeutigen Ursachen finden. Die Diagnose einer psychischen Störung erfolge aufgrund subjektiver Bewertungen anstatt objektiver, empirisch überprüfbarer Kriterien. Die Abgrenzung von Normalität und Verrücktsein diene lediglich dazu, gesellschaftliche Konformität zu erzwingen, und trage die Gefahr in sich, als Machtmittel zur Ausgrenzung Andersdenkender missbraucht zu werden. Ähnliche Überlegungen wurden zuvor von Philosophen wie Michel Foucault formuliert (1961) und auch in jüngeren Publikationen angesichts einer diskutierten zunehmenden »Psychiatrisierung der Gesellschaft« an prominenter Stelle wieder aufgegriffen (Frances 2013).

Da diese Thematik für keinen Bereich der Psychiatrie und Psychotherapie brennender ist als für den der Schizophrenie, sollen diese Fragen in den folgenden Kapiteln aus heutiger Perspektive separat aufgegriffen werden.

Der nächste Meilenstein in der Geschichte der Schizophrenie ist mit dem Namen des Schweizer Psychiaters Eugen Bleuler (1857–1939) verbunden. Dieser übernahm das konzeptionelle Grundgerüst der Dementia praecox von Kraepelin, erweiterte das Konzept aber, beeinflusst von anderen Autoren wie Max Wundt (1879–1963), Sigmund Freud (1856–1939) und Carl Gustav Jung (1875–1961), um psychodynamische Aspekte. Gleichzeitig führte er eine Form der Operationalisierung der Symptomatik ein, indem er *Grundsymptome und akzessorische Symptome* unterschied (▶ Tab. 3.1; Bleuler 1911). Dieses Vorgehen wurde später in Form der differenzierteren Operationalisierung im ICD und DSM aufgegriffen.

Tab. 3.1: Grund- und akzessorische Symptome nach Bleuler und Symptome 1. und 2. Ranges nach Schneider (modifiziert nach Ebert 2016)

	Grundsymptome	Akzessorische Symptome
Eugen Bleuler	Die 4 As: • Assoziation: Störung des Denkens in Form unangepasster kognitiver Verknüpfungen, desorganisiertem bis hin zu zerfahrenem Denken • Affekt: emotionale Verflachung, verminderte Schwingungsfähigkeit • Ambivalenz: Uneindeutigkeit und Unentschiedenheit im Fühlen, Denken und Wollen • Autismus: sozialer Rückzug und Loslösung von der gesellschaftlichen Wirklichkeit	• Wahn • Halluzinationen • Katatone Symptome • Alle anderen Symptome, die nicht zu den Grundsymptomen gehören
Kurt Schneider	Symptome 1. Ranges • Dialogisierende Stimmen • Kommentierende Stimmen • Gedankenlautwerden • Körperliche Beeinflussungserlebnisse • Gedankeneingebung • Gedankenentzug • Gedankenausbreitung • Willensbeeinflussung • Wahnwahrnehmung	Symptome 2. Ranges • Sonstige akustische Halluzinationen • Optische, olfaktorische oder gustatorische Halluzinationen • Wahneinfall, -gedanke

Qualitativ findet sich die Unterscheidung in Grundsymptomen und akzessorischen Symptomen. Den Kraepelin'schen Begriff der Dementia praecox lehnte Bleuler aber ab, weil er betonen wollte, dass die Symptomatik nicht immer in der Adoleszenz oder dem jungen Erwachsenenalter beginne. Als neuen Namen schlug Bleuler dann den Begriff *Schizophrenie* vor (von griechisch: σχίζειν oder s'chizein = spalten, zerspalten, zersplittern und griechisch: φρήν oder phren = Geist, Seele, Gemüt), der sich im weiteren Verlauf international durchsetzte. Damit wollte er betonen, dass es im Rahmen der Schizophrenien zu einer Desintegration der Persönlichkeitsfunktionen käme (daher: Schizo = Spaltung ≈ Desintegration; und phren = Geist, Seele). Bemerkenswert ist in diesem Zusammenhang, dass Bleuler in seinem berühmten Buch bereits von der Gruppe der Schizophrenien spricht und damit schon damals zum Ausdruck brachte, dass ihm bewusst war, dass es sich bei den Schizophrenien nicht um eine einheitliche Krankheit handelte, sondern um eine Gruppe heterogener Störungen (Adityanjee Aderibigbe et al. 1999; Heckers 2011).

Kurt Schneider (1887–1967) führte dann eine überarbeitete Operationalisierung des Schizophrenie-Konzepts ein, indem er *Symptome 1. und 2. Ranges* unterschied (Schneider 1958; Hönig 1983; ▶ Tab. 3.1). Damit formulierte er ein rein deskriptives Konzept der Schizophrenie, welches keinen unmittelbaren Bezug nimmt auf die angenommenen Ursachen des Störungsbildes. Diese Herangehensweise erwies sich in weiteren Verlauf als sehr einflussreich, sodass es sowohl im amerikanischen Klassifikationssystem DSM als auch im internationalen Klassifikationssystem der WHO, ICD, im wesentlichen übernommen wurde und mit kleineren Modifikationen auch heute noch prägend ist für den derzeitigen Schizophrenie-Begriff in DSM-5 (APA 2013), ICD-10 (WHO 1991) bzw. bald ICD-11 (WHO 2021). Die damit nachgezeichnete konzeptuelle Begriffsgeschichte der Schizophrenie wird in der folgenden Abbildung (▶ Abb. 3.3) veranschaulicht.

Abgesehen von der dort skizzierten Entwicklungslinie der Begriffsentwicklung, die sich international durchgesetzt hat, gibt es aber auch noch andere Beschreibungs- und Klassifikationssysteme. Das wahrscheinlich differenzierteste und aus rein klinisch-psychopathologischer Perspektive wohl auch valideste diesbezügliche Konzept baut auf Arbeiten des Autors Carl Wernicke (1848–1905) (Wernicke 1900) auf. Es wurde später von Karl Kleist (1879–1960) (Kleist 1947) und vor allem Karl Leonhard (1904–1988) wesentlich weiterentwickelt.

Wernicke ging dabei aufbauend auf seine Studien zu den Aphasien von unterschiedlichen psychobiologischen zerebralen Funktionssystemen aus. Er identifizierte dabei zunächst ein psychomotorisches System, welches insbesondere die Assoziationscortices des Hirnmantels beinhalte und mit der bewussten Wahrnehmung der Körperfunktionen verknüpft sei. Davon unterschied er ein weiteres psychosensorisches System, welches vor allem Grundlage der bewussten Wahrnehmung und Verarbeitung der Außenwelt sei. Als drittes relevantes System postulierte er ein innerpsychisches System, welches mit der Wahrnehmung und Verarbeitung eigener psychischer und Persönlichkeitsfunktionen beschäftigt sei. Er nahm an, dass Funktionsstörungen in diesen drei zerebralen Netzwerken jeweils spezifische psychotische Symptome hervorrufen könnten, nämlich *Somatopsychosen, Allopsychosen und Autopsychosen* (Wernicke 1900). Dieser Grundgedanke wurde im Weiteren von Kleist

(Kleist 1947) und schließlich von Leonhard zu einer sehr umfassenden Theorie psychotischer Erkrankungen weiterentwickelt (Leonhard 1995).

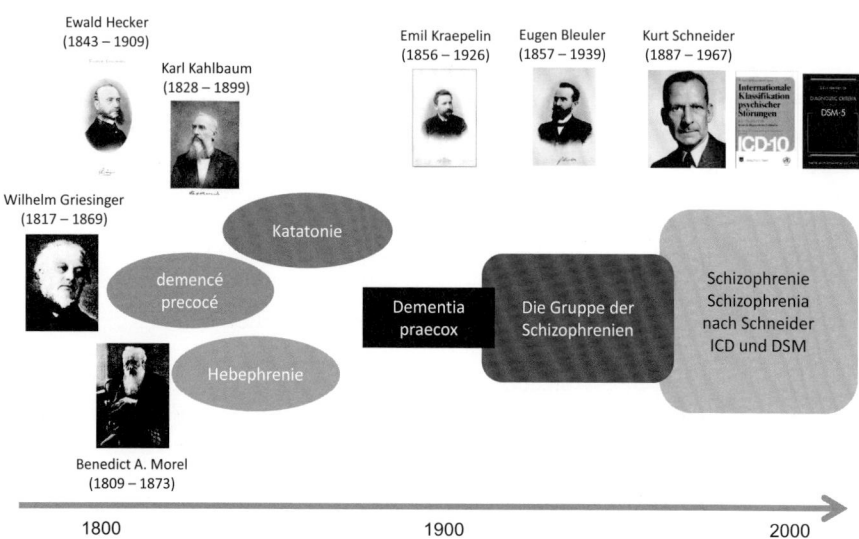

Abb. 3.3: »Ahnengallerie der Schizophrenie«: Vom 19. Jahrhundert bis zum ICD-11. Illustration der begrifflichen Entwicklungsgeschichte der Schizophrenie. Die Abbildung veranschaulicht, dass sich der Umfang dessen, was unter dem Begriff Schizophrenie (initial Dementia praecox) subsummiert werden kann, in den letzten 100 Jahren permanent erweitert hat.

Während die aktuell herrschende Konzeptionalisierung der Schizophrenien in ICD und DSM vollkommen auf jedes ursächliche Denken bei der Diagnose und Klassifikation verzichtet – und damit den klassischen naturwissenschaftlichen Diskurs im Hinblick auf Krankheiten weitgehend verlassen hat (vgl. Tebartz van Elst 2018, S. 43 f.) – war es das erklärte Ziel der Wernicke-Kleist-Leonhard Traditionslinie, eine ursächliche (ätiologische) Klassifikation der psychotischen oder schizophrenen Störungen zu erarbeiten. Der Schizophrenie-Begriff Leonhards lehnt sich dabei an Gedanken von Kraepelin insofern an, als dass er nur solche schweren psychischen Störungen Schizophrenien nennt, bei denen es zu einer residualen Symptomatik kommt, d. h., dass nicht alle psychotischen Symptome komplett verschwinden, sondern – wie es der Dementia praecox Begriff impliziert – eine neurokognitive Restsymptomatik erkennbar bestehen bleibt.

Inhaltlich ist das Ursachen-/Ätiologie-orientierte Denken viel anschlussfähiger an die moderne neuropsychiatrische Kognitionswissenschaft als die rein beschreibende (deskritive) Klassifikation in ICD und DSM. Auch wenn die Detailkenntnisse zur funktionellen Neuroanatomie und Neurochemie natürlich bei Leonhard im Vergleich zu heute weniger differenziert vorhanden waren, so entspricht das Denken in zerebralen Funktionssystemen doch weitgehend den konzeptionellen Grundideen der zeitgenössischen Kognitionswissenschaften und der Hirnforschung. Da weder

3 Vom Anfang der Schizophrenie – die Geschichte des Schizophrenie-Konzepts

Wernicke noch Kleist oder Leonhard aber bei der Klassifikation der ihnen vorstellig werdenen psychischen Störungen auf differenzierte Untersuchungsbefunde zur Pathophysiologie der Hirnfunktionen wie Magnetresonanztomographie (MRT), Positronenemissionstomografie (PET), Elektroenzephalografie (EEG), Liquorstudien oder differenzierte Laboruntersuchungen zurückgreifen konnten, mussten sie ihre Ursachen-orientierte Klassifikation auf einer genauen Analyse der Daten aufbauen, die ihnen zur Verfügung standen. Dies waren zum einen eine sehr differenzierte und genaue Beschreibung und Analyse der symptomatischen (psychopathologischen) Besonderheiten der Erkrankten. Darüber hinaus berücksichtigten sie aber auch Besonderheiten des Beginns der Symptomatik (akut oder einschleichend), des Verlaufs (bilden sich Defektzustände heraus oder nicht) und der Familienanamnese bei ihren klassifikatorischen Bemühungen. Die folgende Tabelle (▶ Tab. 3.2) fasst Krankheitsbilder gemäß der Wernicke-Kleist-Leonhard Klassifikation zusammen, die nach heutigen ICD und DSM Kriterien überwiegend als Schizophrenie oder schizoaffektive Störung klassifiziert würden.

Zusammenfassend kann zur Geschichte der Schizophrenie festgehalten werden, dass es die psychischen Symptome, die heute zur Diagnose einer Schizophrenie führen, nach Wissensstand gegeben hat, seit es die Menschheit gibt. Zumindest sind in den frühesten Texten der Menschheitsgeschichte psychische Zustände beschrieben, die heutzutage mit höchster Wahrscheinlichkeit zu einer Schizophreniediagnose führen würden. Und dies ist nicht nur der Fall im Hinblick auf ausgegrenzte und gesellschaftlich randständige Personen, sondern gerade auch auf herausgehobene Personen des öffentlichen Lebens.

Das Konzept einer einheitlichen Krankheit mit dem Namen Schizophrenie bildete sich vor allem im späten 19. Jahrhundert aus in einem wissenschaftlichen Diskurs, der ganz wesentlich getragen wurde von französischen und deutschsprachigen Klinikern. Herrschte konzeptionell noch bis Kraepelin eine Ätiologie, also Ursachen-orientierte Denkweise vor, so wurde im Laufe des 20. Jahrhunderts davon zunehmend Abstand genommen. Alternative Konzepte wie die der Wernicke-Kleist-Leonhard Denklinie konnten sich international nicht durchsetzen. Im Ergebnis besteht heute im DSM-5 und ICD-11 ein extrem breiter und weiter Schizophrenie-Begriff, der keinen wesentlichen inhaltlichen Bezug nimmt auf die Ursachen der als auffällig etikettierten psychischen Leistungen.

> Symptome der Schizophrenie hat es immer gegeben. Sie sind so alt wie die Menschheit. Das Krankheitskonzept der Schizophrenie und der Name haben sich im späten 19. und frühen 20. Jahrhundert herausgebildet und im Laufe des 20. Jahrhunderts international durchgesetzt. Dass sie weitere 100 Jahre Bestand haben werden, ist unwahrscheinlich.

Tab. 3.2: Klassifikation der zykloiden und schizophrenen Psychosen nach Leonhard. Unter Einbeziehung einer detaillierten Analyse spezifischer psychopathologischer Symptome, von Verlaufskriterien und der Familienanamnese versuchte Leonhard eine Ätiologie-basierte Einteilung der psychotischen Störungen zu kreieren (vgl. Leonhard 1995).

Kategorie	Beginn	FA	Verlauf & Prognose	Krankheit	Spezifische Symptome	Neuroleptika
Zykloide Psychosen	perakut bis akut	meist negativ	Phasisch remittierend, volle Ausheilung nach Krankheitsphase	Angst-Glücks-Psychose	Vor allem Affektstörung; Ängstlicher Pol: Misstrauen, Hypochondrie, Beziehungserleben, Halluzinationen, Beeinflussungserleben. Euphorischer Pol: ekstatische Verstimmung, Glücksideen, Beziehungserleben Halluzinationen, Beeinflussungserleben	Wirken nur dämpfend, haben keinen Einfluss auf den Verlauf
				Erregtgehemmte Verwirrtheitspsychose	Erregter Pol: Rededrang, Inkohärenz bis hin zu einer Verwirrtheit des Denkens. Beziehungserleben, Halluzinationen. Gehemmter Pol: Gehemmtes Denken, Sprachverarmung bis hin zum Mutismus, Beziehungserleben, seltener Halluzinationen. Gehemmter Pol:	
				Hyperkinetisch-akinetische Motilitätspsychose	Erregter Pol: Bewegungsunruhe, Hyperkinese bis hin zum inkohärenten Rededrang Gehemmter Pol: Starre der Mimik, Hypokinese bis hin zum Stupor	
Unsystematische Schizophrenie*	akut	eher positiv, familiär	Schubförmiger Verlauf, mäßige Residualzustände	Affektvolle Paraphrenie (primär ist der Affekt gestört)	Heilbare Variante, Angst-Glücks-Psychose: Wahn Halluzinationen	Häufig gutes Ansprechen

Tab. 3.2: Klassifikation der zykloiden und schizophrenen Psychosen nach Leonhard. Unter Einbeziehung einer detaillierten Analyse spezifischer psychopathologischer Symptome, von Verlaufskriterien und der Familienanamnese versuchte Leonhard eine Ätiologie-basierte Einteilung der psychotischen Störungen zu kreieren (vgl. Leonhard 1995). – Fortsetzung

Kategorie	Beginn	FA	Verlauf & Prognose	Krankheit	Spezifische Symptome	Neuroleptika
Systematische Schizophrenie	schleichend	eher negativ, nicht familiär	progredienter Verlauf, mehrheitlich schwere Residualzustände	Kataphasie (Schizophasie) (primär sind die Denkleistungen gestört)	Beziehungserleben getrieben von Affekten wie Angst oder Euphorie Heilbare Variante, Verwirrtheitspsychose: verworrener Rededrang bis hin zur Zerfahrenheit Konfabulationen im gehemmten Pol Sprachverarmung bis hin zum Mutismus Beziehungsideen	Oft kein durchgreifender Erfolg
				Periodische Katatonie (primär ist die Motorik gestört)	Heilbare Variante, Motilitätspsychose: ataktische Gestik und Mimik unnatürliche Bewegungsmuster Impulsivität Aggressivität Parakinesien im hypokinetischen Pol auch Haltungsstereotypien, Negativismus	
				Hebephrenie (primär: affektiver Abbau)	Läppische Hebephrenie Verschrobene Hebephrenie Flache Hebephrenie Autistische Hebephrenie	
				Paraphrenie (primär: Wahn und Halluzinationen)	Hypochondrische Paraphrenie Phonemische Paraphrenie Inkohärente Paraphrenie	

Tab. 3.2: Klassifikation der zykloiden und schizophrenen Psychosen nach Leonhard. Unter Einbeziehung einer detaillierten Analyse spezifischer psychopathologischer Symptome, von Verlaufskriterien und der Familienanamnese versuchte Leonhard eine Ätiologie-basierte Einteilung der psychotischen Störungen zu kreieren (vgl. Leonhard 1995). – Fortsetzung

Kategorie	Beginn	FA	Verlauf & Prognose	Krankheit	Spezifische Symptome	Neuroleptika
					Fantastische Paraphrenie	
					Konfabulatorische Paraphrenie	
					Expansive Paraphrenie	
				Katatonie (primär gestörte Motorik)	Parakinetische Katatonie	
					Manierierte Katatonie	
					Proskinetische Katatonie	
					Negativistische Katatonie	
					Sprechbereite Katatonie	
					Sprachträge Katatonie	
				Kombinierte Formen	Kombinierte Symptomatik, sehr schwerer Verlauf	
Frühkindliche Katatonie		eher negativ	Psychosoziale Verursachung		sprechbereite frühkindliche Katatonie	
					sprachträge frühkindliche Katatonie	
					proskinetische frühkindliche Katatonie	
					negativistische frühkindliche Katatonie	
					parakinetische frühkindliche Katatonie	
					manierierte frühkindliche Katatonie	

FA = Familienanamnese
* Schizophrenie = Psychose, die zu einem Defektzustand führt

4 Was ist normal?[7]

»Der Typ ist nicht mehr ganz normal, der spinnt!«

»Das war echt krass, absolut nicht normal!«

»Die Frau ist völlig abgedreht, echt abartig, total unnormal!«

»Wie krank ist das denn, die ticken nicht mehr sauber, die sind wirklich nicht mehr normal!«

In derartigen Redewendungen wird so manchem Leser das Thema des Normalen im Bereich der Psyche schon einmal begegnet sein. Oft werden so einzelne Personen, Gruppen oder auch nur Verhaltensweisen mit dem Prädikat des Anormalen belegt. In der Alltagssprache sind auch Umschreibungen des Gemeinten wie »krank«, »wahnsinnig«, »extrem«, »krass«, »abgedreht«, »nicht mehr sauber ticken« häufig der Behauptung des Anormalen zur Illustration beigestellt. Und der Begriff des Schizophrenen stellt hier leider eine traurige Steigerungsform der Alltagssprache dar, die auch von vielen eigentlich gebildeten Menschen regelmäßig benutzt wird, um ihrer Empörung über Missstände oder Ängste vor unverstehbarem Verhalten Ausdruck zu geben.

Aber – so stellt sich die Frage – haben sie nicht Recht? Wäre es nicht ein weiteres Beispiel überzogener politischer Korrektheit, den Begriff Schizophrenie nicht als synonym für das nicht Normale, das Abartige, das Widersinnige zu verwenden, da es doch nun einmal so ist? Negieren wir nicht die Faktizität der Wirklichkeit, wenn ein solcher Sprachgebrauch abgelehnt wird?

Es zeigt sich, dass zunächst ein Verständnis davon entwickelt werden muss, was es überhaupt bedeutet, dass etwas oder jemand normal ist – oder auch nicht. Beim Nachdenken über Normalität können drei verschiedene Kategorien des Normalen identifiziert werden, die z. T. ganz Unterschiedliches meinen: eine statistische Normalität, eine technische Normalität und eine soziale Normalität.

4.1 Normalität als statistische Größe

In einer weit verbreiteten Bedeutung des Begriffs »normal« wird primär auf ein statistisches Phänomen abgehoben. Dieser Aspekt kommt etwa zum Ausdruck,

---

[7] Dieses und die beiden folgenden Kapitel wurden in leicht überarbeiteter Form aus einem anderen Buch des Autors übernommen (vgl. Tebartz van Elst 2016).

wenn Wörter wie »krass« oder »extrem« gewählt werden. Bezug genommen wird dabei auf die Häufigkeit, mit der bestimmte Phänomene oder Verhaltensweisen beobachtet werden können. Ein klassisches Beispiel für diesen statistischen Bedeutungsbereich des Normalitätsbegriffs ist die Körpergröße.

Die folgende Abbildung (▶ Abb. 4.1) illustriert die statistische Verteilung der Körpergrößen in Deutschland. Als normal im Sinne einer statistischen Norm wird meist jener Bereich von zwei Standardabweichungen oberhalb und unterhalb des Mittelwerts definiert, in dem etwa 96 % der Messwerte einer normalverteilten Messgröße liegen. Folgt man dieser Definition des Normalen, so ist der Normbereich stets gleich groß. Etwa 4 % der beobachteten Eigenschaften wären per definitionem anormal, nämlich etwa 2 % weniger stark ausgeprägte (sehr Kleine) und etwa 2 % stärker ausgeprägte Merkmale (sehr Große).

Diese statistische Art, Normalität zu definieren, hat einen großen Vorteil: Sie ist sehr objektiv. Die Normalität einer definierten Eigenschaft kann anhand von objektiven Messungen und Grenzwerten festgestellt oder zurückgewiesen werden. Allerdings gibt es auch einen Nachteil an dieser Art und Weise, Normalität zu definieren: Es gibt immer notwendig 4 % nicht-normale Werte und zwar 2 %, die zu stark, und 2 %, die zu gering ausgeprägt sind. Um im Beispiel zu bleiben: der statistischen Definition von normaler Körpergröße folgend wären 2 % der Menschen in Deutschland krankhaft groß und 2 % krankhaft klein. Nun ist es in der Tat so, dass aus biologischer Perspektive bei den extrem großen und extrem kleinen Menschen nicht selten solche anzutreffen sind, die an Krankheiten im Sinne der biologischen Norm leiden wie etwa an einer Akromegalie bei den sehr Großen oder einer Achondroplasie bei den sehr kleinen Menschen. Aber es gibt eben auch eine Vielzahl von Menschen, die die statistischen Kriterien einer Körpergröße außerhalb der Norm erfüllen, ohne an solchen Krankheiten zu leiden.

Bei strenger Anwendung einer statistischen Norm würde fast die gesamte Basketballelite der NBA-Liga (National Basketball Association) in den USA an einer Krankheit im Sinne einer pathologischen Größe leiden. Kaum jemand käme aber wirklich auf die Idee, Idole wie Dirk Nowitzki als nicht-normal oder krank zu bezeichnen, nur weil die Eigenschaft Körpergröße im Sinne einer statistischen Norm mehr als zwei Standardabweichungen oberhalb des Mittelwerts liegt.

Dass für das Ausmaß bestimmter psychischer Phänomene wie sie etwa durch Persönlichkeitsmerkmale repräsentiert sind (wie Impulsivität, Intro- oder Extroversion oder auch das Autistisch- oder Holistisch-Strukturiert-Sein von Menschen) unter anderem auch solche dimensionalen Maße von Normalität angemessen angewandt werden können, wurde an anderer Stelle vor allem im Hinblick auf Autismus und die Aufmerksamkeitsdefizit-Hyperaktivitätsstörung (ADHS) ausführlich thematisiert (Tebartz van Elst 2018). In diesem Buch geht es aber um das Verständnis schizophrener Symptome. Hier stellt sich die Frage, ob auch akustische Halluzinationen im Sinne dialogisierender Stimmen analog dimensional begriffen werden könnten. Kann man wirklich nur »ein wenig halluzinieren«? Dies scheint auf den ersten Blick sehr unplausibel. Andererseits scheint das Misstrauisch-Paranoid-Strukturiert-Sein durchaus wieder eine Persönlichkeitseigenschaft zu sein, die auch dimensional in einem mehr oder weniger ausgeprägten Sinne bei allen Menschen vorhanden sein könnte. Auf diese für das Verständnis schizophrener Symptome kritische Frage wird am Ende dieses Buches erneut eingegangen.

4.1 Normalität als statistische Größe

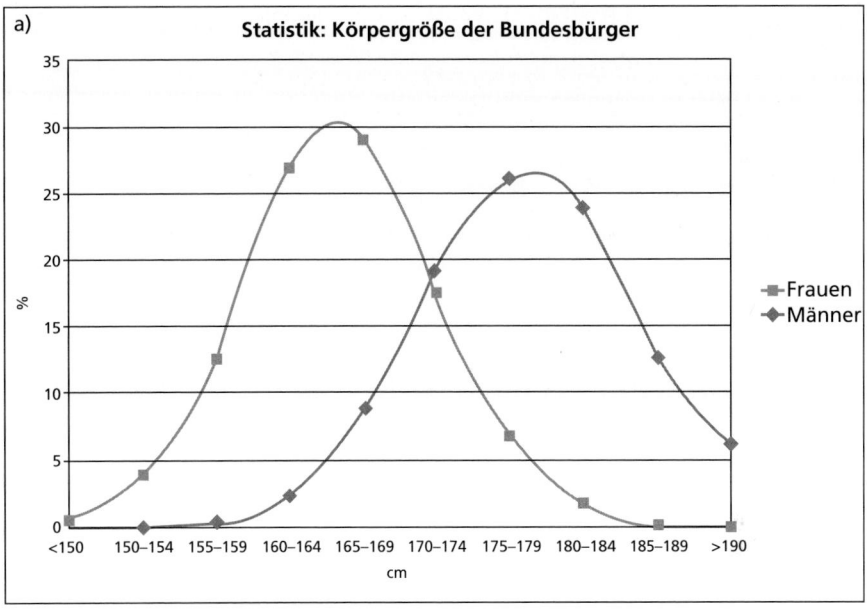

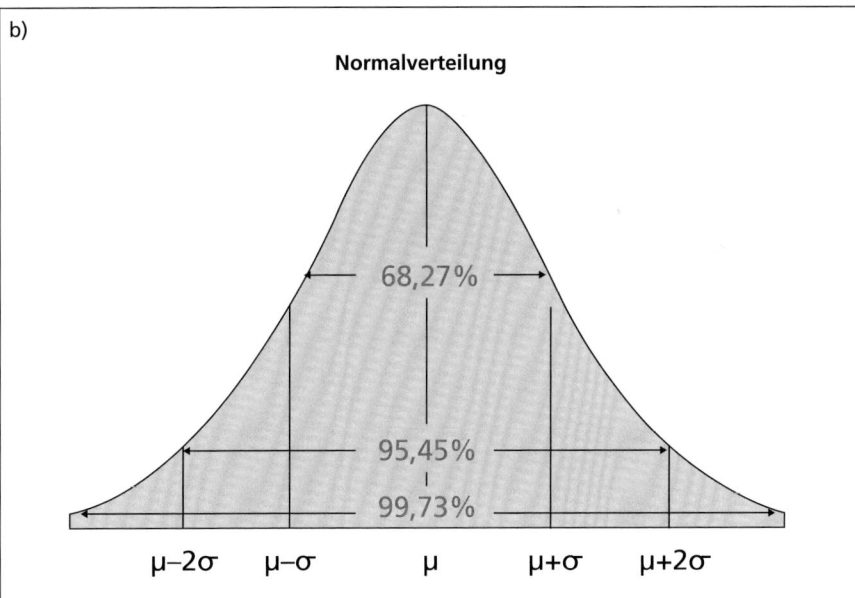

Abb. 4.1: a) Illustration der statistischen Verteilung der Eigenschaft Körpergröße in Deutschland (Quelle der oberen Grafik: SOEP & statista.org;). b) Normalverteilung. (μ = Mittelwert der Referenzgruppe; σ = Standardabweichung der Referenzgruppe)

> Normalität im statistischen Sinne ist eine objektive Variable, die durch Messungen quantifiziert werden kann.
>
> Die Grenzen werden nicht durch qualitative Änderungen, sondern quantitativ durch die statistische Verteilung definiert.
>
> Auch unabhängig von qualitativen Merkmalen wird für jede denkbare Eigenschaft notwendig ein nicht-normaler (krankhafter) Bereich im Sinne eines Zuviel und Zuwenig festgeschrieben.

4.2 Normalität als technische Größe

Als zweiter Bedeutungsbereich von Normalität soll hier die technische Normalität genannt werden. Im Kontext neurowissenschaftlicher Diskussionen zum Krankheitsbegriff wird er gelegentlich auch biologische Normalität genannt (Walter und Müller 2015).

Als Beispiel aus dem technischen Bereich sei das Auto genannt, welches bei Kälte nicht mehr anspringt. Alltagssprachlich ist dann davon die Rede, das Auto funktioniere nicht mehr normal. Ein Beispiel aus dem biologischen Bereich wäre etwa ein Mensch, der mit Drehschwindelattacken zum Arzt kommt und bei dem ein paroxysmaler Lagerungsschwindel diagnostiziert werden kann. Dabei reizen kleine Kristalle in den Bogengängen des Innenohrs das Gleichgewichtsorgan, was zu dem Drehschwindel führt. In beiden Beispielen, der technischen und biologischen Norm, wird mit Normalität ein Funktionieren eines technischen (Auto) oder biologischen Systems (Körper) gemeint, welches man aufgrund der bisherigen Erfahrungen erwartet, das aber nicht erwartungsgemäß eintritt. In der Alltagssprache wird verkürzt oft gesagt: »Da ist etwas kaputt«.

Dieses »Kaputt-Sein«, die Funktionsstörung, kann nun verschiedene Qualitäten haben. Sie kann sich auf alle Funktionen eines technischen Geräts beziehen, z. B. wenn ein Radio auf das Einschalten in keinster Weise mehr reagiert. Bei einem nicht funktionierenden Telefon wird im Englischen z. B. auch davon gesprochen, dass die Verbindung tot sei (»the line is dead«). Bei einem Lebewesen entspricht das Fehlen jedweder biologischen Reaktion auf Außenreize in der Tat meist dem »Tot-Sein«. Es gibt aber auch partielle Funktionsverluste, etwa wenn ein Mensch unter Schwindelattacken, epileptischen Anfällen oder einem Diabetes mellitus leidet. In Analogie dazu gibt es auch bei technischen Geräten partielle Funktionsstörungen, etwa, wenn bei einem Fahrrad der Dynamo nicht funktioniert oder die Kette bremst, weil sie verrostet ist.

In all diesen Bereichen wird auf das Fehlen von Normalität geschlossen auf der Grundlage der Beobachtung, dass erwartete Funktionen, die dem Gerät oder dem menschlichen Körper in seinem Normal-Sein zugeschrieben werden, ausbleiben. Und genau das Ausbleiben dieser erwarteten Funktionen wird als nicht-normal qualifiziert.

4.2 Normalität als technische Größe

In meinen Augen ist hier der Begriff einer technischen Normalität passender als der einer biologischen Normalität. Denn das Verstehensmodell der Ursächlichkeit der Funktionsstörung orientiert sich an den Erfahrungen mit technischen Geräten. Die Uhr funktioniert nicht, weil die Batterie leer ist. Das Fahrrad quietscht, weil die Kette verrostet ist. Das Auto springt nicht an, weil der Anlasser einen Wackelkontakt hat und bei Kälte die Kontakte verloren gehen. Und noch wichtiger: Ein Reparieren der so identifizierten defizitären Teile der Maschine bzw. ein Einbau von Ersatzteilen führt dazu, dass die Maschine wieder funktioniert.

Es ist die Vielzahl dieser mechanistischen Erklärungen als plausible Ursachen für technische Funktionsstörungen, die in uns die Überzeugung wachsen lässt, dass aufgrund der ausbleibenden erwarteten Funktion auch fehlende Normalität im Sinne eines Kaputt-Seins eines Teils der Maschine geschlussfolgert werden kann. Und in der Tat kann dieses Modell für viele der Funktionsstörungen des menschlichen Körpers auch fruchtbar gemacht werden. Wenn etwa beim Drehschwindel geschlossen wird, dass irgendetwas am eigenen Körper kaputt sein muss, so ist diese Beschreibung für das Beispiel des paroxysmalen Lagerungsschwindels auch angemessen. Denn die Kristalle, die in der Flüssigkeit des Innenohrs die Haarzellen unangemessen stimulieren, gehören da normalerweise nicht hin. Und in diesem Sinne sind sie – wie der Rost auf der Fahrradkette – Fremdkörper, die das Funktionieren der »Maschine Körper« stören.

Dieser technische Normalitätsbegriff war im Bereich der Medizin in den letzten Jahrhunderten extrem erfolgreich. So können zum Beispiel viele orthopädische Funktionsstörungen (Knochenbruch, Arthrose, Arthritis), Herzinfarkte (Verengung der Herzkranzgefäße), Schlaganfälle (Embolien der Hirngefäße oder Blutungen), Diabetes mellitus, Infektionen, Neurosyphilis, Tuberkulose und zahlreiche andere Erkrankungen vor dem Hintergrund eines solchen technisch-mechanistischen Denkens verstanden und erfolgreich behandelt werden.

In den letzten Jahrzehnten hat die Genetik in der Medizin eine zunehmend große Bedeutung gewonnen. Auch bei Phänomenen wie den schizophrenen Phänomenen, dem Autismus und der ADHS spielt sie eine zentrale Rolle. Im Hinblick auf genetische Krankheitsmodelle herrscht dabei meist ebenfalls ein technischer Normalitätsbegriff vor. D. h., entweder das Geräteteil – das Chromosom oder das Gen – funktioniert ordnungsgemäß, dann ist es normal wie die gut geölte Kette am Fahrrad. Oder aber es gibt chromosomale oder Gendefekte, dann kommt es zu Funktionsstörungen, zu mentalen Symptomen oder psychischen Krankheiten.

Auch für den Bereich genetischen Denkens kann rückblickend festgestellt werden, dass ein solcher, mechanistischer Normalitätsbegriff in vielen Fällen überzeugend ist. Ein Beispiel aus dem Bereich schizophrener Störungen wäre das sogenannte 22q11-Syndrom auch velokardiofaziales Syndrom, DiGeorge-Syndrom oder Shprintzen-Syndrom genannt. Diese Krankheit betrifft etwa 1 von 2.000–4.000 lebendig geborenen Kindern und wird in den meisten Fällen durch einen Verlust eines Teils des langen Arms von Chromosom 23 (Mikrodeletion) verursacht. Die damit verbundene klinische Symptomatik ist sehr unterschiedlich. Häufig kommt es zu Herzfehlbildungen, leichten Auffälligkeiten des Gesichts und der Augen sowie zu Fehlbildungen im Mund-Gaumenbereich (Kobrynski und Sulliovan 2007). Die Symptomschwere kann dabei erheblich variieren. Häufig kommt es aber auch zu psychischen Symptomen, wobei nach einer neueren Studie 41 % der erwachsenen Betroffenen an schizophrenen Syndromen leiden (Murphy et al. 1999; Schneider et al. 2014). Einzelne Autoren gehen davon aus, dass bis zu 2 % der Menschen mit einer Schizophreniediagnose an einem 22q11-Syndrom leiden könnten (Squarcione et al. 2013), wobei die Diagnose sicher oft unendeckt bleibt (Tang et al. 2014).

Fehlende Normalität kann also in solchen Fällen im Sinne des technischen Normalitätsbegriffs verstanden werden als das Kaputt-Sein eines Teils des Ganzen, welches auf mehr oder weniger komplexe Art und Weise zu einer Funktionsstörung der »Maschine Mensch« führt.

Allerdings soll schon an dieser Stelle darauf hingewiesen werden, dass nicht sämtliche genetischen Bedingtheiten so verstanden werden können. So ist z. B. auch die Körpergröße wesentlich genetisch mitbedingt. Nur ist die genetische Verursachung der Körpergröße nicht auf eines oder wenige Gene zurückzuführen, sondern wahrscheinlich auf eine Vielzahl unterschiedlicher Gene, welche dann im weiteren Verlauf der Entwicklung eines Lebewesens mit der Umwelt interagieren. Ob für die daraus resultierenden wesentlich komplexeren funktionalen Bedingungsgefüge der Begriff einer technischen Normalität noch angemessen ist, soll weiter unten thematisiert werden (► Kap. 7.6).

Hier soll zunächst zusammenfassend festgehalten werden, dass der technische Normalitätsbegriff auf Erfahrungen im Umgang mit Werkzeugen in Form von Geräten und Maschinen zurückgreift. Dem Normalzustand entspricht dabei das Funktionieren des Geräts oder der Maschine im bestimmungsgemäßen Sinne. Übertragen auf das Funktionieren des menschlichen Körpers liegt diesem Verständnis implizit die Maschinenmetapher als Erklärungsschablone zugrunde. Fehlende Normalität wird dabei in großer inhaltlicher Nähe zum Krankheitsbegriff gedacht (► Kap. 5).

Während der statistische Normalitätsbegriff unabhängig von der Qualität des Funktionierens eines menschlichen Körpers mit Notwendigkeit eine Untergruppe von Menschen als nicht normal klassifiziert – allein aufgrund der quantitativen Ausprägung von Eigenschaften –, ist dies beim technischen Normalitätsbegriff nicht der Fall.

> Die technische (biologische) Normalität orientiert sich am erwarteten Funktionieren des Geräts (Körpers).
> Bei nicht erwartungsgemäßem Funktionieren wird fehlende Normalität (Krankheit) geschlussfolgert.
> Als Ursache wird implizit eine strukturelle Änderung von Teilen des Geräts (Körpers) angenommen, die die Funktionsstörung zur Folge hat.
> Der technische (biologische) Normalitätsbegriff erfordert nicht zwingend nicht-normale (krankhafte) Zustände.

4.3 Normalität als soziale Größe

Der soziale Normalitätsbegriff wird von manchen Autoren auch als gesellschaftlicher oder moralischer Normalitätsbegriff angesprochen. Nach Peters versteht man unter der sozialen Norm »Verhaltens- und Verständigungsanforderungen innerhalb einer Gruppe, Subkultur, Kultur, an denen sich das Handeln einzelner Individuen orientieren kann. […] Durch soziale Normen wird z. B. auch festgelegt, was als geistesgesund bzw. geisteskrank verstanden wird« (Peters 2011b, S. 369).

Ganz in diesem Sinne und entgegen aller aufklärerischen Elemente unserer Zeit ist immer wieder v. a. dann, wenn besonders emotional aufwühlende Konflikte thematisiert werden, davon die Rede, die ein oder andere Handlung oder der ein oder andere Konfliktteilnehmer sei »nicht normal«, »irre« oder »geisteskrank«. Ganz besonders beliebt ist in diesem Zusammenhang auch die Charakterisierung bestimmter Verhaltensweisen als ›schizophren‹. Welcher Normalitätsbegriff liegt solchen Charakterisierungen zugrunde?

Offensichtlich handelt es sich beim sozialen Normalitätsbegriff um eine »normative Normalität«. Das Normale wird nicht deskriptiv oder empirisch objektiv aufgefunden oder untersucht, wie etwa beim statistischen Normalitätsbegriff, und auch nicht aufgrund von Funktionsstörungen geschlussfolgert, wie beim technisch-biologischen Normalitätsbegriff, sondern aufgrund gesellschaftlicher Konventionen gesetzt und verordnet. Es handelt sich also um einen moralischen Begriff von Normalität.

Der Begriff Moral beschreibt dabei die in einer Gesellschaft oder einer sozialen Gruppe vorfindlichen Verhaltensregeln zum Beispiel im Hinblick auf Kleidung, Essen, Trinken, Geldausgeben, Sexualität etc. (Suchanek und Lin-Hi 2013). Oft sind dabei Verhaltensweisen, die den zeitgemäßen moralischen Vorstellungen widersprechen, sanktionsbewährt. Sind die moralischen Regeln durch Erziehung und gesellschaftliche Prägung stark internalisiert und im persönlichen Wertesystem eines Menschen tief verankert, so führt ein unmoralisches, d. h. den sozialen Normen der Zeit und der Referenzgruppe widersprechendes Verhalten zu negativen emotionalen Reaktionen wie z. B. einem Schamgefühl, Schuldgefühlen oder einem schlechten Gewissen. Die moralischen Verhaltensregeln innerhalb einer Gruppe können aber auch durch formale Gesetze eingefordert werden bzw. strafbewehrt sein. Dies ist in den allermeisten Gesellschaften etwa in Bezug auf das Töten anderer Menschen der Fall.

Andererseits gibt es auch Fälle, in denen ein sehr ähnliches Verhalten nicht mehr als unmoralisch bewertet wird, etwa im Krieg. Dort gilt das zuvor sanktionierte Töten nicht nur als nicht-unmoralisch, sondern sogar als ehrenwert. Als Beispiele für solche Konstellationen können hier nicht nur Gesellschaften aus der Geschichte dienen wie etwa die Spartaner, sondern durchaus auch unsere modernen westlichen Demokratien. Hier gilt auf der einen Seite ein striktes Tötungs- und Gewaltverbot, auf der anderen Seite werden Tötungs- und Gewaltakte gegenüber Menschen, die zuvor als Terroristen klassifiziert wurden, nicht nur geduldet, sondern auch unter Ausschaltung zahlreicher anderer sozialer Normen aktiv gefördert.

Diese Beispiele sollen zeigen, wie sehr die genauen Inhalte dessen, was im Sinne dieser gesellschaftlichen oder sozialen Norm bzw. der Moral als regelkonform und damit als normal gilt, von spezifischen Situationen, gesellschaftlichen Kontexten und Konfliktsituationen (Beispiel Terrorismus) abhängen können. Die Normen bilden sich dabei im gesellschaftlichen Diskurs der jeweiligen Zeit vor dem Hintergrund der kulturellen Traditionen der Gesellschaften heraus und werden von der Mehrheit der Meinungsführer der jeweiligen Bezugsgruppe geprägt. Fanden solche Diskurse im mittelalterlichen Europa noch im Wesentlichen in kirchlichen, klösterlichen oder universitären Kontexten statt, so ist es heute vor allem der mediale Diskurs einer tatsächlich oder scheinbar pluralistischen Gesellschaft, der bestimmt, was normal ist oder nicht (Herman und Chomsky 1994).

Gerade dieser Diskurs kann anhand der heftigen gesellschaftlichen Diskussionen um die Einführung des neuesten Klassifikationssystems psychischer Erkrankungen der American Psychiatric Association, dem DSM-5, anschaulich beobachtet werden (Schramme 2015; Frances 2013).

An dieser Stelle soll vor allem darauf hingewiesen werden, dass ein solcher gesellschaftlich-moralischer Normalitätsbegriff in der Medizin und insbesondere der Psychiatrie sehr problematisch ist, weil er Gefahr läuft, die Werte und Lebensvorstellungen sowie das Empfinden von Minderheiten und Randgruppen zugunsten der Mehrheiten oder Meinungsführerschaften einer Gesellschaft zu unterdrücken. Die soziale Norm und die Moral haben ja gerade das Ziel, das Verhalten von Menschen in eine jeweils zeitgemäß erwünschte Richtung zu beeinflussen. Sie arbeiten zur Erreichung dieses Ziels typischerweise mit Sanktionsmethoden, die dann, wenn sie nicht juristisch definiert sind, meist in Ausgrenzung, Diffamierung und Verunglimpfung derjenigen bestehen, die nicht gemäß den Moralvorstellungen der sozial dominanten Gruppen denken oder agieren. Eindrückliches Beispiel dafür ist die Stigmatisierung, Ausgrenzung, Verunglimpfung und Unterdrückung homosexueller Verhaltensweisen auch in westlichen Gesellschaften, wo immerhin noch bis in die 1970er Jahre hinein Homosexualität auch in der DSM-Klassifikation als Krankheit betrachtet wurde.

> Die soziale (gesellschaftliche) Normalität orientiert sich am sozial erwünschten Verhalten (Moral).
>
> Die soziale Norm wird im gesellschaftlichen Diskurs vor dem Hintergrund kultureller Traditionen und gegenwärtiger Interessen von den Mehrheiten, den Machthabern oder den Meinungsführern einer Referenzgruppe definiert, um das Verhalten der Gruppenmitglieder nach eigenen Wertvorstellungen zu beeinflussen.
>
> Anormales Verhalten ist in diesem Kontext amoralisches Verhalten, welches von der Gruppe sanktioniert wird.

4.4 Das Konzept der multikategorialen Normalität

Im Folgenden soll das Konstrukt einer multikategorialen Normalität vorgestellt werden, welches als Variante eines statistischen Normbegriffs verstanden werden kann. Dazu soll wieder auf das Beispiel der Körpergröße Bezug genommen werden. Die vorhergehende Abbildung (▶ Abb. 4.1) illustriert, dass die statistisch definierten Normkriterien nicht für alle Menschen einer Referenzgruppe gleichermaßen gelten, sondern für Frauen und Männer getrennt betrachtet werden müssen. Denn Männer sind im Durchschnitt erkennbar größer als Frauen. Damit gelten andere Mittelwerte, andere Standardabweichungen und andere statistisch definierte Referenzbereiche für das Normalitätskriterium. Ein unterdurchschnittlich kleiner Mann kann immer noch größer als eine überdurchschnittlich große Frau sein.

Außerdem muss im Hinblick auf die zu beurteilende Eigenschaft darüber hinaus noch die Referenzgruppe mit in den Blick genommen werden. Menschen aus den Niederlanden sind statistisch größer als solche aus Peru oder China. Ein 1,80 m großer Mann ist in Deutschland völlig durchschnittlich und in Holland schon fast klein. In Lima kann er sich dagegen fast als Riese fühlen, wenn er die meisten anderen um einen halben Kopf überragt. Gerade hinsichtlich biologisch geprägter Merkmale ist die statistisch definierte Normalität also nicht überall auf der Welt die gleiche, sondern sie muss jeweils im Kontext einer Bezugsgruppe gedacht werden.

Bedacht werden muss zudem, dass die Eigenschaft Körpergröße nicht als statische Größe betrachtet werden kann, sondern auch in ihrer Dynamik über die Zeit analysiert werden muss. So sind die Entwicklungs- und Wachstumskurven für Jungen und Mädchen unterschiedlich, sowohl was die Zielgrößen anbelangt als auch was die Zeiten anbelangt, in denen sie wachsen. Da Mädchen meist früher in die Pubertät kommen, beginnt bei ihnen der pubertäre Wachstumsschub eher als bei Jungen. Gleiches kann auch für andere Eigenschaften des Körpers angenommen werden wie die psychobiologischen Strukturen.

Das Konzept der multikategorialen Normalität hebt also die Beobachtung hervor, dass es aus statistischer Perspektive im Hinblick auf eine Zielgröße verschiedene Normbereiche geben kann.

Wenn nun die genetische Bedingtheit solcher Eigenschaften noch einmal am Beispiel der Körpergröße bedacht wird, so ist wahrscheinlich, dass die entsprechenden Unterschiede zwischen Männern und Frauen überwiegend auf die unterschiedlichen Geschlechtschromosomen und damit verbundene hormonelle Unterschiede zurückgeführt werden können. Dagegen müssen die Unterschiede zwischen Asiaten, Europäern, Afrikanern oder Südamerikanern nicht auf die Geschlechtschromosomen, sondern auf eine Vielzahl von Genen aller 23 Chromosomen zurückgeführt werden.

Das Beispiel Körpergröße eignet sich deshalb ideal, um über die statistische Definition von Normalität nachzudenken, weil die meisten Menschen vor dem Hintergrund ihrer eigenen Erfahrungen recht emotionslos über die biologische Bedingtheit dieser Eigenschaft nachdenken können. Und es zeigt sich aus der unmittelbaren Anschauung, dass selbst im Hinblick auf so eine klar zu beurteilende Eigenschaft wie Körpergröße der Bereich der statistischen Normalität nicht einfach für alle Menschen definiert werden kann. Vielmehr muss auf andere Variablen wie Geschlecht oder Ethnizität Bezug genommen werden. Selbst bei einfachen somatischen Eigenschaften muss in der Biologie also die statistische Norm als multikategoriale Norm verstanden werden.

Dass ein solches, multikategoriales, statistisches Normalitätskonzept hinsichtlich der statischen, d. h. über die Lebensspanne grundsätzlich stabilen Persönlichkeitseigenschaften überzeugend fruchtbar gemacht werden kann, wurde bereits an anderer Stelle gezeigt (Tebartz van Elst 2018). Ob dies nun aber auch bezogen auf schizophrene Symptome gelingen kann, ist eine deutlich schwierigere Frage. Wie oben bereits erwähnt, erscheint dies auf den ersten Blick im Hinblick auf akutstische Halluzinationen schwierig, während es bei der persönlichkeitsnahen Eigenschaft des Paranoid-Sturkturiert-Seins schon eher infrage zu kommen scheint (▶ Abb. 2.2). Dieser Frage wird im abschließenden Kapitel dieses Buches vor dem Hintergrund des dann umfassend entwickelten Gedankengangs erneut nachgegangen.

> Das Konzept der multikategorialen Normalität ist ein statistisches Normalitätskonzept.
>
> Es hebt hervor, dass in der Biologie selbst bei einfachen Eigenschaften statistische Normalität nicht ohne Bezug auf relevante Rahmenbedingungen wie Geschlecht oder Ethnizität definiert werden kann.
>
> Das Konzept der multikategorialen Normalität betont die Vielgestaltigkeit von Normbereichen.

5 Was ist eine Krankheit?

In diesem Kapitel soll zunächst der Frage nachgegangen werden, was es bedeutet, an einer Krankheit zu leiden. Diese Frage mag auf den ersten Blick simpel erscheinen, wenn an eigene Erfahrungen mit Grippe, Erkältungen, Migräne, Asthma, Beinbrüchen etc. gedacht wird. Bei genauerem Nachdenken scheint das Problem dagegen fast unlösbar zu sein. Was unterscheidet Krankheit nach allgemeingültigen prinzipiellen Kriterien von Gesundheit?

5.1 Gibt es einen allgemeingültigen Krankheits- und Gesundheitsbegriff?

»Gesundheit ist weniger ein Zustand als eine Haltung, und sie gedeiht mit der Freude am Leben« (Thomas von Aquin).

»Health is a state of complete physical, mental and social well-being and not merely the absence of disease or infirmity« (WHO 1946).

»Gesundheit ist das harmonische Gleichgewicht zwischen Bau und Funktion des Organismus einerseits und dem Seelischen andererseits« (Ferdinand Hoff).

»Gesundheit ist die Fähigkeit, lieben und arbeiten zu können« (Sigmund Freud zugeschrieben).

Die Vielzahl der oben zitierten Definitionsversuche[8] vom begrifflichen Gegenteil der Krankheit, der Gesundheit, veranschaulicht, dass es offensichtlich nicht ganz einfach ist, einen allgemeingültigen Begriff von Gesundheit und Krankheit zu entwickeln. Und so kommen etwa die Autoren Hess und Herrn in einer 2015 erschienenen Arbeit zu diesem Thema zu dem Schluss, dass die »Bewertung einer sozialen, psychischen oder physischen Devianz als krank [...] einen allgemeinen Krankheitsbegriff voraus[setzt]. Ein solcher Krankheitsbegriff lässt sich weder aus einer inhaltlichen noch einer funktionalen Bestimmung noch deren Kombination entwickeln« (Hess und Herrn 2015).

---

8 Zu dem Versuch, Gesundheit zu definieren, siehe auch von Aretin 2011.

Basierend auf dieser Feststellung folgern die Autoren weiter, dass Krankheit und damit auch ihr begrifflicher Gegenpart Gesundheit immer notwendig relationale Begriffe bleiben werden, welche sich im Hinblick auf ein Bezugssystem definieren. Solche Bezugssysteme können unterschiedlicher Natur sein, wie im vorherigen Kapitel beschrieben. Sie können statistischer Natur sein, sie können funktionaler Natur sein oder aber als sozial-normative, moralische Systeme von der Bezugsgruppe vorgegeben werden. Hess und Herrn betonen, dass der Begriff Krankheit immer und notwendig auch auf sozial-normative Bezugssysteme ausgerichtet ist, was mir überzeugend zu sein scheint.

Man könnte nun einwenden, dass in dem Fall, in dem Gesundheit allein im Sinne einer statistischen Norm definiert wird, sozial normative Setzungen als moralische Verpflichtungen vermieden werden. Doch bei genauer Betrachtung ist es auch bei statistisch definierten Normbereichen so, dass irgendjemand entscheiden muss, an welcher Stelle einer Gauss'schen Verteilungskurve der kritische Grenzwert (Cut-Off-Wert) für die Unterscheidung von normal oder nicht, respektive gesund oder krank, gesetzt werden soll (▶ Abb. 4.1). Soll es eine Standardabweichung um den Mittelwert sein, sollen es zwei oder drei sein? Es wird also klar, dass hier im biologischen Bereich ganz ähnlich wie bei der Definition technischer Normen wie der DIN-ISO-Norm schlussendlich Setzungen von Entscheidungsträgern vorgenommen werden müssen, bei denen eine Vielzahl von Gründen und Motiven in einem komplexen pragmatischen Entscheidungsprozess das Ergebnis bestimmen. Und gerade an dieser Stelle finden die sozialen Normen wieder Eingang in die Definition der dann nur bedingt objektiven statistischen Norm.

Ganz ähnlich sieht es aus, wenn das Konzept der technisch-biologischen Norm betrachtet wird. Auch hier könnte auf den ersten Blick die Position vertreten werden, dass soziale Normen keine Rolle spielen bei der Beantwortung der Frage, was eine Funktionsstörung darstellt und was nicht. Wenn bei einer Hacke der Stil gebrochen ist, so kann die Funktionsstörung dieses Gerätes weitestgehend überzeugend ohne Rückgriff auf gesellschaftliche Normen festgestellt werden – sollte man meinen. Und ähnlich sieht es doch bei einem Knochenbruch aus oder der Blindheit. Beide Phänomene werden allgemein als Krankheit akzeptiert.

Bei genauer Betrachtung und vor allem bei komplexeren Gerätschaften fällt die Entscheidung aber deutlich schwerer. Ist ein Auto, welches normal funktioniert, bei Frost aber nicht mehr anspringt, defekt oder nicht? Und wenn ja, ab wie vielen Minusgraden soll das gelten? Bei minus 50° Celsius werden die meisten Autos Probleme haben, bei minus 5° Celsius haben es die wenigsten. Wo soll die Temperaturgrenze für eine der Erwartung entsprechende Funktionalität gesetzt werden? Bei dieser Entscheidung wird die Tatsache, ob die Entscheidungsträger in Brasilien oder Sibirien leben, sicher eine wichtige Rolle spielen. Es zeigt sich also, dass auch bei der Definition der technischen Norm subjektive Entscheidungen im Sinne von Funktionserwartungen eine Rolle spielen. Denn wer legt überhaupt fest, welche Funktionen ein technisches Gerät unter welchen Rahmenbedingungen bringen können muss, um voll funktionstüchtig zu sein?

Übertragen auf den Bereich der Biologie ist dies die Frage nach den Funktionserwartungen an Menschen, die wir gesund nennen wollen. Welche Funktionen müssen erfüllt sein, damit wir Gesundheit konstatieren? Ist es gesund, wenn ein

Mensch nach dem Tod eines anderen geliebten Menschen wochenlang in einen depressionsartigen Trauerzustand verfällt? Die meisten Menschen würden für diesen Fall wohl eher nicht Krankheit diagnostizieren wollen. Aber ist es immer noch gesund, wenn sich dies auch nach zwei Jahren nicht geändert hat? Hier wird sich bei den meisten Lesern ein gewisses Gefühl der Unsicherheit einstellen.

In vielen Situationen ist es möglicherweise auch gar nicht notwendig, überhaupt zwischen gesund oder krank zu unterscheiden. Der behandelnde Arzt muss nun aber definitiv entscheiden, ob er eine Krankschreibung befürwortet oder nicht, und muss daher eine Entscheidung treffen. Und auch die Gesellschaft muss sich entscheiden, ob sie solche Setzungen allein dem subjektiven Dafürhalten einzelner Ärzte überlassen will oder aber allgemeinverbindliche Normen schafft. Wenn sie dies tut, kommen jedoch notwendig wieder sozial normative Vorstellungen auch im Sinne von moralischen Imperativen zum Tragen.

Die genaue Analyse zeigt also, dass die Bewertung von Hess und Herrn zutrifft, wenn sie behaupten, dass bei Entscheidungen über die kategoriale Zuordnung von normal oder nicht und gesund oder krank letztendlich immer notwendig soziale Normen im Sinne moralischer Imperative einfließen. Dementsprechend fordern sie dazu auf, solche sozial normativen Setzungen und moralischen Imperative bei der Definition von gesund versus krank bewusst zu machen, um auf diese Weise das Normale gegen die auch in meinen Augen gut erkennbare Tendenz zu einer Psychiatrisierung alltäglicher Lebens- und Konflikterfahrungen von Menschen in den postmodernen Gesellschaften zu verteidigen.

> Ein allgemeingültiger Krankheitsbegriff ist nicht erkennbar.
> Bei der Definition von Gesundheit und Krankheit spielen neben statistischen und technisch-funktionalen Normerwartungen immer auch gesellschaftliche Normen im Sinne moralischer Imperative eine Rolle.
> Um eine Instrumentalisierung des Krankheitsbegriffs in gesellschaftlichen Diskursen und Konflikten zu vermeiden, muss die Rolle sozialer, gesellschaftlicher Normen bei der Definition von Krankheit und Störung bewusst und transparent gemacht werden.

5.2 Der pragmatische medizinische Krankheitsbegriff

Wie geht nun die Medizin mit diesem Problem der Definition von Gesundheit und Krankheit um? Wie kann eine Wissenschaft (und Kunst), deren Ziel es doch ist, Krankheit zu bekämpfen und Gesundheit zu fördern, überhaupt agieren und forschen, wenn es nicht einmal einen allgemeinen Krankheitsbegriff gibt?

Die Antwort ist einfach: Die Medizin als praktische Wissenschaft hat vor allem seit der Neuzeit die theoretisch-philosophische Frage nach einer allgemeingültigen Definition des Konzepts Krankheit einfach ausgeklammert und sich stattdessen um die Erforschung konkreter Krankheiten gekümmert. Noch bis in die Neuzeit hinein herrschten in den Köpfen vieler medizinisch tätiger Menschen tatsächlich Krankheitskonzepte vor, die einen Anspruch auf Allgemeingültigkeit hatten, wenn etwa die Vier-Säfte-Lehre Galens die medizinischen Vorstellungen der meisten Menschen in Europa dominierte. Erst der Advent der Prinzipien der empirischen Wissenschaft, die von systematischen empirischen Beobachtungen ausgehend konkrete Hypothesen formuliert und diese in Experimenten bestätigt oder widerlegt, hat zu einem grundlegenden Wandel auch der medizinischen Wissenschaft geführt. Dabei wurde die zuvor akzeptierte Dogmatik anerkannter Lehrmeister zugunsten der Prinzipien der Aufklärung, der vernunftgeleiteten Einsicht, aufgegeben.

Welche Prinzipien und Begrifflichkeiten hat die empirische Wissenschaft Medizin dabei zur Erforschung der einzelnen Krankheiten entwickelt? Von zentraler Bedeutung ist hier die Unterscheidung zwischen Symptom, Syndrom und Krankheit. Das soll im Weiteren erklärt werden.

5.2.1 Symptome

Symptome sind in der Medizin objektive oder subjektive Zeichen einer Funktionsstörung des Organismus eines Lebewesens. Objektive Symptome sind solche, die auch von anderen Menschen gemessen oder beobachtet werden können, wie etwa Fieber, ein Hautausschlag, Husten oder Auswurf. Subjektive Symptome sind solche, die von außen oder durch Dritte nicht unmittelbar objektiviert werden können, wie etwa Schmerzen, ein Müdigkeitsgefühl, Lustlosigkeit, Antriebsmangel etc. Es wird klar, dass für den Bereich des Psychischen die subjektiven Symptome eine besondere Rolle spielen.

Wenn ein Symptom angegeben wird, so bedeutet dies implizit immer, dass fehlende Normalität im Hinblick auf die beschriebene technisch-biologische Norm behauptet wird (▶ Kap. 4.2). Der Mensch, der etwa einen Reizhusten beklagt, gibt damit zu verstehen, dass dieser Funktionszustand gemäß seiner Erfahrung mit seinem eigenen Körper nicht dem üblichen, erwartungsgemäßen und damit im Sinne der technischen Norm normalen Funktionszustand entspricht. Gleiches gilt für andere Symptome wie Fieber oder Kurzatmigkeit und eben auch für rein subjektive psychische Symptome wie Schmerzen, Lustlosigkeit, Antriebsmangel etc.

> Symptome zeigen eine Funktionsstörung des Körpers an, dessen Ursache nicht bekannt sein muss.

5.2.2 Syndrome

Syndrome sind Kombinationen von subjektiven und/oder objektiven Symptomen, die regelhaft gemeinsam miteinander auftreten. So spricht man z. B. von einem depressiven Syndrom, wenn zeitgleich die Symptome niedergedrückte Stimmung, Freudlosigkeit, Interessenverlust, Antriebslosigkeit, Schlafstörungen, pessimistisch eingeengtes Denken und einige mehr auftreten. Gerade im Bereich der psychischen Erkrankungen werden häufig zunächst einmal Syndrome diagnostiziert wie etwa das genannte depressive Syndrom, ein Zwangssyndrom, Angstsyndrome wie Panikattacken oder halluzinatorische oder wahnhafte Syndrome bei schizophrenen Erkrankungen. Die folgende Tabelle (▶ Tab. 5.1) illustriert exemplarisch einige häufige psychische Syndrome und die dazugehörigen psychischen Symptome.

Tab. 5.1: Exemplarische Darstellung von häufigen psychischen Symptomen und Syndromen

Psychisches Syndrom	Zugehörige Symptome
Depressives Syndrom	• Gedrückte Stimmung • Interessenverlust • Freudlosigkeit • Antriebslosigkeit • Schlafstörung • Appetitverlust • Grübeln • Libidoverlust • ...
Schizophrenes Syndrom	• Wahrnehmungsstörung (Halluzinationen) • Wahngedanken • Gedankeneingeben, -entzug, -lesen • Affektive Verflachung • Willenlosigkeit und Ambivalenz • ...
Aufmerksamkeitsdefizit-Hyperaktivitäts-Syndrom (ADHS)	• Störung der Daueraufmerksamkeit • Motorische Hyperaktivität • Impulsivität • Schnelle Langeweile • Fehlendes Durchhaltevermögen • ...
Autistisches Syndrom	• Mangelnde soziale Wahrnehmung • Defizite bei der verbalen und nonverbalen Kommunikation • Eingeengte Interessen, Sonderinteressen, Routinen, Stereotypien • Wahrnehmungsstörung (sensibler Overload bzw. Reizüberflutung) • Dissoziative Anspannungszustände mit Mutismus • ...

Syndrome sind also dadurch gekennzeichnet, dass eine Gruppe von Symptomen typischerweise zeitgleich auftreten. Der Syndrombegriff ist dabei zunächst einmal auf einen bestimmten Zeitpunkt bezogen und nicht auf einen langen Zeitraum. D. h., dass etwa bei einem paranoid-halluzinatroischem Syndrom die typischen Symptome in Form von Halluzinationen, Ich-Störungen und Wahn vorhanden sind, wenn ein Patient zum Arzt kommt und darüber klagt. Das muss noch nicht heißen, dass diese Symptome auch schon von früher Kindheit an vorhanden waren.

Das Vorhandensein eines Syndroms zeigt nur an, dass ein Funktionszustand des Organismus besteht, die eben diese Symptomkombination zur Folge hat. Darüber hinaus ist es auch im Hinblick auf die Ursächlichkeit eines solchen Funktionszustands mit Wahrscheinlichkeit von Bedeutung. Denn die Gleichzeitigkeit des Auftretens solcher Symptome weist auf einheitliche Wirkmechanismen hin, die aber nicht mit dem Begriff der Kausalursache verwechselt werden dürfen (▶ Kap. 7.3).

> Syndrome repräsentieren eine Gruppe von Symptomen, die aufgrund der Organisation des Organismus häufig gemeinsam auftreten.

5.2.3 Ätiologie und Pathogenese von Symptomen

Der Begriff Ätiologie verweist auf die Erstursache einer Funktionsstörung, während der Begriff Pathogenese alle Sekundär- und Folgeursachen beschreibt.

Dies sei zunächst an einem Beispiel aus der Technik erläutert. Wenn man bei einem Auto das falsche Öl als Schmiermittel einfüllt, so wird dies zu einer Reihe von Funktionsstörungen führen und schlussendlich mit einer gewissen Wahrscheinlichkeit zu einem Totalschaden des Motors. In diesem Szenario ist das Einfüllen des falschen Öls als Erstursache und entscheidende Kausalursache für alle Folgeschäden zu benennen (entsprechend dem Ätiologie-Begriff). Es gibt darüber hinaus aber eine Reihe von weiteren Ursache-Wirkungs-Beziehungen, die die verschiedensten Teilaspekte der Funktionsstörungen des Motors erklären können. So schmiert das falsche Öl nicht mehr richtig, was zu einer höheren Reibung der Kolben in den Kolbenzylindern führt. Dies wiederum hat eine überhöhte Motortemperatur zur Folge, was zu einer unangemessenen Ausdehnung der verschiedensten Metallteile und schließlich zu einem Verklemmen der Kolben im Zylinder und damit zu einem Totalschaden des Motors führen kann. Alle hier genannten Sekundär- und Folgeschäden bzw. die entsprechenden Ursache-Wirkungs-Relationen würden übertragen auf den medizinischen Bereich als Pathogenese beschrieben werden.

Als Beispiel aus dem medizinischen Bereich könnte der Diabetes mellitus benannt werden, bei dem es aufgrund unterschiedlicher Ursachen zu überhöhten Zuckerwerten im Blut kommt. Diese überhöhten Zuckerwerte haben dann typische Folgen für den Organismus. So wird etwa vermehrt Zucker über die Niere ausgeschieden, was zu vermehrtem Wasserlassen führt. Gleichzeitig verliert der Körper zu viel Wasser, was zu Gewichtsabnahme und einem starken Durstgefühl führt. Auch wird der Glukosetransport in die verschiedenen Körperzellen gestört, was zu Müdigkeit und Abgeschlagenheit führen kann. Die klinische Symptomkombination aus vermehrtem Wasserlassen, Dehydrierung (Wasserverlust des Organismus), Gewichtsverlust verbunden mit Müdigkeit und Abgeschlagenheit kann nun als Syndrom (typische Symptomkombination) verstanden werden, welches auf einen gemeinsamen Pathomechanismus (überhöhte Blutzuckerkonzentrationen) zurückzuführen ist. Dieser ist aber nicht als Erstursache zu verstehen. Denn er kann etwa beim Diabetes mellitus vom Typ 1 wiederum wahrscheinliche Folge eines immunvermittelten Entzündungsprozesses der Bauchspeicheldrüse sein. Dieser Immunprozess kann dann als Ätiologie bzw. Erstursache des Diabetes angesehen werden.

Das Beispiel illustriert in einer für die Medizin typischen Art und Weise, wie es eine Kette von Ursache-Wirkungs-Beziehungen gibt, die als Pathogenese oder auch Pathophysiologie beschrieben werden. Bestimmte Symptome oder Syndrome können oft in eine klare Beziehung gebracht werden zu einem Pathomechanismus, ohne dass damit unbedingt schon die Erstursache im Sinne der Ätiologie gefunden wäre.

> Der Begriff Ätiologie beschreibt eine angenommene erste Kausalursache für eine Funktionsstörung eines Organismus.
> Der Begriff Pathogenese beschreibt den Zusammenhang zwischen sämtlichen Sekundärursachen und deren Folgen und klinischen Symptomen oder Syndromen.
> Ein klinisches Syndrom kann trotz großer phänomenologischer Einheitlichkeit von ganz unterschiedlichen Primärursachen hervorgerufen werden.

5.3 Annäherung an den Begriff »Krankheit«

Dass es eine allgemeingültige Definition von Krankheit nicht gibt, wurde oben erläutert (▶ Kap. 5.1). Wie aber kann eine einzelne Krankheit verstanden werden? Darüber haben sich insbesondere in der Psychiatrie zahlreiche Autoren bereits seit dem 19. Jahrhundert intensiv Gedanken gemacht (Schramme 2015; Walter und Müller 2015).

Eines der klarsten Definitionskriterien hat dabei Karl Kahlbaum im 19. Jahrhundert entwickelt (Tebartz van Elst 1994). Er forderte, dass nur dann von einer Krankheit im engeren Sinne gesprochen werden solle, wenn eine klare Erstverursachung für ein klinisches Syndrom mit einheitlichem Verlauf, einheitlicher Behandlungsstrategie und einheitlicher Prognose identifizierbar sei. Ein typisches Beispiel für eine solche Erkrankung im psychiatrischen Bereich dieser Zeit war die progressive Paralyse oder Neurosyphilis (▶ Kasten 3.1). Die schizophrenen Syndrome erfüllen im Sinne dieser pragmatischen Krankheitsdefinition sicher nicht die Krankheitskriterien. Allenfalls gibt es bei einer Untergruppe der Syndrome Hinweise auf pathogenetische Ursachen dahingehend, dass die antidopaminergen Medikamente oft gut gegen Symptome wie Wahn, Ich-Störungen oder Halluzinationen wirken (▶ Kap. 7.4).

> Bei einer Krankheit können spezifische Ursachen im Sinne einer Erstverursachung benannt werden (Ätiologie), die zu sekundären Veränderungen der Funktionsweise des Organismus führen (Pathogenese), welche schlussendlich das

5 Was ist eine Krankheit?

klinische Syndrom und meist auch den Verlauf und die Prognose der Erkrankung erklären.

Keines der großen psychiatrischen Störungsbilder (Schizophrenien, Depressionen, Autismus, ADHS) kann in diesem umfassenden Sinne der Definition als Krankheit beschrieben werden.

6   Was ist eine psychische Störung?

»Eine Wissenschaft, die ihre Geschichte nicht kennt, versteht sich selber nicht« (Kurt Schneider 1950, S. IV).

Weil für die meisten psychischen Syndrome weder Erstursachen im Sinne einer Ätiologie noch Folgeursachen im Sinne der Pathogenese bekannt sind, wird in der aktuellen Psychiatrie und Psychotherapie weitgehend auf den Krankheitsbegriff verzichtet. Stattdessen wird nur noch von psychischer Störung gesprochen. In den letzten Jahrzehnten hat es sich weltweit durchgesetzt, solche psychischen Störungen gemäß zweier großer Klassifikationssysteme zu diagnostizieren: der International Statistical Classification of Diseases (ICD; WHO 1991) und dem Diagnostic and Statistical Manual of Mental Disorders (DSM) von der American Psychiatric Association (APA 2013).

6.1   Klassifikatorische Prinzipien psychischer Störungen in ICD und DSM

In Deutschland wie in der übrigen Welt werden aktuell sämtliche Krankheiten nach den Prinzipien des ICD-10 von 1994 klassifiziert. Zum 1. Januar 2022 wird die Folgeversion ICD-11 in Kraft treten. Inhaltlich besteht bezüglich der psychischen Störungen jedoch meist eine große Nähe zum DSM der APA. Daher soll das Konzept des Störungsbegriffs anhand der aktuellsten Definition im DSM-5 analysiert werden. Dort wird eine psychische Störung folgendermaßen definiert:

> »Eine psychische Störung ist als Syndrom definiert, welches durch bedeutsame Störungen in den Kognitionen, der Emotionsregulation oder des Verhaltens einer Person charakterisiert ist. Diese Störungen sind Ausdruck von dysfunktionalen psychologischen, biologischen oder entwicklungsbezogenen Prozessen, die psychischen und seelischen Funktionen zugrunde liegen. Psychische Störungen sind typischerweise verbunden mit bedeutsamen Leiden oder Behinderung hinsichtlich sozialer oder berufs-/ausbildungsbezogener und anderer wichtiger Aktivitäten.« (APA 2013, S. 20; 2018, S. 26).

Im Weiteren werden für diese Definition aber sogleich Einschränkungen eingefügt, wenn es heißt:

> »Eine normativ-erwartete oder kulturell anerkannte Reaktion auf übliche Stressoren oder Verlust, wie z. B. der Tod einer geliebten Person sollte nicht als psychische Störung angese-

hen werden. Sozial abweichende Verhaltensweisen (z. B. politischer, religiöser oder sexueller Art) oder Konflikte zwischen Individuum und Gesellschaft sind keine psychischen Störungen, es sei denn, der Abweichung oder dem Konflikt liegt eine der oben genannten Dysfunktionen zugrunde« (APA 2013, S. 20; 2018, S. 26((Abdruck erfolgt mit Genehmigung vom Hogrefe Verlag Göttingen aus dem Diagnostic and Statistical Manual of Mental Disorders, Fifth Edition, © 2013 American Psychiatric Association, dt. Version © 2018 Hogrefe Verlag.)

Folgende Elemente als Definitionskriterien für eine psychische Störung können also identifiziert werden:

1. die klinische Relevanz bzw. Bedeutsamkeit
2. die Störung von Kognition, Emotion oder Verhalten
3. die Verursachung durch eine Dysfunktion von psychologischen, biologischen oder Entwicklungsprozessen
4. das daraus resultierende signifikante Leid oder die Behinderung in sozialen, beruflichen oder anderen wichtigen Bereichen des Lebens
5. der Ausschluss kulturell anerkannter Reaktionen auf Stressoren
6. der Ausschluss sozial abweichenden Verhaltens oder konfliktbedingten Verhaltens, sofern es nicht unmittelbar aus der Störung resultiert.

Allein diese Auflistung der kritischen Elemente zeigt, wie problematisch der Versuch ist, im Bereich des Mentalen eine psychische Krankheit zu definieren. Wenn im Vergleich dazu eine Lungenentzündung oder ein Knochenbruch aus dem Bereich der inneren Medizin oder der Chirurgie gewählt wird, würde sicher niemand auf die Idee kommen, Kriterien der klinischen Relevanz, der Signifikanz des resultierenden Leids oder der gesellschaftlichen Akzeptanz zu bedenken. Dabei kann etwa die Fraktur eines der kleinen Zehenknochen durchaus mit geringer klinischer Relevanz und geringem Leidensdruck einhergehen. Die Beispiele zeigen, dass in der Medizin ständig mit einer Mischung der diskutierten Normalitätsbegriffe (► Kap. 4) (statistische, technische und soziale Norm) vor dem Hintergrund pragmatischer Überlegungen operiert wird. Dies unterscheidet die psychiatrische Medizin nicht von der somatischen. Nur sind die abgehandelten Themen – das Denken, die Emotionen und das Verhalten – sehr viel identitätsnäher als Zehenknochen oder vorübergehende Infektionserkrankungen. Dies erklärt die hohe emotionale Relevanz und die Vehemenz der entsprechenden Diskussionen (Frances 2013).

Aber zurück zur Definition einer psychischen Störung (mental disorder) nach ICD und DSM. Im Folgenden sollen die genannten Kriterien kurz analysiert werden im Hinblick auf den Normalitätsbegriff, der ihnen zugrunde liegt.

1. *Die klinische Relevanz:* Bei der Beurteilung der klinischen Relevanz einer Störung kommt offensichtlich ein sozial-gesellschaftlicher Normbegriff zur Anwendung. Denn ob etwa ein leichtes bis mittelgradiges depressives Syndrom angesichts der alltäglichen Realität einer Gesellschaft allgemein für relevant erachtet wird oder nicht, hängt mit Sicherheit von den gesellschaftlichen Rahmenbedingungen ab. So wurden etwa zu Zeiten des 2. Weltkrieges in den Kriegsgebieten Mitteleuropas

entsprechende Syndrome mit hoher Wahrscheinlichkeit weniger gewürdigt als heutzutage. Ähnliches gilt für das halluzinatorische Hören von Stimmen. Wurde dieses etwa im Kontext eines mittelalterlichen oder frühchristlichen Denkens bei ansonsten intakten neurokognitiven Funktionen als besondere Gnade Gottes gedeutet, so hätte man diesem Phänomen sicher keine »klinische Relevanz« beigemessen. Das Kriterium der klinischen Relevanz orientiert sich also überwiegend an der sozialen Norm.

2. *Die Störung von Kognition, Emotion oder Verhalten:* Dieser Punkt orientiert sich an einer technisch-biologischen, aber auch an einer statistischen Norm. Zwar kommen bei der Erwartung daran, wie Kognition, Emotion und insbesondere Verhalten im ungestörten Falle aussehen sollen, auch soziale und moralische Normvorstellungen zum Tragen, doch kann über die alltäglichen Erfahrungen mit dem Funktionieren des eigenen Körpers und der Beobachtung des Funktionierens der Körper der anderen doch relativ klar ein Einvernehmen darüber erzielt werden, wie ungestörte Kognitionen, Emotionen und Verhaltensweisen aussehen sollten. So soll etwa das Denken geordnet sein und einer alltäglichen Logik folgen, die Emotionen sollten in einer angemessenen Relation zu sie auslösenden Reizen stehen und das Verhalten sollte für Betroffene und Dritte einigermaßen zielgerichtet und berechenbar sein. Die täglichen Erfahrungen mit dem eigenen Körper und denen der anderen müssen aber am ehesten als eine statistische Norm verstanden werden. Denn es sind die zahlreichen Erfahrungen in den vielen, aber doch ähnlichen Situationen, aufgrund derer Erwartungen an das Denken, die Emotionen und das Verhalten in einer konkreten Situation geformt werden. Treffen solche Erwartungen nicht ein, etwa weil ein Mensch Konzentrations-, Wortfindungs- oder Gedächtnisstörungen hat, so wird eine Abweichung von der technischen (biologischen) Norm geschlussfolgert (»Irgendetwas stimmt nicht mit mir. Irgendetwas ist ›kaputt‹.«). Das Kriterium der Störung folgt also offensichtlich sowohl einer technischen (biologischen) als auch einer statistischen Norm.

3. *Die Verursachung durch eine Dysfunktion von psychologischen, biologischen oder Entwicklungsprozessen:* Dieser Punkt folgt am klarsten einer technischen Norm. Auch wenn die meisten der gestörten psychischen Funktionen aktuell nicht in einem technisch-mechanistischen Sinne ätiologisch und pathogenetisch erklärt und abgeleitet werden können, so ist dies doch das erklärte Ziel jeder neurowissenschaftlichen Forschung. Hier wird also eine technische Norm in den Blick genommen.

4. *Das daraus resultierende signifikante Leid oder die Behinderung in sozialen, beruflichen oder anderen wichtigen Bereichen des Lebens:* Jede Stärke und jede Schwäche vom Menschen und seinem Körper hat Konsequenzen. So wird ein unterdurchschnittlich kleiner Mensch selten ein Basketball-Star und überdurchschnittlich große Menschen eignen sich kaum für den Bergbau. Ein IQ im unterdurchschnittlichen Bereich von 90 kann für sensitive Menschen eine erhebliche Kränkung darstellen und damit zu relevantem Leid führen. Diesbezüglich robustere Individuen, die sich dennoch ein erfolgreiches Leben z. B. im handwerklichen Bereich aufgebaut haben, könnten dagegen mit der Einstellung »Was schert mich

das Ergebnis eines IQ-Tests[9], wenn ich deutlich mehr Geld verdiene als die ›supergescheiten‹ Akademiker!« ohne relevantes Leid mit einer solchen Schwäche umgehen. Ob diese Eigenschaften also überhaupt eine Bedeutung im Alltag der Betroffenen entfalten, hängt von vielen anderen individuellen und gesellschaftlichen Faktoren ab. Und wie sie mit solchen Vorteilen oder Nachteilen umgehen, bestimmt, ob daraus Stärken oder Schwächen werden. Wie sehr solche Stärken und Schwächen schließlich mit einem Leidensdruck verbunden sind, hängt wie gezeigt mit der Bewertung der Betroffenen und ihrer Umwelt zusammen. Der Punkt des signifikanten Leids und der Behinderung ist also offensichtlich einer, der wesentlich von individuellen und gesellschaftlichen Normerwartungen abhängt.

5. *Der Ausschluss kulturell anerkannter Reaktionen auf Stressoren:* Dieser Punkt nimmt ganz offen Bezug auf gesellschaftliche Erwartungen und Normen.

6. *Der Ausschluss sozial abweichenden Verhaltens oder konfliktbedingten Verhaltens, sofern es nicht unmittelbar aus der Störung resultiert:* Auch dieser Punkt bezieht sich offensichtlich auf gesellschaftliche Normen und moralische Vorstellungen. Gerade im Hinblick auf den Punkt der Homosexualität kann klar illustriert werden, wie weitreichend und oft unmenschlich soziale Normen und Moralvorstellungen das Denken der Menschen in Gruppen prägen. Wurde Homosexualität im religiösen Denken des Mittelalters noch der Freiheit des menschlichen Handelns zugeordnet und damit vor dem Hintergrund biblischer Moralvorstellungen als sündhaft bezeichnet, so wurde es im 19. Jahrhundert als nicht frei zu verantwortende, biologisch determinierte, krankhafte Eigenschaft im Sinne einer Abweichung des menschlichen Körpers von der technischen Norm begriffen. Erst in den letzten Dekaden des vergangenen Jahrhunderts konnten sich die westlichen Gesellschaften dazu durchringen, dieses Verständnis, welches in Wirklichkeit wahrscheinlich auch eher durch soziale denn durch technische Normvorstellungen geprägt war, aufzugeben. Aber auch heute noch wütet zu diesem Themenbereich innerhalb und zwischen den Gesellschaften ein emotional extrem aufgeladener Streit, in dem sachorientierte Diskussionen kaum möglich zu sein scheinen.

Die genaue Analyse des psychischen Störungsbegriffs zeigt, dass sich vier der sechs inhaltlichen Kriterien des DSM-5 am ehesten an sozialen, gesellschaftlichen und damit immer auch moralischen Normalitätskriterien orientieren. Mit dieser Beobachtung soll der Definitionsversuch einer psychischen Störung nicht kritisiert werden. Denn jeder Versuch, es besser zu machen, wird nicht leicht zu positiven Resultaten führen. Die Analyse zeigt aber hoffentlich klar und anschaulich, wie sehr unser Begriff von psychischer Gesundheit und Krankheit – am Ende unausweich-

---

9 An dieser Stelle sollte noch einmal betont werden, dass Intelligenz das ist, was der IQ-Test misst. Gerade die Tatsache, dass viele Menschen mit hohem IQ deutlich schlechter im Leben zu Recht kommen als viele andere mit niedrigerem IQ, zeigt, dass Intelligenz entgegen der alltagssprachlichen Auffassung nicht das allumfassende Gütekriterium des Menschseins ist. Sie ist keine umfassend valide Größe zur Beschreibung des Mensch-Seins, sondern sie stellt nur das Ergebnis einer von Psychologen zu einer bestimmten Zeit konstruierten Testbatterie dar.

lich – ganz wesentlich von sozialen, gesellschaftlichen und auch moralischen Normalitätskriterien geprägt ist. Und diese sind nicht das Ergebnis objektiv auffindbarer oder statistisch beschreibbarer Fakten oder empirischer Beobachtungen, sondern vielmehr Ausdruck einer Mehrheitsmeinung, die sich im mehr oder weniger offenen oder gelenkten Diskurs sozialer Referenzgruppen bildet.

> Der Begriff der psychischen Störung (mental disorder) wird im DSM-5 anhand von sechs inhaltlichen Kriterien definiert, von denen vier am ehesten an einer sozialen Norm orientiert sind.
> Die inhaltlichen Kernkriterien (1. Funktionsstörungen mentaler Funktionen, 2. bedingt durch Dysfunktion von biologischen, psychologischen oder Entwicklungsprozessen) orientieren sich sowohl an einer statistischen als auch an einer technischen Norm.
> Analytisch wird in beiden Klassifikationssystemen wenig auf diese Ausrichtung an statistischen, technisch-biologischen oder sozialen Normen reflektiert.

6.2 Methodische Prinzipien der Klassifikation in ICD und DSM

Methodisch können beim Vorgehen der Klassifikation beider Systeme drei Charakteristika identifiziert werden (Stieglitz und Freyberger 2015):

1. *Die operationalisierte Diagnostik:* Operationalisierte Diagnostik bedeutet, dass für die verschiedenen infrage kommenden Diagnosen ein präziser Katalog an möglichen Symptomen angegeben wird, von denen eine bestimmte Anzahl erfüllt sein muss, damit eine Diagnose gestellt werden kann. Die verschiedenen Symptome werden häufig in Gruppen untergliedert. Auch werden oft Zeitkriterien für die Dauer des Vorhandenseins bestimmter Symptome gefordert (z. B. mindestens zwei Wochen für die depressive Episode oder mindestens vier Wochen für eine Schizophrenie (▶ Tab. 2.1)).
2. *Das Komorbiditätsprinzip:* Das Komorbiditätsprinzip wurde erst in den neueren Versionen DSM-IV und ICD-10 eingeführt. Zuvor spielte die sogenannte Schichtenregel nach Jaspers noch eine wesentliche Rolle bei der Klassifikation psychischer Störungen (Jaspers 1973). Diese besagte, dass psychische Störungen als Folge erkennbarer organischer Hirnkrankungen der tiefsten und damit relevantesten Schicht zuzuordnen seien. Es folgten die schizophrenen Störungen, die affektiven Störungen und die neurotischen Störungen, zu denen teilweise auch die Persönlichkeitsstörungen gerechnet wurden. Implizit liegt dieser Schichtenregel noch ein kausales, Ätiologie orientiertes Denken zugrunde. Denn bei den organischen psychischen Störungen konnten benennbare ursächliche Komponenten (etwa eine

Epilepsie bei epileptischen Psychosen) als wahrscheinliche Ursache der Symptome angegeben werden. Bei den schizophrenen Störungen und endogenen Depressionen wurde implizit davon ausgegangen, dass diese nicht stressbedingt, psychoreaktiv, sondern durch komplexe, bislang unverstandene organische Pathomechanismen verursacht seien. Bei den neurotischen Erkrankungen und Persönlichkeitsstörungen wurde dagegen unterstellt, dass psychoreaktive Stressphänomene in der Gegenwart (Beispiel: reaktive Depression) oder in der Vergangenheit (Beispiele: Zwangsstörung und Persönlichkeitsstörung) eine wichtige Rolle bei der Entstehung der psychischen Störung spielten (vgl. auch Huber 2005).

Ein solches ursächliches, ätiologisch-pathogenetisches Denken wurde mit Einführung des Komorbiditätsprinzips in DSM-IV und ICD-10 fast vollständig aufgegeben. Stattdessen wird in der ICD-10 gefordert, so viele Diagnosen zu verschlüsseln, bis alle Aspekte des klinischen Bildes abgedeckt sind. Dies führt natürlich zu einer Vielzahl von Diagnosen und vor allem dazu, dass die einzelne Diagnose im Hinblick auf die zugrunde liegende Ursache der psychischen Funktionsstörung zunehmend an Bedeutung verliert.

Dies ist nebenbei bemerkt nach meiner Auffassung einer der zentralen Gründe dafür, dass bei der neurobiologischen Forschung der letzten Jahrzehnte, die sich auf ICD- und DSM-Diagnosen bezieht, keine einheitlichen Erkenntnisse gewonnen werden konnten. Denn wie soll bei einer Forschung, die unter den pseudokategorialen Begriffen Schizophrenie oder Depression in Wirklichkeit 20 oder 30 unterschiedliche Ätiologien und Pathogenesen mit biologischen Methoden erforscht, etwas Einheitliches herauskommen? Das wäre nüchtern betrachtet schon ein großer Zufall (Tebartz van Elst et al. 2006).

3. *Die multiaxiale Diagnostik:* Psychische Symptome entwickeln sich in einem komplexen Bedingungsgefüge aus biologischer Veranlagung, mono- oder oligokausalen Schädigungsfolgen und psychosozialem Stress, der oft Folge von gesellschaftlichen Rahmenbedingungen ist. Wie auch die enormen Anstrengungen zeigen, die in die Entwicklung der beschriebenen Klassifikationssysteme geflossen sind, ringt die psychiatrisch neurobiologische Wissenschaft intensiv damit, dieser Komplexität Herr zu werden. Sie hat es offensichtlich bislang nicht geschafft. Die Komplexität des Forschungsgegenstands sollte aber der sich damit befassenden Wissenschaft nicht vorgeworfen werden. Ein Versuch, diese Komplexität in die Klassifikation einfließen zu lassen, ist die sogenannte multiaxiale Diagnostik.

Dieser Versuch ist zwar insofern überzeugend, als dass global betrachtet verschiedene Einflusssphären analytisch klar getrennt und erfasst werden können. Betrachtet man jedoch einen Einzelfall, einen konkreten Patienten in seinem Leben, so zeigt sich, dass sämtliche dieser scheinbar getrennten Achsen de facto miteinander interagieren und im Einzelfall kaum voneinander getrennt werden können.

Die großen Klassifikationssysteme ICD und DSM definieren psychische Störungen nach rein deskriptiven Kriterien unter weitgehender Aufgabe eines kausalen Denkens.

Die so resultierenden Störungskategorien sind sowohl klinisch als auch neurobiologisch unscharf voneinander abgegrenzt.

6.3 Die Folgen der Aufgabe kausalen Denkens

Eine große Schwäche der ICD- und DSM-Klassifikation liegt in meinen Augen darin, dass mit der Aufgabe der Schichtenregel ein ursächliches Denken bei der Klassifikation psychischer Störungen fast keine Rolle mehr spielt. Dies hat weitreichende und zum Teil katastrophale Auswirkungen gerade auch für die schizophrenen Störungen. Zunächst aber soll ein Verständnis davon entwickelt werden, wieso es dazu kam.

6.3.1 Die historischen Gründe für die Aufgabe kausalen Denkens

Die Konzepte von psychischen Störungen oder Krankheiten des 19. und frühen 20. Jahrhunderts waren gerade auch im Hinblick auf die schizophrene oder psychotischen Störungen geprägt von den sogenannten Schulen (▶ Kap. 3). Hinter diesem Begriff verbirgt sich das Denken und Schreiben herausragender Persönlichkeiten der Psychiatriegeschichte wie Pinel, Griesinger, Kraepelin, Freud, Wernicke, Kleist, Leonhardt, Adler, Bleuler, Jung, Schneider, Frankl, Slater, um nur einige zu nennen. Dies waren meist wissenschaftlich interessierte Kliniker, die mit ihrem Denken und Schreiben teilweise sehr einflussreich für nachfolgende Generationen waren. In der zweiten Hälfte des 20. Jahrhunderts kam es dann zu einer zunehmenden Internationalisierung und Institutionalisierung der psychiatrischen Wissenschaft. Im Rahmen der Schulenpsychiatrie und -psychotherapie hatten sich zuvor teilweise sehr originelle wissenschaftliche Theorien und Systeme entwickelt, die aber untereinander kaum noch kompatibel waren. Dementsprechend kam es oft zu heftigen und völlig unfruchtbaren Auseinandersetzungen zwischen den Vertretern der verschiedenen Schulen. Vergegenwärtigt man sich, dass selbst heute noch in der DSM-5-Definition von psychischer Störung vier der sechs inhaltlichen Kriterien implizit auf soziale Normen bezogen sind, so kann man sich vorstellen, wie leicht eine so strukturierte Schulenpsychiatrie und -psychotherapie sich in den Fallstricken zeitgemäßer sozialer Normen und moralischer Vorstellungen verfangen kann. Als Reaktion auf diese Erfahrungen wurden aufbauend auf den Arbeiten von Schneider die Operationalisierungen von psychischen Krankheiten zunehmend theoriefreier gestaltet (Schneider 1958). Denn dies schien der einzige Weg, dem Streit der Schulen zu entkommen, indem alle wichtigen Streitpunkte ausgeklammert wurden. Zudem scheint mir auch ein praktischer bzw. pragmatischer Aspekt in diesem Zusammenhang von Bedeutung zu sein. Die großen internationalen Klassifikationssysteme wurden zunehmend von eher klinikfernen, politisch orientierten Personen formuliert, denen es Freude macht, in zeitintensiver Gremienarbeit fern der Klinik oder dem Forschungslabor, um Formulierungen zu ringen und diese durchzusetzen. Und da am Ende des Tages immer ein Kompromiss gefunden werden muss, so ist der kleinste gemeinsame Nenner meist der, bei dem alle konfliktrelevanten Themen ausgeklammert werden. Leider trifft dies insbesondere auf den in meinen Augen kritischen Punkt der Verursachung psychischer Störungen zu, der in den aktuellen Klassifikationssystemen keine relevante Rolle mehr spielt.

> Die Definitionen psychischer Störungsdiagnosen werden in Gremien erarbeitet, in denen Konsens und die Vermeidung von Streit zwischen Schulen aus pragmatischen Gründen eine zentrale Rolle spielen.
>
> Das Prinzip des politischen Kompromisses und des kleinsten gemeinsamen Nenners hat zur weitgehenden Aufgabe kausaler Organisationsprinzipien bei der Definition von Klassifikationssystemen nach ICD und DSM geführt.

6.3.2 Die Aufgabe eines zentralen wissenschaftlichen Zieles

Mit der Aufgabe der Klassifikation psychischer Störungen nach Ursachen wurde implizit – ohne dass sich alle Akteure wahrscheinlich der Tragweite dieser Entscheidung bewusst waren und sind – auch das Projekt aufgegeben, die relevanten Kausalursachen zu identifizieren. Denn schlussendlich wurde der Störungsbegriff implizit doch auf der Grundlage der konzeptuellen Denkschablone des Krankheitsbegriffs entwickelt, und dieser ist wie gezeigt wurde (▶ Kap. 5) wesentlich auf die Erstursache als entscheidende Größe für das Zustandekommen einer Krankheit gedacht. Und schlussendlich ist die Entdeckung der ätiologischen Erstursache oder aber pathogenetischer Folgeursachen eine Voraussetzung dafür, eine Krankheit oder Störung zu verstehen und sie vor dem Hintergrund eines solchen Verständnisses auch möglichst kausal zu behandeln. Die Tatsache, dass die Aufgabe dieses Ziels aber still und heimlich und mehr implizit als explizit geschah, hat weitreichende und in meinen Augen teilweise verheerende Folgen, was im Folgenden thematisiert werden soll.

> Durch die implizite konzeptuelle Entkoppelung des Störungsbegriffs von der die Störungen verursachenden Kausalität wird ein pseudokategorialer Krankheitsbegriff geschaffen.
>
> Dies hat weitreichende Folgen, derer sich die meisten Akteure in der Medizin (Patienten, Ärzte, Wissenschaftler, Geldgeber) aber nicht umfassend bewusst sind.

6.3.3 Die Missverständnisse des Störungsbegriffs

Vielen Akteuren im Gesundheitswesen ist es nach meiner Analyse nicht bewusst, dass mit dem modernen Störungsbegriff die klassischen Krankheitskriterien aufgegeben wurden. Denn die gewählten Begriffe wie Schizophrenie, Depression, ADHS oder Autismus kommen in der Alltagssprache ebenso daher wie echte Krankheitsbegriffe wie z. B. Syphilis, Diabetes mellitus Typ 1, kleinzelliges Lungenkarzinom usw. Zwar gibt es auch in der somatischen Medizin Begriffe, die in der Allgemeinbevölkerung als genuine Krankheitsbegriffe missverstanden werden, wie z. B. Hypertonie oder Epilepsie. Jedoch sind in diesen Fällen die Konsequenzen nicht so weitreichend. Denn zum einen wird in der jeweiligen Fachsprache der Spezialwissenschaft ein differenzierterer Sprachgebrauch gepflegt, wenn etwa von essenzieller oder renaler

Hypertonie in Beispiel 1 oder von einer Temporallappenepilepsie bei Hippocampussklerose in Beispiel 2 gesprochen wird. Dagegen ist in der Alltagssprache der psychiatrisch-psychotherapeutischen Wissenschaft und Klinik regelmäßig von der Schizophrenie, der Depression, dem Autismus oder der ADHS die Rede, so als repräsentierten diese Begriffe tatsächlich Krankheiten im klassischen Sinne der Definition. Zum anderen ist in der somatischen Medizin der Forschungs- und therapeutische Gegenstand nicht derartig komplex in psychoreaktive, stressbedingte, persönlichkeitsbezogene und gesellschaftliche Thematiken eingewoben, sodass entsprechende Begrifflichkeiten für das Selbst- und Menschenbild der betroffenen Patienten eine ungleich geringere Bedeutung haben.

Missverständnisse bei Patienten und Angehörige

In der Psychiatrie werden die Krankheitsbegriffe der psychischen Störungen von Patienten, Angehörigen, Journalisten, aber auch von vielen Ärzten und Wissenschaftlern zumindest in der alltäglichen Sprachpragmatik regelmäßig als Krankheiten missverstanden. Die Bedeutung eines solchen Missverständnisses sei an einem Beispiel (▶ Kasuistik 4) erläutert:

Kasuistik 4: Ein schwerwiegendes Missverständnis

In der Spezialsprechstunde für Tic-Störungen wird ein Patient mit seiner Mutter und Schwester vorstellig. Der 24-jährige Student litt seit seinem sechsten Lebensjahr an einer sehr schweren Form eines Gilles-de-la-Tourette-Syndroms (GTS), bei dem es zu unwillkürlichen Muskelzuckungen vor allem der Gesichtsmuskulatur, aber im Falle unseres Patienten auch der Arme und Beine kam. Außerdem herrschten immer wieder Phasen vor, in denen der Patient Schmatz-, Stöhn- und Grunz-Geräusche machte, ohne dies unterdrücken zu können. Wegen dieser Symptome wurde der Patient in seiner Schulzeit viel geärgert und ausgegrenzt, worunter sowohl er als auch die ihn sehr unterstützende Familie stark gelitten hatte. Im Rahmen der genaueren Befunderhebung wurde klar, dass der Patient in den Monaten vor Ausbruch der Tics unter einem starken fieberhaften Infekt mit starker Rachenentzündung und Bläschenbildung auf der Zunge und im gesamten Rachenraum gelitten hatte. Die Suche nach spezifischen Antikörpern gegen Streptokokken blieb erfolglos. Allerdings zeigten sich in der Kernspinuntersuchung des Gehirns (MRT) Auffälligkeiten im Bereich der Basalganglien. Die Untersuchung des Elektroenzephalogramms (EEG) wies ebenfalls unspezifische Auffälligkeiten auf. Der Patient hatte insgesamt drei inzwischen erwachsene Geschwister, drei Onkels und Tanten väterlicherseits und vier mütterlicherseits sowie insgesamt 14 Cousins und Cousinen. Niemand in der großen Familie litt unter einem GTS.
  Nach ICD-10-Kriterien konnte die Diagnose eines GTS bestätigt werden, die dem Patienten und seiner Familie bereits bekannt war. Auch wussten sie, dass es – ähnlich wie bei den schizophrenen Erkrankungen – eine starke familiäre Veran-

lagung für das GTS gibt, weshalb sowohl der Patient als auch seine Familie vor dem Hintergrund des Krankheitsmodells einer Erberkrankung große Ängste entwickelt hatten, dass weitere Kinder oder Enkel mit dem gleichen Schicksal konfrontiert werden könnten.

Angesichts der Befundkonstellation mit fieberhaftem, klinisch relevanten Infekt vor Ausbruch der Tics, des MRT- und EEG-Befundes sowie der unauffälligen Familienanamnese in der großen und verzweigten Familie, konnte nun die Diagnose eines wahrscheinlich sekundären und damit nicht-familiären GTS spezifiziert werden (▶ Kap. 6.4).

Bei Erklärung dieser Diagnose brach die begleitende Schwester in heftiges Weinen aus. Auf Nachfragen wurde klar, dass sie sich immer eigene Kinder gewünscht hatte, sich diesen Wunsch aber wegen der von ihr falsch verstandenen Erblichkeit des Tourette-Syndroms und aus Angst, ihren Kindern könne das gleiche Schicksal drohen wie ihrem Bruder, versagt hatte. Somit war die plausible neuropsychiatrische Diagnose auch für die Familie von großer Bedeutung, weil sie weniger Sorgen hatte, künftige Kinder könnten von der Symptomatik betroffen werden.

Diese Kasuistik illustriert, dass der Begriff der psychischen Störung von vielen Patienten und ihren Angehörigen oft als Krankheit missverstanden wird. Aussagen der Form, ein Tourette-Syndrom, eine Schizophrenie, eine ADHS oder eine Autismus-Spektrum-Störung sind familiär bedingt, werden im Sinne eines klassischen Krankheitsverständnisses missverstanden. Die Konsequenzen für das eigene Selbstbild (Misstrauen gegenüber der eigenen körperlichen Verfasstheit) und, wie im Beispiel gezeigt, im Hinblick auf die Familienplanung können sehr weitreichend und manchmal sehr nachteilig sein.

Missverständnisse bei Ärzten

Auch Ärzte sind sich der Tatsache, dass psychische Störungen keine Krankheitsbegriffe repräsentieren, nicht immer bewusst. So wurde beispielsweise der o. g. Familie in zahlreichen Konsultationen bei den verschiedensten Ärzten und Psychologen das GTS zumindest implizit immer als klassische Krankheit vorgestellt. Auf die Idee, nach Ursachen zu suchen, die die Diagnose eines sekundären GTS begründen könnten, war bislang noch niemand gekommen. Ähnliches ist auch bei vielen anderen psychischen Störungsbildern wie Schizophrenien, uni- oder bipolaren Depressionen, Zwangsstörungen usw. häufig zu beobachten. Ein weiterer Grund für dieses Nichtbeachten möglicher sekundärer Störungsursachen ist der, dass eine entsprechende Erkenntnis oft keine unmittelbare therapeutische Konsequenz hätte. So wird z. B. eine Schizophrenie oder ein depressives Syndrom gemäß aktuellen Leitlinen sehr ähnlich behandelt, unabhängig von der Tatsache, ob es sich um eine primäre oder sekundäre Variante handelt (DGPPN et al. 2015). Diese Praxis scheint sich aber aktuell mit der sich zunehmend verbreitenden Erkenntnis, dass z. B. immunologische Enzephalopathien oder paraepileptische Pathomechanismen mögliche Ursachen zahlreicher unterschiedlicher psychischer Symptome sein können, doch zu ändern (▶ Kap. 8; Tebartz van Elst et al. 2015).

Missverständnisse bei Wissenschaftlern

Schlussendlich missverstehen oft auch Wissenschaftler selbst die gängigen Störungsbegriffe im Sinne einer Krankheit, etwa dann, wenn Schizophrenie- oder Depressionsforschung betrieben wird. Dies mag zwar in dem Fall, in dem etwa die Auswirkungen der Depression oder Schizophrenie auf das soziale Ansehen betroffener Patienten erforscht werden, keine wichtige Rolle spielen, denn diese Auswirkungen in der Gesellschaft ergeben sich unabhängig von der Ursache der Symptome allein aus deren Vorhandensein. Aber selbst in dieser psychosozialen Sphäre könnte es auch im Hinblick auf die Reaktionen Dritter von Bedeutung sein, ob diese verstehen, dass bei betroffenen Menschen schizophrene oder depressive Syndrome z. B. durch diskrete Entzündungsprozesse im Gehirn verursacht wurden (▶ Kap. 8; Tebartz van Elst et al. 2015).

Von tragischer Bedeutung ist dieses Missverständnis dagegen dann, wenn Millionen von Euro in die Erforschung der Hirnstruktur oder Pathophysiologie oder der Wirkung neuer Medikamente zur Behandlung von Schizophrenien oder Depressionen investiert werden und immer wieder mit sehr viel Aufwand sehr wenig Resultate produziert werden. Dass diese notorische Unproduktivität der neuropsychiatrischen Forschung der letzten Dekaden spielend einfach durch die Feststellung erklärt werden kann, dass in Form der psychischen Störungsbilder keine Krankheiten, sondern Sammelbegriffe beforscht werden, wird immer noch kaum zur Kenntnis genommen (Tebartz van Elst et al. 2006). Zumindest werden daraus kaum Konsequenzen gezogen.

> Aufgrund des pragmatischen Sprachgebrauchs wird der Störungsbegriff sowohl von Patienten als auch von Ärzten und Wissenschaftlern im Sinne einer klassischen Krankheitskategorie missverstanden.
>
> Das hat weitreichende – und leider oft nachteilige – Folgen für das eigene Krankheitsverständnis und Selbstbild der Patienten, die Diagnostik- und Therapiestrategien der behandelnden Ärzte und die Forschungsstrategien der Wissenschaftler und Geldgeber.

6.4 Primäre und sekundäre Syndrome

Um diesem Problem Herr zu werden, sollte nach meiner Auffassung bei allen psychischen Störungen gemäß ICD oder DSM zwischen primären und sekundären Störungen unterschieden werden (Tebartz van Elst et al. 2013; 2014a/b; Tebartz van

Elst 2018). Ziel der Unterscheidung von psychischen Störungen zwischen primären und sekundären Formen ist es dabei, wieder einen Raum für ätiologisch-pathogenetisches Denken im klinischen und wissenschaftlichen Denken und Handeln zu eröffnen.

Dabei lehnt sich der Gedanke der Unterscheidung zwischen primären und sekundären Formen eines Syndroms an bereits existierende Sprachregelungen z. B. in der inneren Medizin an. Dort ist etwa von einer sekundären Hypertonie (Bluthochdruck) die Rede, wenn es klar erkennbare Ursachen für eine solche Hypertonie wie z. B. eine Nierenarterienstenose (Verengung der Nierenarterie) gibt. Können solche Ursachen nicht gefunden werden, gibt es also keine erkennbaren Gründe für den Bluthochdruck, so spricht man von einer primären Hypertonie. Wie bei den psychischen Störungen ist in solchen Fällen oft eine genetische familiäre Veranlagung zu erkennen und nicht selten leiden weitere Verwandte ebenfalls an einer Hypertonie.

Ganz analog sollte bei psychischen Störungen im Hinblick auf die wahrscheinliche Ursächlichkeit zwischen primären und sekundären Störungen unterschieden werden. Dazu sei eine weitere Fallgeschichte betrachtet, die in der Fachliteratur bereits publiziert wurde.

Kasuistik 5 (Tebartz van Elst et al. 2011a, Tebartz van Elst und Perlov 2013): Schizophrenie oder Epilepsie

Der bei der Vorstellung 17-jährige junge Mann und seine sehr besorgten Eltern berichteten, dass er sich in der Schule nicht mehr wohl fühle. Er habe das Gefühl, alle seien gegen ihn, würden ihn auslachen und über ihn sprechen. Bei offenem Fenster wolle er nicht reden, weil er sich dann nicht sicher fühle und er meine, dass die Gespräche mitgehört würden. Er könne quer über den Schulhof hören, wie andere über ihn sprächen und ihn verspotteten. Die Symptomatik habe sich im Anschluss an eine Theateraufführung entwickelt, bei der er die Rolle eines »schrägen Vogels« sehr überzeugend gespielt habe. Sie war begleitet von einem zunehmenden sozialen Rückzug und einem deutlichen Leistungsknick des bis dato exzellenten und sehr ehrgeizigen Schülers. In kinder- und jugendpsychiatrischen Behandlungskontexten war die Verdachtsdiagnose einer schizophrenen Störung gestellt worden. Weil es vor einigen Jahren im Rahmen eines Autounfalls zu einer subduralen und rechts frontalen Kontusionsblutung gekommen war, hatte der niedergelassene Facharzt ihn nun zur weiteren neuropsychiatrischen Diagnostik vorgestellt.

Die Kontusionsblutung sei nach dem Unfall ohne neurologische oder psychiatrische Folgen und mit unauffälligem Kontroll-MRT des Gehirns ausgeheilt.

Eine zwischenzeitlich begonnene antipsychotische Therapie mit Quetiapine habe den Jugendlichen zwar etwas beruhigt, aber an den Denk- und Wahrnehmungsstörungen nichts Grundsätzliches geändert.

Im Rahmen einer klinischen Routine-EEG-Untersuchung zeigten sich seltene 3-Hz-Spike-Wave Komplexe (▶ Abb. 8.1). Eine daraufhin veranlasste videotelemetrische Untersuchung konnte diese mit einer durchschnittlichen Frequenz von 8/Stunde und einer Dauer von 200–3500 msec bestätigen, ohne dass sich klinisch oder behavioral irgendwelche Anfallsäquivalente gezeigt hätten. Offensichtlich litt der Patient also nicht an einer Epilepsie.

Nach ICD-10-Kriterien würde am ehesten eine paranoide Schizophrenie diagnostiziert werden. Nur wenige Diagnostiker würden eine organische schizophrene Störung erwägen, weil trotz der EEG-Auffälligkeit eine Epilepsie nicht diagnostiziert werden konnte. Nach dem hier propagierten Konzept wurde eine sekundäre schizophrene Störung mit paraepileptischem Pathomechanismus diagnostiziert (▶ Kap. 8.2). Eine Behandlung mit dem Antikonvulsivum Valproat führte zu einer vollständigen Heilung aller Symptome, sodass der Patient sein Abitur mit einem Einser-Schnitt abschließen und in der Folge ein sehr anspruchsvolles Studium absolvieren konnte.

Auch für diesen Patienten und seine Familie war es sehr wichtig, ein kausales Krankheitskonzept für sein schizophrenes Syndrom entwickeln zu können. Zwar konnte, wie meist in solchen Fällen, der kausale Zusammenhang zwischen dem stattgehabten Unfall, der Hirnblutung, den EEG-Auffälligkeiten und dem schizophrenen Syndrom nicht mit Sicherheit bewiesen werden. Jedoch waren die aufgezeigten möglichen und in diesem Fall sehr wahrscheinlichen Wirkzusammenhänge für den sehr intelligenten Patienten überzeugend und für sein Selbstbild und Krankheitskonzept von großer Bedeutung. Vor allem aber zeigte auch eine Behandlung, die sich an der vermuteten Ursache orientierte, einen überzeugenden Erfolg.

Kritiker des Vorschlags, bei psychischen Störungen sekundäre und primäre Varianten konzeptuell zu trennen, könnten einwenden, dass bereits aktuell in Form der sogenannten organischen psychischen Störungen im ICD-10 bzw. der sekundären Störungen im ICD-11 Klassifikationsmöglichkeiten für die hier vorgeschlagenen sekundären psychischen Störungen vorhanden seien (WHO 1991, 2021). Dies ist aber bei genauer Betrachtung der Definition der entsprechenden Kategorie im ICD-10 und ICD-11 nicht der Fall. Denn die dort beschriebenen organischen bzw. sekundären psychischen Störungen sind solche, bei denen klar erkennbare Gehirnerkrankungen wie Epilepsien, Parkinson-Syndrom, Gehirnblutungen oder Schlaganfälle oder neurodegenerative Erkrankungen wie die Alzheimer-Demenz identifizierbar sind. Dies ist aber bei den hier beschriebenen Kasuistiken (▶ Kasuistik 4 und ▶ Kasuistik 5) sicher nicht der Fall. Dementsprechend waren beide Patienten von zahlreichen Vorbehandlern auch in Form klassischer psychischer Störungen diagnostiziert worden.

Sekundäre psychische Störungen nach dem hier entwickelten Verständnis sind also solche, bei denen sich auch klinisch ganz klassisch erscheinende psychische Syndrome in einer Gesamtkonstellation präsentieren, die darauf hinweist, dass benennbare Gründe von kausaler Relevanz für die Entwicklung des psychischen Syndroms sind. Dies können z. B. Befunde in der Bildgebung des Gehirns sein, EEG-Befunde, Hinweise auf entzündliche oder immunologische Pathogenesen in den Blut- oder Gehirnwasseruntersuchungen (z. B. eine Hashimoto-Thyreoiditis), Hinweise auf Stoffwechselstörungen, virale Entzündungen, Vitaminmangelsyndrome usw. Eine unauffällige Familienanamnese unterstützt die Hypothese einer sekundären Genese einer psychischen Störung vor allem dann, wenn eine weit verzweigte genetische Verwandtschaft mit zuverlässig unauffälligen Befunden überblickt werden kann.

Auch mono- oder oligogenetische Erkrankungen können zu den sekundären Störungen gezählt werden (▶ Kap. 8.1).

Zusammenfassend kann also festgehalten werden, dass das Konzept der primären und sekundären Syndrome oder Störungen versucht, Elemente kausalen Denkens wieder in die Klassifikation psychischer Störungen einzuführen. Ziel ist es dabei, wahrscheinliche Ursachen für Funktionsstörungen mit zu berücksichtigen bei der Bewertung eines psychischen Phänomens. Sekundäre psychische Störungen sind dabei solche, bei denen eine sorgfältige Untersuchung Hinweise entweder auf eine mono- oder oligogenetische Erkrankung im klassischen Sinne oder auf erworbene funktionell relevante Läsionen (Hirnblutungen, Hirnfarkte, Hirnnarben [Gliosen], epileptiforme Funktionsstörungen, virale oder bakterielle Enzephalitiden, immunologische Prozesse, Intoxikationen, Tumoren etc.) oder Ereignisse (Trauma, Verletzung, Intoxikation etc.) hervorbringt. Bei primären psychischen Störungen finden sich trotz sorgfältiger Untersuchung keine Hinweise auf solche ätio-pathogenetisch (kausal) relevanten Faktoren. Bei zahlreichen psychischen Störungen findet sich bei primären Formen allerdings eine positive Familienanamnese im Sinne einer multifaktoriellen komplexen genetischen Veranlagung. Für viele Patienten ist die Unterscheidung in primäre und sekundäre psychische Störungen für ihr Krankheitsmodell und Selbstbild sehr wichtig.

> Sekundäre psychische Störungen sind solche, bei denen erkennbare hirnorganische Ursachen vorhanden sind, die die psychischen Symptome plausibel erklären.
> Bei primären Störungen ist dies nicht der Fall. Allerdings findet sich häufig eine familiäre Veranlagung im Sinne einer multifaktoriellen komplexen Genetik.

6.5 Primäre Syndrome und Normvarianten

»Verstehen ist ›innere Imitation«« (Theodor Lipps 1903, zit. n. Ebert et al. 2013)

In diesem Kapitel sollen abschließend die primären psychischen Störungen betrachtet werden. Denn in dieser Gruppe ist es vor allem bei leichter Ausprägung der psychischen Symptomatik oft besonders schwer, eine Grenzziehung hin zur Vielfalt der psychischen Seinsweisen im Normbereich menschlicher Existenz zu erkennen. Was soll das heißen?

Besonders augenfällig wird das Gemeinte bei den primären Varianten einer ADHS, des Autismus oder bei den Persönlichkeitsstörungen. Dies wurde aber bereits an anderer Stelle ausführlich thematisiert (vgl. Tebartz van Elst 2018). Während es für die meisten Menschen spontan noch leichter nachvollziehbar ist, autistische versus holistische Eigenschaften in Analogie zu anderen dimensionalen körperlichen Eigenschaften wie der Körpergröße zu verstehen, so ist dies insbesondere für die schizophrenen Erstrangsymptome wie Halluzinationen, Ich-Störungen und Wahn deutlich schwerer. Kann man wirklich nur ein wenig halluzinieren?

Um den Gegenstand der nun folgenden Überlegungen zu konkretisieren, sei zunächst ein weiterer Fall aus einem Bereich der Neuropsychiatrie betrachtet, der von den meisten Menschen als ähnlich kategorial anders erlebt und betrachtet wird wie die schizophrenen Störungen – nämlich ein weiteres Beispiel eines Menschen mit einer Tic-Störung bzw. einem Gilles-de-la-Tourette Syndrom (GTS).

Kasuistik 6: Die Tics und die Angst

Eine Familie stellt sich mit einem 16-jährigen Schüler vor, der an einem schweren Gilles-de-la-Tourette Syndrom leidet. Der Vater ist erfolgreicher Bankmanager einer mittelgroßen Bank und die Mutter Lehrerin. Die familiäre Struktur ist intakt aber von einer großen Sorge um den Sohn geprägt, der in seiner Schule zwar nicht ausgegrenzt wird, aber doch unter der aktuell schweren Ausprägung seiner Tics leidet. Die organische Basisdiagnostik bleibt unauffällig. Es finden sich keine Hinweise auf eine sekundäre Tic-Störung. In der ausführlichen Anamneseerhebung wird klar, dass innerfamiliär ein erheblicher Druck besteht. Vor allem wenn es am Essenstisch beim Sohn zu verbalen Tics kommt (Grunzgeräusche), so führt dies häufig zu einem Wutausbruch des eigentlich sehr fürsorglichen Vaters. Im weiteren Gespräch wird klar, dass dieser auch deshalb subjektiv unter einem erheblichen Druck steht, weil er Sorge hat, dem Sohn könnten mit diesen Tics die Wege in eine gute berufliche Zukunft verbaut sein. Befragt auf eine positive Familienanamnese wird diese von allen Beteiligten verneint. Dabei ist es für den Untersucher offensichtlich, dass der Vater unter Blinzeltics leidet, welche immer wieder während des Gesprächs beobachtet werden können. Diese wurden aber offensichtlich von der Familie und auch dem Vater selbst völlig ausgeblendet (skotomisiert). Darüber hinaus ist für den Untersucher auch gut erkennbar, dass der Vater mit seiner Impulsivität, Sprunghaftigkeit und einer nach genaueren Befragung deutlich werdenen sehr großen motorischen Aktivität über zahlreiche Eigenschaften aus dem ADHS-Cluster verfügt, welche häufig mit Tics vergesellschaftet auftreten. In der Folge gelang es, die Veranlagung des Sohnes für Tics im Sinne einer primären Tic-Störung zu begreifen, die als Extremform einer multikategorialen Normalität verstanden werden kann. Sowohl der Vater als auch die restliche Familie konnten die Analogie der persönlichkeitsstrukturellen Grundverfasstheit von Vater und Sohn auf eine nichtdiskriminierende Art und Weise begreifen. Die Vererbung der Veranlagung verlor auch deshalb ihren Schrecken, weil deutlich wurde, dass der Vater trotz der in seinem Fall lebenslang persistierenden Tics ein gutes und erfolgreiches Leben aufbauen konnte.

Tics sind willkürlich nicht komplett kontrollierbare Zuckungen vor allem der mimischen Gesichtsmuskulatur, aber auch anderer Muskeln oder des Stimmapparats. Sind Tics über einen langen Zeitraum sowohl als motorische als auch als vokale Tics (Geräusche machen) vorhanden, spricht man von einem Gilles-de-la-Tourette-Syndrom (GTS; Müller-Vahl 2014). Häufig kommt es zum Beispiel zu Blinzel-Tics, einschießenden Zuckungen der Mundwinkel, Stirnrunzeln, Kopfwenden, Backen-Aufblasen, Mund-Öffnen, um nur einige typische Bewegungen zu nennen. Die betroffenen Menschen berichten oft, dass es vor dem Tic zu einer sogenannten Tic-Aura kommt. Das bedeutet, dass sie in dem Bereich, in dem später die Bewegung erfolgt, ein Kribbeln oder ein anderes, schwer zu beschreibendes, sensorisches Gefühl erleben – ähnlich dem Kribbeln in der Nase vor einem Nieser, welches die meisten Leser aus eigener Erfahrung kennen werden. Und wie beim Kribbeln vor dem Niesen baut sich dieses sensorische Gefühl langsam zu einem Anspannungsgefühl auf, bis es sich wie der Nieser durch die Tic-Bewegung auflöst. Und wiederum gut vergleichbar dem Niesen wird die Tic-Bewegung an sich oft von einem angenehmen Gefühl des Spannungsabfalls begleitet. Allerdings ist den Betroffenen anders als das Niesen – welches sozial allgemein akzeptiert wird, weil es den meisten Menschen aus eigener Erfahrung bekannt ist – die Tic-Bewegung oft ausgesprochen peinlich. Sie fühlen sich beobachtet und fürchten eine Abwertung ihrer Person und soziale Ausgrenzung, weil sie sich in den Augen von Beobachtern situationsunangemessen verhalten. Noch unangenehmer sind den meisten Betroffenen die verbalen Tics, die sich in Form von Schmatz- oder Grunz-Geräuschen oder mehr oder weniger lauten Tönen entäußern können. Und in der Tat haben sowohl motorische als auch vokale Tics einen ausgesprochen starken Signalcharakter, d. h. sie fallen Beobachtern meist sehr schnell auf. Die für das GTS berühmten Koprolalien, d. h. das unfreiwillige Aussprechen obszöner Worte, sind übrigens in der klinischen Wirklichkeit deutlich seltener vorhanden als viele meinen. In wiederum weitgehender Analogie zu den Erfahrungen der meisten Menschen mit dem Niesen können Tics bis zu einem bestimmten Ausmaß auch kontrolliert und unterdrückt werden. So wie viele Menschen mit Heuschnupfen zu den Zeiten, in denen der Heuschnupfen nur leicht ausgeprägt ist, den Nieser als Reaktion auf das Kitzeln in der Nase eine ganze Weile unterdrücken können, können dies viele Menschen mit einem GTS zu guten Zeiten auch. Und so wie zur Zeit der Blüte des Heuschnupfens dies den meisten Betroffenen dann nicht mehr gelingt, ergeht es auch den meisten GTS-Patienten dann, wenn das GTS schwer ausgeprägt vorhanden ist. Die Gründe für das Zunehmen und Abnehmen des Schweregrads des GTS sind bis heute unverstanden (Müller-Vahl 2014).

An dieser Stelle soll es nun aber nicht um eine umfassende Darstellung des GTS gehen, sondern um eine Erklärung der Besonderheit primärer Störungen im Übergangsbereich zu Varianten einer multikategorialen Normalität. Wenn man sich im Hinblick auf das Vorhandensein von Tics die diskutierten Überlegungen zu Normalität und Normvorstellungen betrachtet (▶ Kap. 4), so würden auf den ersten Blick wahrscheinlich die meisten Menschen der Meinung sein, dass das Vorhandensein von Tics nicht normal ist. Der Grund dafür ist, dass die meisten Menschen solche Tics aus ihrem Selbsterleben nicht kennen. Oberflächlich betrachtet wissen sie nicht, wie es ist, solche Bewegungsimpulse nicht unterdrücken zu können. Und da alle Menschen von ihrem Selbsterleben spontan, implizit und meist unreflektiert auf andere schließen, kommen sie zu der Schlussfolgerung, dass Tics nicht normal seien. Ganz ähnlich verhält es sich mit den schizophrenen Positivsymptomen wie Halluzinationen, Ich-Störungen oder Wahn.

Gemäß Kapitel 4 (▶ Kap. 4) können die Symptome im Sinne einer fehlenden technischen oder biologischen Normalität spezifiziert werden. Denn die meisten Menschen haben die Funktionserwartung an ihren Körper, dass sie solche Bewegungsimpulse unterdrücken können, und halten die fehlende entsprechende Fähigkeit für anormal im Sinne dieser technischen Normerwartung an ihren Körper.

> Verstehen ist innere Imitation. Menschen legen ihr eigenes Erleben und Verhalten bei der Deutung des Erlebens und Verhaltens anderer Menschen zwingend zugrunde. Das Erleben des eigenen Lebens ist die Deutungsschablone der ganzen Welt.

Bei weiterem Nachdenken werden andere vielleicht auch zu dem Schluss kommen, dass Tics auch im Sinne der statistischen Norm außerhalb der Bandbreite des Normalen anzusiedeln seien. Denn es gäbe doch gewiss nur eine kleine Minderheit von Menschen, die unter solchen Tics leiden würden, sodass das GTS auch aus einer deskriptiv statistischen Perspektive als nicht normal einzustufen sei.

Schlussendlich spielt natürlich und vor allem auch die soziale Norm eine herausragende Rolle bei der Bewertung des GTS. Denn die motorischen und vokalen Tics und vor allem – wenn vorhanden – die Koprolalie mit dem unfreiwilligen Aussprechen von Schimpfwörtern, ruft bei den Menschen, die mit dem Phänomen nicht vertraut sind, eine tiefgreifende Empörung hervor, was nicht selten zu Beschimpfungen und sozialer Ausgrenzung von Betroffenen führt. Gleichzeitig käme kaum ein Zeitgenosse auf die Idee, einen anderen wegen seines schweren Heuschnupfens zu missachten, auszugrenzen oder für psychisch krank zu erklären.

Auf den ersten Blick scheint ein Mensch mit einem primären GTS und positiver Familienanamnese in einem umfassenden Sinne allen Kriterien einer fehlenden Normalität zu entsprechen – in sehr weitgehender Analogie zu entsprechenden Menschen mit einer Schizophreniediagnose.

Nun wollen wir aber als dem Humanismus und der Aufklärung verpflichtete Mediziner die Zeitgeist-abhängige soziale Norm nicht gelten lassen, weil sie bekanntermaßen zu Diskriminierung und Ausgrenzung führt und dies nicht den humanistischen Prinzipien entspricht, denen sich die Medizin heutzutage glücklicherweise überwiegend verpflichtet fühlt. Es bleibt aber wie oben beschrieben die Funktionsstörung im Sinne der statistischen und technischen Norm. Wie aber sieht es mit diesen Kriterien bei genauer Betrachtung aus?

Bezüglich der statistischen Norm ist zunächst festzustellen, dass nach Studienlage 10–15 % aller Grundschüler zumindest vorübergehend unter Tics leiden (Robertson 2008a, 2008b; Müller-Vahl 2014). Entsprechend der diskutierten Zahlen (▶ Kap. 4.1) ist dies eine Häufigkeit, die sich weit oberhalb der typischen Cut-Off-Werte für statistisch definierte Anormalität bewegen (▶ Abb. 4.1). Zur Erinnerung: Würde der Normbereich als Mittelwert +/– 2 Standardabweichungen definiert, wären etwa 4 % von statistisch normalverteilten Eigenschaften nicht normal, bei einem Bereich von

+/− 3 Standardabweichungen wären es nur etwa 1 %. In beiden Fällen müssten Tics zumindest bei Grundschülern aus statistischer Perspektive als normales Phänomen betrachtet werden.

Wie sieht es nun aber mit der technischen Normerwartung aus? Die meisten Menschen erwarten es von sich selbst und ihrem Körper, motorische oder vokale Bewegungen wie bei den Tics unterdrücken zu können. Und dieser Erwartung entsprechend klagen auch die meisten von einem GTS betroffenen Menschen darüber, dass sie diese Impulse nicht beliebig unterdrücken können. Dieser unangenehme Aspekt der kybernetischen Tic-Dynamik soll an dieser Stelle auch gar nicht kleingeredet werden. Die Tatsache, dass fast alle von Tics betroffenen Menschen sich wünschen, solche Tics nicht zu haben, zeigt klar an, dass an dieser Stelle auch aus der Eigenperspektive Betroffener eine Funktionsstörung im Sinne einer nicht erfüllten technischen Normerwartung vorliegt und nicht nur eine sozial-normative Abweichung aus der Perspektive der Gesellschaft.

Aber gerade mit Verweis auf die weitgehend analoge kybernetische Dynamik beim Niesen kann die biologische und auch übergeordnete funktionale Relevanz solcher Tics – zumindest bei leichter Ausprägung – infrage gestellt werden. Vor allem dann, wenn es gelingt, die sozialen Normerwartungen, die an Menschen mit GTS herangetragen werden, aber gerade auch die verinnerlichten sozialen Normerwartungen, mit denen Betroffene sich selber konfrontieren, abzubauen, ist sowohl die biologische als auch die psychosoziale Relevanz von solchen Tics verschwindend gering. Es sei an dieser Stelle aber noch einmal betont, dass dies insbesondere dann gilt, wenn die Tics nur leicht ausgeprägt vorhanden sind. Bei schwerer bis sehr schwerer Ausprägung sieht es in der klinischen Praxis und der alltäglichen Lebenswirklichkeit dagegen meist so aus, dass diese die üblichen Vollzüge des alltäglichen Lebens so stark stören, dass diese nicht mehr möglich sind und es zu einer Desintegration mit sozialem Rückzug kommt. Wichtig ist an dieser Stelle aber festzuhalten, dass es nicht so sehr die kategoriale Frage ist – also ob Tics vorhanden sind oder nicht – sondern die dimensionale Frage, wie stark ausgeprägt sie vorhanden sind, und ob sie die anderen mentalen Funktionen und Leistungen eines Menschen stören, die für den Alltag von zentraler Bedeutung sind.

Bezüglich der vorherigen Kasuistik (▶ Kasuistik 6) kann festgehalten werden, dass in dieser Konstellation zwar eine auf familiärer Veranlagung respektive multigenetischer Vererbung beruhende Empfindlichkeit besteht, Tics zu entwickeln (Mataix-Cols et al. 2015), so wie andere Menschen aufgrund einer völlig analogen familiären Veranlagung bzw. multigenetischen Vererbung eine Tendenz zur Entwicklung eines allergischen Heuschnupfens mit in ihr Leben bringen. Wenn nun aber die sechs in Kapitel 6.1 (▶ Kap. 6.1) identifizierten DSM-5-Kriterien für das Vorliegen einer psychischen Störung analysiert werden, so muss festgestellt werden, dass eine solche in den allerwenigsten der entsprechenden Fälle erkannt werden kann.

Zwar kann Kriterium 2 als erfüllt gelten, insofern, als dass eine Störung des Verhaltens vorliegt. Jedoch ist schon Kriterium 3 (Verursachung durch eine Dysfunktion von biologischen, psychologischen oder Entwicklungsprozessen) vor allem bei der primären, familiären Variante einer Tic-Störung als sehr fraglich anzusehen. Kriterium 1 (klinische Relevanz) kann in den meisten Fällen verneint werden, zumindest solange nicht aufgrund sozialer oder moralischer Normvorstellungen ein unangemessener innerpsychischer oder interpersoneller Druck im Sinne einer sozialnormativen Anpassung aufgebaut wird. Auch Kriterium 4 – das sich aus der Funktionsstörung heraus entwickelnde Leid bzw. die Behinderung in sozialen, beruflichen oder interpersonellen Bereichen des Lebens – ist sicher nicht aufgrund der bestehenden Symptomatik an sich, sondern allenfalls wegen des oben erwähnten innerpsychischen oder interpersonellen sozialnormativen Erwartungsdrucks erfüllt. Dagegen kann im Hinblick auf Kriterium 6 (Ausschluss einer psychischen Störung bei sozial abweichendem Verhalten) durchaus die Frage gestellt werden, ob es nicht primär die soziale und gesellschaftliche Ächtung von Tic-artigen motorischen Entäußerungen ist, die das Problem vor allem im Bereich leichter ausgeprägter primärer Tic-Störungen überhaupt erst aufkommen lässt.

An dieser Stelle möchte ich betonen, dass ich mit dieser Argumentation nicht die Bedeutung und das Leid verniedlichen oder verharmlosen möchte, dem Menschen mit schweren Tic-Störungen – auch in der primären Variante – ausgesetzt sind. Genauso wenig möchte ich die psychosozialen Folgen in solchen Konstellationen kleinreden.

Es soll auch nicht eine Position vertreten werden, die behauptet, eine Phase mit Tics gehöre zur Entwicklung aller gesunden Menschen dazu. Dafür gibt es empirisch betrachtet wenig Anhaltspunkte. Dennoch ist es aus statistisch-empirischer Perspektive so, dass de facto eine wahrscheinlich große Gruppe von Menschen (etwa 15 %) während einer Phase ihres Lebens solche Tics hat bzw. hatte, die bei den meisten der Betroffenen aus bislang ungeklärten Gründen dann im Verlauf der weiteren Entwicklung verschwinden. Bei etwa 1 % der Bevölkerung überdauern solche Tics ein Leben lang und zahlreiche unter ihnen führen ein völlig ungestörtes Leben, haben Beziehungen, Familie, arbeiten erfolgreich in ihren Berufen als Ärzte, Professoren, Handwerker, Musiker, Sportler, Lehrer, Journalisten, Politiker usw. All diese Menschen allein deshalb als psychisch krank zu begreifen, weil sie in Form der persistierenden Tics aus der Perspektive der technisch-biologischen Norm ein Defizit aufweisen, halte ich für unangemessen und vor allem auch nicht im Sinne der weitgehend akzeptierten Kriterien nach DSM und ICD für begründbar.

Die Schlussfolgerung kann nur sein, das Vorhandensein der Tics zumindest in Untergruppen als Normvariante ganz im Sinne der vorgestellten multikategorialen Norm des psychobiologischen So-Seins von Menschen (▶ Kap. 4.4) zu verstehen.

Aber gilt ähnliches auch für die Schizophrenie? Kann man das Halluzinieren von dialogisierenden und kommentierenden Stimmen wirklich plausibel als Normvariante begreifen? Oder wäre eine solche Sichtweise vor allem instrumental, d. h., dass es in Wirklichkeit nur darum geht, durch eine andere Deutung der Wirklichkeit die furchtbare Stigmatisierung der Schizophrenie und schizophrener Patienten und ihrer Familien abzubauen? Letzteres wäre zwar ein ehrenwertes Motiv, aber kein wissenschaftlich akzeptables Argument! Denn eine wissenschaftliche Theorie soll die Wirklichkeit so angemessen wie möglich abbilden – sie aber nicht manipulieren, um irgendwelche anderen Ziele voranzubringen!

Die Auffassung, dass schizophrene Symptome auch dimensional verstanden werden können, analog zu den Persönlichkeitseigenschaften (Tebartz van Elst 2018), ist sicher nicht evident und erscheint auf den ersten Blick eher kontraintuitiv. Denn kaum einer von Ihnen, sehr verehrte Leserinnen und Leser, wird aus eigener Erfahrung sagen können, wie es ist, Halluzinationen, Ich-Störungen oder einen Wahn zu haben? Und da Verstehen innere Imitation ist, wie Theodor Lipps schon 1903 betonte, halten wir es natürlich alle für ein wenig »ver-rückt«, solche Erfahrungen zu machen. Während eine paranoide Persönlichkeitsstruktur noch einfacher als dimensional strukturiert begriffen werden kann – denn viele von Ihnen werden eine ganze Bandbreite von unterschiedlich strukturierten Menschen kennen von extrem misstrauisch bis extrem vertrauensselig – fällt es bei den Halluzinationen deutlich schwerer, diese als dimensional organisierte körperliche Symptome zu verstehen. Denn faktisch ist es nun ja einmal so, dass die allermeisten Menschen solche Halluzinationen nicht haben. Allerdings kann das gleiche auch von den Tics gesagt werden, die ähnlich wie das Halluzinieren von Stimmen, von den meisten Menschen am ehesten als »kategoriales Anders-Sein« begriffen werden würden, weil sie sich nicht vorstellen können, wie es ist, Tics zu haben. Zur Illustration der Komplexität der Wirklichkeit sei eine weitere Fallgeschichte betrachtet.

> **Kasuistik 7: Die unterhaltsamen Halluzinationen**
>
> Herr Z. ist ein 63-jähriger Lehrer, der sich kurz vor seiner Berentung zur Behandlung eines depressiven Syndroms in stationäre Behandlung begibt. Er berichtet, er leide seit zwei Jahren unter zunehmenden depressiven Symptomen mit Antriebsmangel, Interessenverlust, sozialem Rückzug, Freudlosigkeit, Schlafstörungen und manchmal auch passiven Todesgedanken. Grund dafür könnte evtl. ein Nachbarschaftkonflikt sein. Er streite sich mit seinen Nachbarn wegen eines Wegerechts, das auf ihrem Grundstück eingetragen sei. Nun wolle dieser in einem gefangenen Grundstück hinter ihrem Haus bauen und das Wegerecht dazu nutzen. Dies und der Streit darum seien extrem anstrengend. Auch die Partnerschaft sei dadurch belastet. Auch habe er seit vielleicht fünf Jahren einen Tinnitus. Das sei ein Pfeifen vor allem auf dem linken Ohr, welches bei Stress schlechter werde. Auch leide er unter Asthma, das auch bei Stress schlimmer werde. Eher beiläufig berichtet Herr Z., dass er auch Stimmen halluziniere. Das sei seit über 20 Jahren der Fall. Er höre diese Stimmen ganz realistisch, es seien Männer- und Frauenstimmen, die meisten könne er am Stimmklang erkennen. Er höre diese Stimmen schon im Raum – wie eine tickende Uhr – die genaue Raumposition, aus der sie sprächen, würde sich ändern und den Situationen anpassen. Mittlerweile würde er diese Stimmen nicht mehr mit »echten Stimmen« verwechseln. Anfangs sei das aber schwerer gewesen. Diese Stimmen seien schon oft aufdringlich und lästig. Sie könnten auch sehr vereinnahmend sein. Sie würden meist im Plural sprechen: »Uns geht es heute aber gut, nicht wahr? Wollen wir jetzt mal die Klausuren korrigieren oder gönnen wir uns erst einen Kaffee?« Immer wieder seien sie aber auch wirklich witzig. Etwa beim Korrigieren der Klausuren würden sie witzige und originelle Einwürfe machen. Oft seien sie auch charmant und doch sehr unterhaltsam. Sie seien in letzter Zeit schon auch mehr geworden. Ähnlich wie sein Tinnitus und das Asthma würden sie bei Stress nach seinem Eindruck eher mehr werden. Allerdings seien sie auch in guten Zeiten nie ganz weg gewesen während der letzten 20 Jahre. Bei einem Voraufenthalt zur

Behandlung einer Depression seien sie als organische Halluzinose gedeutet worden, weil er u. a. mit Kortison wegen seines Asthmas behandelt worden sei. Er habe aber immer nur Sprays genommen und nie Kortison als Tabletten oder Infusion.

Mit diesen Stimmen habe er die meiste Zeit der letzten 20 Jahre eigentlich gut gelebt. Auch aktuell störten sie ihn eigentlich nicht. Vielmehr sei die Depression sein eigentliches Problem. Mit den Stimmen habe er Jahre lang gut gelebt sowohl in seiner Partnerschaft als auch in der Schule. Seinen Beruf als Lehrer hätten sie nicht tangiert. Natürlich spreche er mit niemandem darüber. Das sei ihm schon klar, dass ihn dann alle für verrückt und schizophren halten würden. Deshalb sage er lieber nichts dazu. Medikamente wolle er zu deren Behandlung aber nicht nehmen. Ansonsten sei es schon ok, Medikamente z. B. zur Behandlung der Depression zu nehmen.

Die organische Basisdiagnostik inklusive einer Magnetresonanztomografie des Gehirns, EEG-Untersuchungen, einer Liquor Analyse und weitreichenden Laboruntersuchungen, die alle möglichen endokrinologischen und immunologischen Parameter umfassen, erbrachte keinen richtungsweisenden Befund.

Zur Familienanamnese berichtet Herr Z., dass sein Vater auch Lehrer gewesen sei. Er sei nie in psychiatrischer Behandlung gewesen, habe aber einmal Andeutungen gemacht, dass auch er Stimmen-Hören kenne. Einer seiner drei Geschwister sei schon einmal wegen Depressionen stationär behandelt worden ebenso wie seine Großmutter väterlicherseits.

Dieser Fall wirft interessante Fragen auf. Nach den diagnostischen Leitlinien für die Diagnose einer Schizophrenie des aktuell gültigen ICD-10 gilt: »Erforderlich für die Diagnose Schizophrenie ist mindestens ein eindeutiges Symptom (zwei oder mehr, wenn weniger eindeutig) der (in ▸ Tab. 6.1 genannten) Gruppen 1–4 oder mindestens zwei Symptome der Gruppen 5–8. Diese Symptome müssen fast ständig während eines Monats oder länger deutlich vorhanden gewesen sein. Zustandsbilder mit den geforderten Symptomen, aber kürzer als einen Monat andauernd (ob behandelt oder nicht) sollen zunächst als akute schizophrene psychotische Störung (F23.2) diagnostiziert werden und als Schizophrenie erst dann, wenn die Symptome länger bestanden haben.« (WHO 1991, S. 97).

Tab. 6.1: Kritische Symptome für die Diagnose einer Schizophrenie nach ICD-10 (WHO 1991)

	Kritische Symptome
1.	Gedankenlautwerden, Gedankeneingebung oder Gedankenentzug, Gedankenausbreitung.
2.	Kontrollwahn, Beeinflussungswahn, Gefühl des Gemachten deutlich bezogen auf Körper- oder Gliederbewegungen oder bestimmte Gedanken, Tätigkeiten oder Empfindungen; Wahnwahrnehmungen.
3.	Kommentierende oder dialogische Stimmen, die über den Patienten und sein Verhalten sprechen, oder andere Stimmen, die aus einem Körperteil kommen.

Tab. 6.1: Kritische Symptome für die Diagnose einer Schizophrenie nach ICD-10 (WHO 1991) – Fortsetzung

Kritische Symptome
4. Anhaltender, kulturell unangemessener und völlig unrealistischer Wahn, wie der, eine religiöse oder politische Persönlichkeit zu sein, übermenschliche Kräfte und Möglichkeiten zu besitzen (z. B. das Wetter kontrollieren zu können oder im Kontakt mit Außerirdischen zu sein).
5. Anhaltende Halluzinationen jeder Sinnesmodalität, begleitet entweder von flüchtigen oder undeutlich ausgebildeten Wahngedanken ohne deutliche affektive Beteiligung, oder begleitet von anhaltenden überwertigen Ideen, oder täglich für Wochen oder Monate auftretend.
6. Gedankenabreißen oder Einschiebungen in den Gedankenfluss, was zu Zerfahrenheit, Danebenreden oder Neologismen führt.
7. Katatone Symptome wie Erregung, Haltungsstereotypien oder wächserne Biegsamkeit (flexibilitas cerea), Negativismus, Mutismus und Stuper.
8. »Negative« Symptome wie auffällige Apathie, Sprachverarmung, verflachte oder inadäquate Affekte (dies hat zumeist sozialen Rückzug und ein Nachlassen der sozialen Leistungsfähigkeit zur Folge). Es muß sichergestellt sein, daß diese Symptome nicht durch eine Depression oder eine neuroleptische Medikation verursacht werden.

Gleichzeitig fällt auf, dass sämtliche der anderen Symptome, wie sie oben (► Tab. 6.1) als typisch für eine Schizophrenie aufgelistet werden, nicht vorhanden sind. Dennoch müsste nach den aktuellen psychopathologischen ICD-10 Kriterien die Diagnose einer Schizophrenie gestellt werden.

Inhaltlich könnte nun aber in weitreichender Analogie zu den Überlegungen des Patienten mit Tics (► Kasuistik 6) festgehalten werden, dass bei Herrn Z. wahrscheinlich auch eine auf familiärer Veranlagung respektive multigenetischer Vererbung beruhende Empfindlichkeit besteht, Halluzinationen zu entwickeln (Mataix-Cols et al. 2015), so wie andere Menschen aufgrund einer völlig analogen familiären Veranlagung bzw. multigenetischen Vererbung eine Tendenz zur Entwicklung von Tics mit in ihr Leben bringen. Wenn nun wiederum die sechs identifizierten DSM-5-Kriterien (► Kap. 6.1) für das Vorliegen einer psychischen Krankheit analysiert werden, so muss festgestellt werden, dass wie bei Kasuistik 6 (► Kasuistik 6) zwar Kriterium 2 als erfüllt gelten kann, insofern, als dass eine Störung der Wahrnehmung oder des Verhaltens vorliegt. Jedoch ist wiederum Kriterium 3 (Verursachung durch eine Dysfunktion von biologischen, psychologischen oder Entwicklungsprozessen) bei dieser primär familiären Variante eines halluzinatorischen Syndroms als fraglich anzusehen. Kriterium 1 (klinische Relevanz) kann zwar für das depressive Syndrom, nicht aber für das halluzinatorische Syndrom festgestellt werden.

Auch Kriterium 4 – das sich aus der Funktionsstörung heraus entwickelnde Leid bzw. die Behinderung in sozialen, beruflichen oder interpersonellen Bereichen des Lebens – ist hier nicht wegen der halluzinatorischen, sondern nur wegen der depressiven Symptomatik erfüllt. Wiederum kann im Hinblick auf Kriterium 6 (Ausschluss einer psychischen Störung bei sozial abweichendem Verhalten) durchaus die Frage gestellt werden, ob es nicht primär die soziale und gesellschaftliche Ächtung von Halluzinationen als »schizophren« ist, die dazu führt, dass Herr Z. klugerweise mit niemandem in seinem sozialen Umfeld über diese Erlebnisse redet.

Wiederum sei betont, dass mit dieser Argumentation nicht die Bedeutung und das Leid verniedlicht oder verharmlost werden soll, dem Menschen mit schweren Halluzinationen – auch in der primären Variante – meist ausgesetzt sind. Genauso wenig möchte ich die psychosozialen Folgen in solchen Konstellationen kleinreden. Auch soll nicht behauptet werden, dass eine Phase mit Halluzinationen zur Entwicklung aller gesunden Menschen dazu gehöre. Dafür gibt es empirisch betrachtet wenig Anhaltspunkte.

Es soll aber an dieser Stelle doch die Frage in den Raum gestellt werden, wie häufig ähnliche Konstellationen wie in Kasuistik 7 (▶ Kasuistik 7), in denen klare schizophrene Halluzinationen ohne relevanten Krankheitswert bestehen, tatsächlich vorkommen und ob diese dann nicht als Normvariante einer multikategorialen Norm betrachtet werden sollten.

Kasten 6.1: Zur Häufigkeit von Halluzinationen und Wahn bei Gesunden.

Psychotische Erfahrungen: Kategoriale Phänomene des grundsätzlichen Anders-Seins oder dimensionale Phänomene des Mehr-oder-Weniger-Extrem-Seins? Wie häufig sind Halluzinationen in der »Normalbevölkerung«?

Lange Zeit wurden die klassischen psychotischen Symptome als rein kategoriales Phänomen begriffen. Das bedeutet, sie wurden im Sinne eines technischen Normalitätsbegriffs verstanden, wie er in Kapitel 4.2 vorgestellt wurde (▶ Kap. 4.2). Dies entspricht auch dem Normalitätsverständnis der allermeisten Menschen von Tics (▶ Kasuitik 6) und Halluzinationen (▶ Kasuistik 7).

In diesem Textfragment soll dieses Verständnis hinterfragt werden. Muss man es wirklich als Funktionsstörung (»ganz oder kaputt«) des Körpers begreifen, wenn man Tics hat oder psychotische Erfahrungen macht (Stimmen hört, Ich-Störungen hat, einen Wahn entwickelt) oder könnten solche Phänomene auch im Sinne eines dimensionalen Verständnisses des Funktionierens des menschlichen Körpers begriffen werden? Werden die psychobiologischen, kybernetischen Leistungen »Wahrnehmungsregulation« oder »Regulation der Willkürmotorik« des menschlichen Körpers im Sinne eines solchen dimensionalen Grundmodells verstanden, so würde das Halluzinieren von Stimmen nicht im Sinne eines »Kaputt-Seins« gedacht, sondern im Sinne eines Extrem-Seins vor dem Hintergrund eines statistischen Normalitätsbegriffs (▶ Kap. 4.2).

Solche Fragen mögen dem Laien auf dem ersten Blick als spitzfindig und abstrus erscheinen, scheint es ihm doch klar, dass ein normaler Mensch keine Stimmen halluziniert. Und dennoch werden sie in Fachkreisen zunehmend diskutiert (van Os et al. 2009; Linscott und van Os 2010; David 2010; Sommer et al. 2010; van Os 2014; Schlier et al. 2016). Bei genauerem Nachdenken erscheint diese Möglichkeit dann auch nicht mehr ganz so fernliegend. Betrachtet man sich etwa Kasuistik 7 (▶ Kasuistik 7), so wird deutlich, dass Herr Z. an akustischen Halluzinationen leidet, wie sie für eine Schizophrenie typisch sind. Viele Fachärzte für Psychiatrie würden in einer solchen Konstellation sicher eine Schizophrenie Diagnose oder eine verwandte Diagnose wie die einer schizoaffektiven Störung stellen, obwohl eigentlich sogar die Störungskriterien nach ICD und DSM dem bei genauer Analyse entgegenstehen. Auch hat Herr Z. wohlweißlich niemanden von seinem Stimmen-Hören erzählt, weil er nachvollziehbarerweise fürchtete, er könne in der Folge stigmatisiert und nicht mehr ernst genommen werden. Sollen Phänomene wie das Halluzinieren von Stimmen in einem dialogisierenden und kommentierenden Sinne aus medizinisch-wissenschaftlicher Perspektive bewertet werden, so ist es entscheidend zu wissen, wie häufig solche Phänomene auch bei Menschen auftreten, die nicht an weiteren psychobiologischen Einschränkungen leiden.

Wie aus Tabelle 6.1 ersichtlich (▶ Tab. 6.1) wird und in Kapitel 2 ausführlich beschrieben wurde (▶ Kap. 2), geht das Schizophrenie-Konzept implizit von weitreichenden neurokognitiven und psychomotorischen Einschränkungen aus. Nicht umsonst wählte Kraepelin den Namen Dementia praecox (= vorzeitige Demenz). Auch sahen sowohl die frühen Autoren des 19. Jahrhunderts als auch die für die Schizophrenie Geschichte prägenden Figuren Kraepelin und Bleuler in Symptomen wie den Stimmen Halluzinationen, dem Wahn und den Ich-Störungen nicht die Grund- oder Basissymptome, sondern akzessorische Symptome (▶ Kap. 3, ▶ Tab. 3.1). Das bedeutet, sie gingen von einem umfassenderen Schizophrenie-Konzept aus, in dem die heute im Vordergrund stehenden Positivsymptome (Halluzinationen und Wahn) gar nicht die entscheidende Rolle spielten.

Sollte sich aufgrund empirischer Forschungsergebnisse nun wider Erwarten herausstellen, dass das Halluzinieren von Stimmen oder Phänomene wie Ich-Störungen oder Wahn de facto bei ansonsten psychosozial gesunden Menschen gar nicht so selten sind wie angenommen, so würde diese Beobachtung die Konzeptualisierung der klassischen psychotischen oder schizophrenen Symptome in einem kategorialen Sinne als Ausdruck einer grundsätzlichen neurobiologischen Funktionsstörung des Gehirns (dem Kern-Äquivalent des Verrückt-Seins) infrage stellen.

Zu dieser Frage nach der Häufigkeit solcher psychotischen Erfahrungen bei insgesamt psychosozial gesunden Menschen sind in den letzten Jahren vermehrt empirische Befunde publiziert worden (Johns et al. 2004; Sommer et al. 2010; Saha et al. 2011; Linscott und van Os 2013). Viele Arbeiten fanden dabei vergleichsweise hohe Raten an psychotischen Symptomen bei psychosozial als gesund eingestuften Menschen, wiesen aber darauf hin, dass diese zugleich Risikofaktoren für das spätere Auftreten von psychischen Störungen wie schizophrenen Störungen (Kelleher und Cannon 2011), Depressionen (Varghese et al. 2011) oder Suizidalität (Nishida et al. 2010) sein könnten (Werbeloff et al. 2012).

In diesem Zusammenhang wurde 2015 eine große populationsbasierte Erhebung an über 30.000 Individuen aus 18 Ländern veröffentlicht, in der McGrath et al. nachweisen konnten, dass psychotische Erlebnisse in Form von Halluzinationen oder Wahnvorstellungen bei durchschnittlich 5,8 % der Befragten wenigsten einmal im Leben aufgetreten waren (McGrath et al. 2015). Dabei waren Halluzinationen mit einer Lebenszeitprävalenz von 5,2 % deutlich häufiger als Wahnvorstellungen (1,3 %). 32,2 % der Befragten mit psychotischen Erlebnissen hatten diese nur einmal in ihrem Leben und 31,8 % berichteten von 2–5 Episoden. Interessantereweise war die Häufigkeit psychotischer Erfahrungen in Ländern mit hohen Durchschnittseinkommen höher. Auch waren Frauen leicht überrepräsentiert (6,6 % vs 5,0 % bei Männern). Ebenfalls waren unverheiratete und arbeitslose Personen und solche mit niedrigem Familieneinkommen überrepräsentiert (McGrath et al. 2015).

Diese Zahlen passen sehr gut zu einer jüngeren Meta-Analyse, in der 61 Studien zur Lebenszeitprävalenz psychotischer Erfahrungen zusammenfassend ausgewertet wurden und die eine Häufigkeit von 7,2 % fand (Linscott und van Os 2013), was deutlich über der Rate an Schizophrenien mit einer aktuellen Prävalenz von etwa 0,7 % liegt (Saha et al. 2005).

Zusammenfassend kann also gesagt werden, dass psychotische Symptome wie das Halluzinieren von Stimmen oder auch Wahnvorstellungen bei ~ 6–7 % der Menschen der Allgemeinbevölkerung wenigsten einmal im Leben auftreten, während die Häufigkeit der Schizophrenie im Sinne der gültigen Definition mit ~ 0,7 % deutlich darunter liegt. Psychotische Symptome können also auch bei als psychobiologisch als gesund einzustufenden Menschen auftreten. Die Beobachtungen sprechen dafür, dass ein rein kategoriales Verständnis psychotischer Symptome der Wirklichkeit nicht gerecht wird.

Und dementsprechend wird in neueren wissenschaftlichen Arbeiten auch zunehmend ein Kontinuum-Modell zu psychotischen Erlebensweisen wie den akustischen Halluzinationen diskutiert, welches eben genau davon ausgeht, dass einige psychotische Phänomene psychobiologisch eben auch dimensional im Sinne eines mehr-oder-weniger-ausgeprägt-vorhanden-Seins verstanden werden können (Baumeister et al. 2017; Garrison et al. 2017).

In meinen Augen ist es für die zukünftige Medizin im Allgemeinen und die psychiatrisch-psychotherapeutische Medizin im Besonderen von herausragender Bedeutung, einen Begriff von dem oben skizzierten Konzept einer multikategorialen Normalität zu entwickeln und dessen Implikationen für das Verständnis vom erwartungsgemäßen und unerwarteten Funktionieren des menschlichen Körpers in unterschiedlichen Situationen seiner Entwicklung und seines Lebens zu untersuchen. Der Hauptgrund dafür ist der, dass ich vor dem Hintergrund des Gesagten und der Fallillustrationen der Überzeugung bin, dass die kognitive, emotionale und behaviorale Wirklichkeit menschlicher Existenz mithilfe dieses Konzepts auf eine validere Art und Weise verstanden werden kann. Darüber hinaus kann es nach meiner Überzeugung dabei helfen, den immer noch dominanten Bereich sozialer und moralischer Normerwartungen an das Funktionieren des menschlichen Körpers sowie an die freien und unfreien Verhaltensweisen des Menschen zugunsten empirischer und wertneutralerer Bewertungen zurückzudrängen. Dies wird für das Leben der meisten Menschen im Alltag einen Zugewinn an behavioraler Freiheit und Lebensqualität bedeuten (Tebartz van Elst 2015).

Zusammenfassend kann hier vorerst festgehalten werden, dass primäre psychische Störungen häufig mit einer familiären, wahrscheinlich multigenetisch bedingten Veranlagung für eine dem Störungsbild entsprechende funktionelle Besonderheit einhergehen. Aus umfassender Beschreibungsperspektive sind mit den entsprechenden Funktionsstörungen (Schwächen) oft auch psychobiologische Vorteile (Stärken) verknüpft, die aber bei der Vorstellung beim Arzt oft in den Hintergrund geraten. Vor allem bei graduell leichter Ausprägung solcher primärer, familiärer, psychobiologischer Funktionsschwächen sind bei genauer Analyse die Kriterien für eine psychische Störung oft nicht erfüllt, obwohl die Funktionsschwäche auch im Selbsterleben klar identifizierbar ist. Von entscheidender Bedeutung für das aus der Funktionsschwäche resultierende Leid und sich daraus entwickelnde psychosoziale Beeinträchtigungen sind in solchen Fällen meist verinnerlichte oder an die Betroffenen herangetragene soziale oder moralische Normerwartungen und nicht die Funktionsschwäche an sich. Das Konzept einer multikategorialen Normalität kann helfen, diesen phänomenalen Bereich mehr oder weniger freien menschlichen Denkens, Fühlens und Handelns adäquat zu verstehen und den immer noch übermächtigen, oft restriktiven Wirkbereich sozialer und moralischer Normerwartungen zurückzudrängen.

> Der Bereich primärer psychischer Störungen beschreibt psychobiologische Stärke-Schwäche-Cluster mit erkennbarer familiärer Veranlagung wahrscheinlich aufgrund einer komplexen multifaktoriellen Genetik.
> Hier sind die psychobiologischen Eigenschaftscluster als dimensionale Größen im Grenzbereich der statistischen Norm zu verstehen.
> Das Konzept der multikategorialen Normalität kann helfen, ein wissenschaftlich valides und nicht-diskriminierendes Verständnis der Biologie solcher Phänomene zu entwickeln.

7 Die Ursachen der schizophrenen Syndrome

Im vorangehenden Kapitel wurde festgehalten, dass Symptome und Zustände, die heute mit dem Begriff Schizophrenie beschrieben werden, so alt sind wie die Menschheit. In prähistorischen Zeiten, aber auch in der griechischen Klassik und bis hin ins Mittelalter wurden psychische Störungen meist mystisch mythologisch ausgedeutet. Klassisches Beispiel ist die Deutung der Epilepsie im antiken Griechenland als heilige Krankheit (Tebartz van Elst und Perlov 2013). Ferner wurden auch andere Beispiele mystisch religiöser Ausdeutung psychischer Symptome etwa aus der Bibel aufgeführt (▶ Kap. 3, ▶ Abb. 3.1).

Im 19. und 20. Jahrhundert wurden psychische Symptome dann überwiegend als Ausdruck einer körperlichen und insbesondere hirnorganischen Funktionsstörung interpretiert. Allerdings war das Wissen über die Funktion des Organs Hirn noch gering. Thema dieses Kapitels sollen nun die pathogenetischen Modelle und empirischen Befunde sein, mit deren Hilfe Ärzte und Neurowissenschaftler heute versuchen, die Genese von psychischen Symptomen zu verstehen und zu erklären. Auch wenn solche Modelle und Verstehensmetaphern immer bruchstückhaft und vereinfachend waren und dies auch bleiben, so spielen sie doch nicht nur für die Wissenschaft, sondern auch für das Selbstverständnis der betroffenen Menschen eine wichtige Rolle.[10]

7.1 Die Phrenologie

Einer der Begründer des modernen Denkens über die Organisation von mentalen Leistungen und Symptomen im Gehirn war der Arzt und Anatom Franz Joseph Gall (1758–1828). Er gilt als Gründer der Phrenologie, die besagt, dass spezifische geistige Leistungen und Eigenschaften ganz spezifischen Gehirnarealen zuzuordnen sind. Da ein Zusammenhang zwischen der Schädelform und dem darunter liegenden Gehirn angenommen wurde, wurden diese mentalen Leistungen auf bestimmte Schädeloberflächenareale projiziert. Daraus entstanden die

---

10 Weite Teile dieses Kapitels wurden in überarbeiteter Form einem früheren Buch des Autors übernommen: Tebartz van Elst L und Perlov E (2013) Epilepsie und Psyche. Stuttgart: Kohlhammer Verlag.

inzwischen berühmten phrenologischen Darstellungen dieses Zusammenhangs (▶ Abb. 7.1).

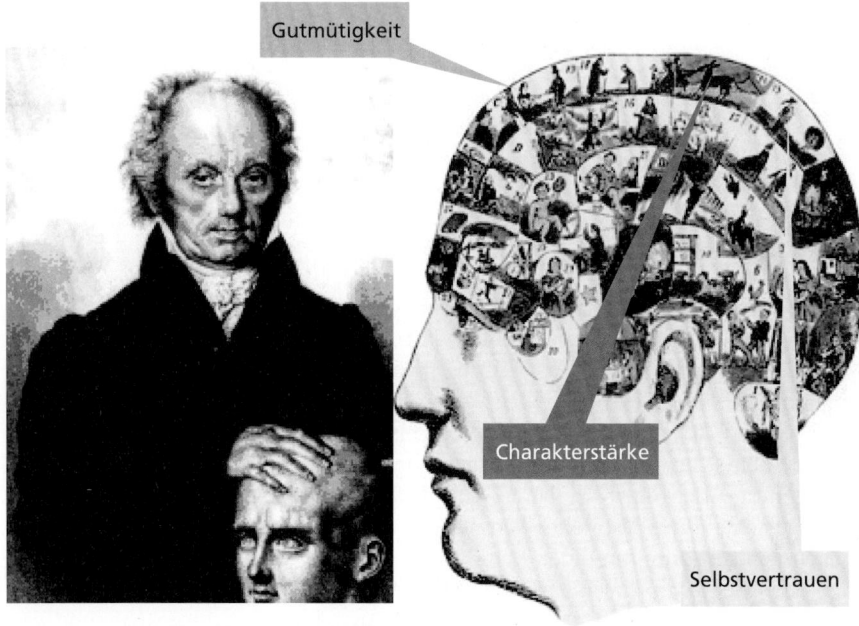

Abb. 7.1: Links Bild des Arztes und Anatomen Franz Joseph Gall (1758–1828) und rechts die Darstellung eines phrenologischen Kopfes (© akg-images).

Auf der Grundlage des heutigen Wissens über Neuroanatomie und Neurophysiologie werden solche Vorstellungen eher belächelt. Allerdings sollte man sich dabei vergegenwärtigen, dass dieser Denkansatz über mentale Leistungen und Symptome in der damaligen Zeit durchaus einen großen Fortschritt darstellte. Viele Zeitgenossen hingen noch der sogenannten Humuralpathologie an und einige hielten – Aristoteles folgend – das Herz noch für das Organ der fühlenden Seele.

Im Folgenden werden die aktuellen Modellvorstellungen zur neuroanatomischen Organisation von mentalen Leistungen und Symptomen kurz zusammenfassend vorgestellt. Dabei sei darauf hingewiesen, dass es sich auch hierbei um vereinfachende Modelle handelt, die der Komplexität der heute bekannten Anatomie nicht umfassend gerecht werden. Dennoch basieren die vorgestellten Modelle auf anatomischem und physiologischem empirischem Wissen und nicht auf Spekulationen. Sie erscheinen deshalb didaktisch hilfreich, weil sie die anatomische Organisation höherer mentaler Leistungen, wie sie bei schizopreniformen Syndromen gestört sein können, veranschaulichen.

7.2 Die frontobasalen Schleifensysteme

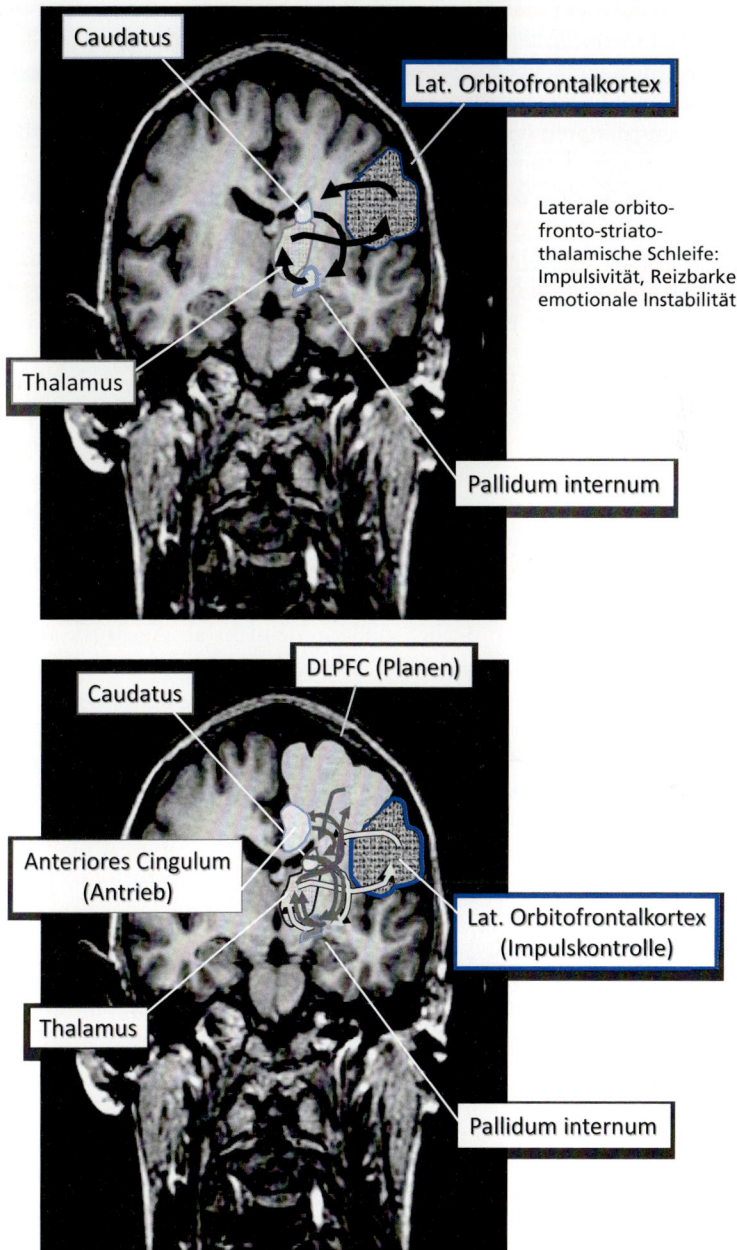

Abb. 7.2: Vereinfachte Darstellung des orbitofrontalen Schleifensystems (oben) und aller drei »mentaler« Schleifensysteme (unten).

Schon seit einigen Jahren ist auf der Grundlage von systematischen neuroanatomischen Untersuchungen, klinischen Läsionsstudien und bildgebenden Forschungsarbeiten klar geworden, dass in der Tat bestimmte Gehirnareale von kritischer Bedeutung für die Organisation bestimmter mentaler Leistungen sind. So ist das okzipitale Gehirn kritisch für visuelle Leistungen. Das Parietalhirn spielt eine zentrale Rolle in der Organisation von Räumlichkeit, bei mathematischen Leistungen und für die Orientierung im Raum. Die Temporallappen, insbesondere mesiale, d. h. mittelliniennahe Temporallappenstrukturen wie der Hippocampus, sind kritisch für mnestische Leistungen (Gedächtnisfunktionen). Dabei ist in der Regel der linkshirnige Temporallappen für sprachassoziierte Gedächtnisfunktionen und der rechte für bildliche Gedächtnisinhalte kritisch. Auch spielt bei Rechtshändern meist der linke Temporallappen (Wernicke-Areal) eine kritische Rolle als semantisches Sprachlexikon, während das frontale Brocaareal für die Sprachmotorik von zentraler Bedeutung ist.

Insgesamt werden präfrontale Gehirnareale mit den sogenannten Exekutivfunktionen in enge Verbindung gebracht. Dies sind mentale Leistungen, die bestimmte Aspekte des Denkens und der Verhaltensorganisation beschreiben, wie etwa die Fähigkeit zur Impulskontrolle, die Fähigkeit Pläne zu entwickeln und Verhalten zielorientiert zu organisieren, die mentale Flexibilität und Umstellungsfähigkeit in wechselnden Umwelten, die Fähigkeit problemorientierte Lösungsstrategien zu generieren oder auch die Antriebsorganisation. Störungen in diesen Leistungsbereichen wurden bereits ausführlich beschrieben (▶ Kap. 2).

Seit den richtungweisenden Arbeiten von Alexander et al. in den 80er Jahren des letzten Jahrhunderts wurde aber klar, dass die psychischen Leistungen nicht als lokalisiert im phrenologischen Sinne, sondern vielmehr als Ausdruck von Netzwerkfunktionen begriffen werden müssen. Alexander et al. (1986) arbeiteten basierend auf etabliertem anatomischem Wissen die Existenz von fünf sogenannten präfronto-striato-thalamo-präfrontalen Rückkopplungsschleifen des Frontalhirns heraus. Von diesen fünf präfronto-striato-thalamo-präfrontalen Schleifensystemen sind zwei vor allem mit motorischen und drei eher mit mentalen Leistungen befasst. Letztere sollen hier vorgestellt werden.

Abbildung 7.2 (▶ Abb. 7.2) veranschaulicht oben skizzierend das Schleifensystem des orbitofrontalen Präfrontalkortex. Dieses nimmt seinen Ursprung in orbitofrontalen und lateralen Arealen des Frontalhirns und strahlt über Stationen des Striatums (Nucleus caudatus und Putamen), des Pallidums und über den Thalamus wieder zurück in die Ursprungsregion, sodass ein geschlossener Regelkreis entsteht. Alle fünf präfronto-striato-thalamo-präfrontalen Regelschleifen sind insofern strukturgleich und parallel aufgebaut, als dass sie von ihren differenten präfrontalen Ursprungsarealen in je benachbarte Gebiete des Striatums (Caudatoputamen), des Pallidums, und des Thalamus ausstrahlen und den Regelkreis dann schließen.

Diesen frontobasalen Schleifensystemen können konkrete mentale Leistungen bzw. im Falle einer Funktionsstörung bestimmte mentale Symptome zugeordnet werden. So können etwa dem in Abbildung 7.2 (▶ Abb. 7.2) (oben) skizzierten Regelkreis des orbitofrontalen Kortex inhibitorische mentale Leistungen, wie Trieb- und Impulskontrolle sowie Affektregulation, zugeordnet werden. D. h., dass es im Falle einer Funktionsstörung im Bereich dieses Netzwerks zu Symptomen wie Impulsivität, Reizbarkeit und emotionaler Instabilität kommt.

7.2 Die frontobasalen Schleifensysteme

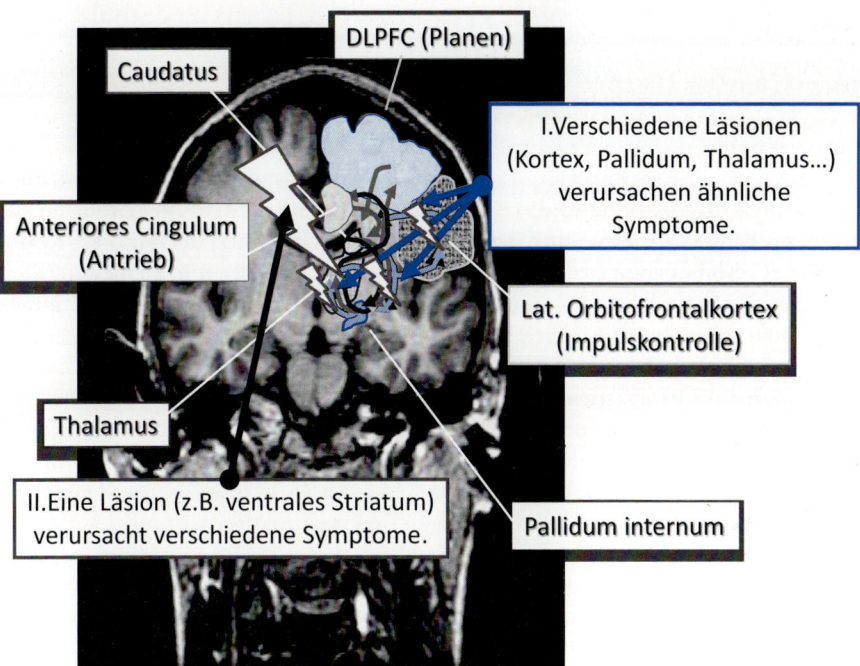

Abb. 7.3: Illustration des Zusammenhangs zwischen Störungsort und Symptomen bei einer zerebralen Netzwerkstörung. Ein schizophrenes Symptom wie eine Denkstörung kann z. B. entstehen, wenn es zu einer Funktionsstörung im kortikalen Areal des Präfrontalkortexes kommt, aber auch, wenn andere Relaisstationen des frontobalen Regelkreises eine Funktionsstörung aufweisen. Kommt es zu Funktionsstörungen an Orten, an denen sich die verschiedenen Regelkreise nahekommen, kann ein buntes Bild verschiedener neurokognitiver, emotionaler und psychomotorischer Symptome die Folge sein (Tebartz van Elst und Perlov 2013).

Abbildung 7.2 (▶ Abb. 7.2) (unten) illustriert drei der fünf präfronto-striato-thalamo-präfrontalen Regelschleifen mit ihren mentalen Kernleistungen. Der Regelkreis des dorsolateralen Präfrontalkortex (DLPFC) ist eng mit kognitiven mentalen Leistungen wie dem Verknüpfen unterschiedlicher Informationen (Assoziation) oder dem Planen von Problemlösungen und Handlungsabläufen verknüpft. Die Regelschleife des anterioren Cingulums wird hauptsächlich mit psychomotorischen Leistungen wie Motivation und Antrieb, aber auch mit Monitorierungsfunktionen in Verbindung gebracht (Heckers et al. 2004).

An dieser Stelle sollen nicht in erster Linie die differenzierten mentalen Leistungen vorgestellt werden, welche durch die entsprechenden Regelkreise organisiert werden. Diesbezüglich sei auf die entsprechende Fachliteratur verwiesen (Mega und Cummings 1994). Vielmehr soll der konzeptuelle Fortschritt im Hinblick auf ein Verständnis der neuroanatomischen Organisation mentaler Leistungen anhand dieses Modells erläutert werden. Denn die Organisation mentaler Leistungen in Netzwerken und Regelkreisen erklärt mühelos, wieso unterschiedliche Läsionen und Funktionsstörungen des Gehirns klinisch relativ ähnliche Symptome hervorrufen können.

> Viele der Symptome, die bei schizophrenen Syndromen beobachtet werden können, wie Wahrnehmungsstörungen, Denkstörungen, Störungen der Kritikfähigkeit, Affektstörungen oder psychomototische Symptome werden wesentlich durch die neuronalen Netzwerke der frontobasalen Schleifensysteme organisiert.

Unabhängig davon, ob etwa das orbitofrontale Schleifensystem im kortikalen Bereich, im Bereich des Striatums, des Pallidums, des Thalamus oder der diese Relaisstationen verbindenden weißen Substanz gestört wird, resultiert in all diesen Fällen eine ähnliche Symptomatik: Impulskontrollstörungen, Reizbarkeit oder emotionale Instabilität. Das Modell erklärt also, wieso unterschiedliche Störungsorte zu einer ähnlichen klinischen Symptomatik führen können.

Zusätzlich kann erklärt werden, wieso in anderen Fällen einheitliche Läsionsorte zu einer bunten Psychopathologie führen können. Wenn etwa ein Entzündungsherd im Bereich des basalen Vorderhirns zu Funktionsstörungen führt, sind in diesem Bereich alle drei Regelkreise betroffen und es können Symptome aus dem Bereich der Impulskontrolle, der kognitiven Planung (Exekutivfunktionen) und der Psychomotorik (amotivationale, antriebsarme Syndrome) resultieren.

Nochmals sei hervorgehoben, dass es an dieser Stelle nicht in erster Linie um die konkrete funktionelle Neuroanatomie der verschiedenen mentalen Einzelleistungen geht, wie sie bei den Schizophrenien vorkommen, sondern darum, eine Vorstellung davon zu entwickeln, wie komplexe Hirnleistungen wie Planen, Assoziation und Ideenbildung durch die entsprechenden Regelkreise organisiert werden.

Der Fortschritt in der Ideengeschichte des Geistes, der von dem Modell der frontobasalen Schleifensysteme repräsentiert wird, besteht darin, dass eine mentale Leistung nicht mehr streng lokalisiert wie in der Phrenologie gedacht wird, sondern, dass sie vielmehr als Ergebnis einer räumich verteilt organisierten Netzwerkaktivität verstanden wird.

Dies sei am Beispiel eines klassischen schizophrenen Symptoms, wie dem wahnhaften Denken, betrachtet. Für die Assoziation und Ideenbildung ist nach Stand des heutigen Wissens der frontobasale Regelkreis des dorsolateralen Präfrontalkortex von herausgehobener Bedeutung. Eine Funktionsstörung in diesem Netzwerk wird also zu Symptomen in den mentalen Bereichen führen, die im gesunden Zustand von diesem Netz organisiert werden. Kommt es nun also zu Symptomen im Bereich der Assoziation, der Ideenbildung und des strategischen Denkens, so kann mit hoher Wahrscheinlichkeit geschlossen werden, dass eine Funktionsstörung in diesem Netzwerk vorliegt. Es kann aber allein aufgrund der Symptomatik nicht erkannt werden, wo genau im Bereich des neuronalen Netzwerks die Funktionsstörung liegt. Sie könnte im Bereich des Kortex liegen, der Basalganglien, des ventralen Vorderhirns, des Thalamus oder aber die Verbindungsbahnen zwischen diesen Relaisstationen betreffen (▶ Abb. 7.2 und ▶ Abb. 7.3). Eine Erkenntnis, die durch dieses Modell illustriert wird, ist also die, dass unterschiedlich lokalisierte Funktionsstörungen im Gehirn zu ähnlichen klinischen Symptomen führen können (▶ Abb. 7.3).

Gleichzeitig kommen sich die verschiedenen klassischen mentalen Netzwerke der frontobasalen Schleifensysteme an bestimmten Orten räumlich sehr nahe wie etwa im Striatum, aber auch im Bereich der Basalganglien, des Thalamus und vor allem im

Bahnensystem des basalen Vorderhirns. Kommt es an solchen Orten zu Funktionsstörungen etwa, weil es eine kleine Blutung gibt, einen Infarkt oder aber eine Entzündungsreaktion, so können durch einen – manchmal auch sehr kleinen – Störungsort verschiedene Netzwerke in ihrer Funktionalität betroffen sein. In einem solchen Fall kann es etwa zu Denkstörungen, Antriebsstörungen und Störungen der Emotionalität und Impulsivität kommen (►Abb. 7.3). Auch solche bunten Symptomkonstellationen sind bei schizophrenen Störungen häufig zu beobachten.

An dieser Stelle sei nur am Rande darauf hingewiesen, dass im bisher präsentierten Modell die für neuropsychiatrische Erkrankungen so wichtigen limbischen Strukturen des Temporallappens wie Amygdala und Hippocampus aber auch der sogenannten Inselregion noch nicht integriert sind (Heckers 2004). Dies ist in neueren Ausarbeitungen dieses grundlegenden Modells im Zusammenhang mit dem Konzept der Extended Amygdala und der Organisation des ventralen Vorderhirns auf überzeugende Art gelungen. Diesbezüglich sei aber auf die entsprechende Fachliteratur verwiesen (besonders auf Heimer et al. 2008). Hier soll es gar nicht so sehr um eine differenzierte Darstellung der unendlich komplexen funktionellen Neuroanatomie gehen, sondern vielmehr darum, eine möglichst angemessene Modellvorstellung davon zu entwickeln, wie mentale Leistungen im Gehirn neuroanatomisch organisiert sind und wie man sich Funktionsstörungen, die die psychischen Symptome hervorbringen, vorstellen kann.

> Das neuroanatomische Konzept der frontobasalen Schleifensysteme erklärt, wieso unterschiedliche Orte einer Hirnfunktionsstörung zu ähnlichen psychischen Symptomen führen können. Auch veranschaulicht es, wieso in anderen Konstellationen eine einzelne Funktionsstörung einen bunten Strauß an unterschiedlichen psychischen Symptomen verursachen kann, dann nämlich, wenn verschiedene neuronale Schleifensysteme sich an kritischen Orten nahe kommen.

7.3 Die Relation Symptom – Pathogenese – Ätiologie

Das oben geschilderte Modell illustriert die komplexe Relation zwischen klinischen Symptomen oder Syndromen und den zugrunde liegenden neuroanatomischen Strukturen und Regelkreisen. Es macht auch klar, dass es einen bedingt relationalen Zusammenhang zwischen einem klinischen Symptom und einer neuroanatomischen Funktionsstörung (Pathogenese) gibt. Denn ein Symptom wie eine Impulskontrollstörung oder Denkstörung lässt vor dem Hintergrund des skizzierten Modells mit Wahrscheinlichkeit auf eine Funktionsstörung irgendwo im Verlauf des orbitofrontalen oder dorsolateral präfrontalen Schleifensystems schließen.

Allerdings muss auch darauf hingewiesen werden, dass damit noch keine Erkenntnisse zur Ursächlichkeit eines solchen Symptoms gewonnen wurden. Denn allein aufgrund der klinischen Betrachtungsweise bleibt unklar, wo genau sich der

Ort der Funktionsstörung innerhalb des kritischen Netzwerkes befindet. Vor allem aber ist mit Feststellung des Störungsortes noch nicht zwingend ein Erkenntnisgewinn zur Störungsursache gemacht. Denn ob eine zerebrale Funktionsstörung an einem bestimmten Ort im Gehirn durch einen entzündlichen Prozess, eine Mikroblutung, einen kleinen Infarkt, einen epileptischen Herd, einen Tumor oder einen Pathomechanismus im Sinne einer Spreading Depression wie bei Migräne verursacht wurde, kann weder aufgrund der Kenntnis des Symptoms noch des Störungsortes geschlossen werden. Dies verdeutlicht, dass mit rein lokalisatorischen Methoden eher Erkenntnisse zur Pathogenese von Symptomen und nicht unbedingt zu deren Ursächlichkeit gewonnen werden (▶ Kap. 5.2; Tebartz van Elst 2007b; Tebartz van Elst und Perlov 2013).

Im Hinblick auf die Symptome der Schizophrenie bedeutet das konkret, dass die Tatsache, dass ein Mensch etwa von akustischen Halluzinationen in Form dialogisierender und kommentierender Stimmen berichtet, zu der Schlussfolgerung berechtigt, dass es eine Funktionsstörung in den zerebralen Netzwerken gibt, die mit Sprachverarbeitung befasst sind. Das sind nach Stand des aktuellen Wissens weit verteilte Netzwerke des Gehirns, insbesondere Hirnareale im Temporallappen, aber auch im Parietal- und v. a. im Frontalhirn (Allen et al. 2012), wobei dem Temporallappen eine herausragende Rolle zukommt (superiorer temporaler Gyrus, STG; Modinos et al. 2013). Dies ist in der medizinischen Fachsprache eine pathogenetische Erkenntnis, d. h. sie repräsentiert eine kausale Einsicht, aber nicht die Erstursache (▶ Kap. 5.2; Ätiologie). Die Frage nach der Erstursache zielt darauf ab, zu verstehen, was genau die Funktionsstörung in diesem Hirnareal verursacht hat und nicht, wo sich die Funktionsstörung befindet. Ist es eine Blutung, ein epileptischer Herd oder eine diskrete Entzündung des Temporallappens? Erst wenn diese ätiologische Frage beantwortet wurde, ist mit der Erstursache die Kausalität des Symptoms hinreichend erklärt (Ätiologie).

> Ein Hirnsymptom (z. B. Stimmenhören) weist auf eine Funktionsstörung in einem bestimmten neuronalen Netzwerk hin. Damit enthält es pathogenetische Informationen. Es weist aber nicht zwingend auf die Erstursache der Funktionsstörung hin. Die muss in weiteren Untersuchungen geklärt werden.

7.4 Die dopaminerge Hypothese der Schizophrenie

Bei neuropsychiatrischen Erkrankungen allgemein, besonders aber bei primär psychiatrischen Erkrankungen wie depressiven oder schizophrenen Störungen, muss über die Neuroanatomie hinaus die Neurochemie des Gehirns mitbedacht werden. So werden die oben beschriebenen frontobasalen Schleifensysteme und weitere neuronale Netzwerke durch klar strukturierte und anatomisch im Hirn weit verzweigte Neurotransmittersysteme dynamisch beeinflusst und in ihrer Funktion verändert und gesteuert. Das soll anhand des wichtigen dopaminergen Systems veranschaulicht werden.

Die folgende Abbildung (▶ Abb. 7.4) illustriert die Anatomie des dopaminergen Systems.

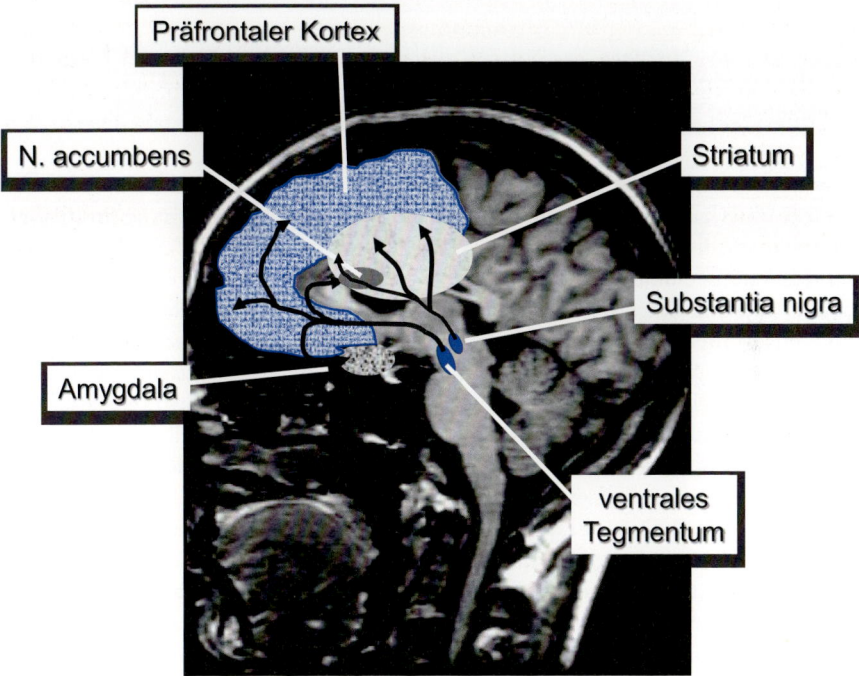

Abb. 7.4: Nigrostriataler und mesolimbischer Schenkel des dopaminergen Systems modulieren die Funktion striataler (Putamen, Pallidum etc.), limbischer (Amygdala, Hippocampus, Nucleus accumbens etc.) und präfrontaler Neuronennetzwerke.

Das dopaminerge System besteht aus zwei Schenkeln, dem nigrostriatalen System und dem mesolimbischen System. Der nigrostriatale Schenkel des dopaminergen Systems nimmt seinen Ursprung in der Substantia nigra und innerviert die Basalganglien. Er ist vor allem als Ort der zentralen Neurodegeneration beim Morbus Parkinson bekannt. Das zweite und für die Psychiatrie und Psychotherapie wahrscheinlich wichtigere dopaminerge Subsystem ist das mesolimbische System. Dessen dopaminerge Kerne liegen im ventralen Tegmentum und innervieren limbische Strukturen wie die Amygdala, Strukturen des ventralen Vorderhirns (wie den Nucleus accumbens) und weite Teile des Präfrontalhirns. Bereits die Anatomie dieses dopaminergen Systems macht klar, dass es die Funktionen der oben geschilderten frontobasalen Schleifensysteme an verschiedenen Orten, wie dem präfrontalen Kortex, dem Striatum und dem basalen Vorderhirn, beeinflussen und verändern kann.

Ähnliches gilt für die anderen großen Transmittersysteme, wie z. B. das noradrenerge, serotonerge oder cholinerge System. Beim Verständnis der Organisation und Störung mentaler Funktionen müssen also neuroanatomische Modelle, wie das der frontobasalen Schleifensysteme, mit Modellen der neurochemischen und Transmitterorganisation zusammengedacht werden, um ein umfassendes Verständnis der Physiologie und Pathophysiologie geistiger Leistungen und des Denkens zu entwickeln.

> Das dopaminerge System spielt eine herausragende Rolle in der Pathogenese (nicht zwingend der Ätiologie) schizophrener Symptome. Aber auch andere Transmittersysteme spielen eine wichtige Rolle.

Eine akute (auch floride genannt) psychotische Episode ist dadurch gekennzeichnet, dass oft innerhalb einer kurzen Zeit von Stunden oder Tagen sich die Positivsymptome der Schizophrenie mit akustischen Halluzinationen, Ich-Störungen, Wahn und starker psychomotorischer Erregung oder auch Hemmung entwickeln. Dies kann z. B. durch Drogen oder Medikamente verursacht sein, die dieses System modulieren. Dann spricht man von einer drogeninduzierten Psychose. Aber auch andere Ursachen wie Hirnentzündungen, Blutungen oder epileptische Phänomene können zu solchen Symptomen führen. In allen Fällen muss davon ausgegangen werden, dass eine Überaktivität des dopaminergen Systems weite Teile des Frontalhirns und damit verbundener neuronaler Netzwerke (frontobasale Schleifensysteme) situationsunangemessen stimuliert, wodurch Fehlfunktionen induziert werden (Jardri et al. 2016). Dabei ist das »neurophysiologische Störfeuer« nicht derart stark ausgeprägt, dass ein völliger Funktionsausfall, etwa wie bei einem epileptischen Anfall, resultiert. Vielmehr ist es so diskret, dass die grundlegenden psychobiologischen Funktionen erhalten bleiben, es aber zu Fehlfunktionen kommt. So kann etwa die komplexe Monitorierungsfähigkeit verloren gehen, zwischen gedachter Sprache und gehörter Sprache zu unterscheiden oder aber eigenes, intern generiertes Denken von fremdem, extern generiertem Denken zu unterscheiden. Auf der klinischen Ebene würden dann im bewussten Selbsterleben betroffener Menschen Halluzinationen oder Ich-Störungen resultieren.

> Eine dopaminerge Überaktivität führt in der akuten psychotischen Episode zu einer situationsunangemessenen Stimulation frontobasaler Netzwerke. Dies hat eine psychobiologische Fehlfunktion dieser Netzwerke zur Folge, die sich in Halluzinationen, Wahn oder Denkzerfahrenheit äußert.

In guter Übereinstimmung mit diesem Modell haben fast alle Neuroleptika antidopaminerge Wirkmechanismen. D. h. sie »bremsen« die unangemessene dopaminerge Überstimulation der frontobasalen Netzwerke und führen auf diesem Wege oft – aber sicher auch nicht immer – zu einer überzeugenden Besserung der Halluzinationen, des Wahns und der Denkstörung. Allerdings kann es im weiteren Verlauf auch zu unerwünschten Nebenwirkungen kommen. Diese betreffen oft Phänomene wie Müdigkeit oder Gewichtszunahme oder andere Auswirkungen auf das Blut, Herz, Leber oder Nieren. Es kann aber auch sein, dass ein »zu starkes Bremsen« der frontobasalen Schleifensysteme negative psychobiologische Auswirkungen auf das mentale Funktionieren der Patienten hat. Folge können dann die Negativsymptome sein in Form von Initiativlosigkeit, Antriebsmangel, Depression, Denkleere und Verlangsamung (▶ Abb. 7.5, unten). Allerdings können solche »Negativsymptome der Schizophrenie« auch unabhängig von der Medikation als Ergebnis der Erstursache der schizophrenen Störung auftreten. Diese Unterscheidung, ob Negativsymptome Folge einer antidopaminergen Medikation mit Neuroleptika sind oder aber Aspekt der Grunderkrankung, ist sowohl für Betroffene als auch für Angehörige als auch für die behandelnden Ärzte oft sehr schwer. Sie kann letztendlich nur durch eine genaue Beobachtung und Dokumentation der zeitlichen Abfolge (Symptomtagebuch von Betroffenen und Angehörigen) des Verlaufs ohne und mit Medikation geklärt werden. Es ist an dieser Stelle gerade aus der Sicht des behandelnden Arztes wichtig zu betonen, dass unterschiedliche Substanzen, auch wenn sie sich in ihrer Wirkung ähnlich sind, sich im Einzelfall sehr unterschiedlich auswirken können. D. h., die Tatsache, dass ein oder mehrere Antidopaminergika Nebenwirkungen verursachten, lässt nicht zwingend darauf schließen, dass dies bei allen der Fall ist.

Auch die Negativsymptome sind für viele Patienten extrem belastend, obwohl sie für den Beobachter weniger imponieren als die produktiven Positivsymptome Wahn, Halluzinationen und Denkstörungen. Sie wirken von außen weniger dramatisch sind aber – insbesondere, wenn Depression dazu tritt – im Selbsterleben nicht selten viel bedrückender als die Positivsymptome. Im ärztlichen Alltag besteht die Gefahr, dass bei den Behandlungen der Symptome auch für den Arzt, die Positivsymptome im Vordergrund stehen, weil sie leichter zu fassen und zu erfassen sind. Das wird dem aus den Symptomen resultierendem Leidensdruck aber oft nicht gerecht. Gerade wenn Patienten das Gefühl haben, durch die Medikamente »zu sehr gebremst« zu werden, entwickeln sie oft eine Aversion gegen diese Substanzen, obwohl sie bei differenzierterer Anwendung überzeugend helfen könnten. Wichtig ist in einer solchen Situation, in offenem und gemeinsamem Dialog zu klären, ob die Negativsymptome Folge der Medikation sind oder nicht. Ist dies der Fall, sollten die Medikamente in den allermeisten Fällen abgesetzt werden.

> Eine dopaminerge »Ermüdung« und Unteraktivität kann in Form einer Unterstimulation frontobasaler Netzwerke die Negativsymptome Antriebsstörung, Interessenlosigkeit, Apathie, Depression etc. erklären. Sie kann Folge der Grunderkankung oder aber auch der Medikation sein.

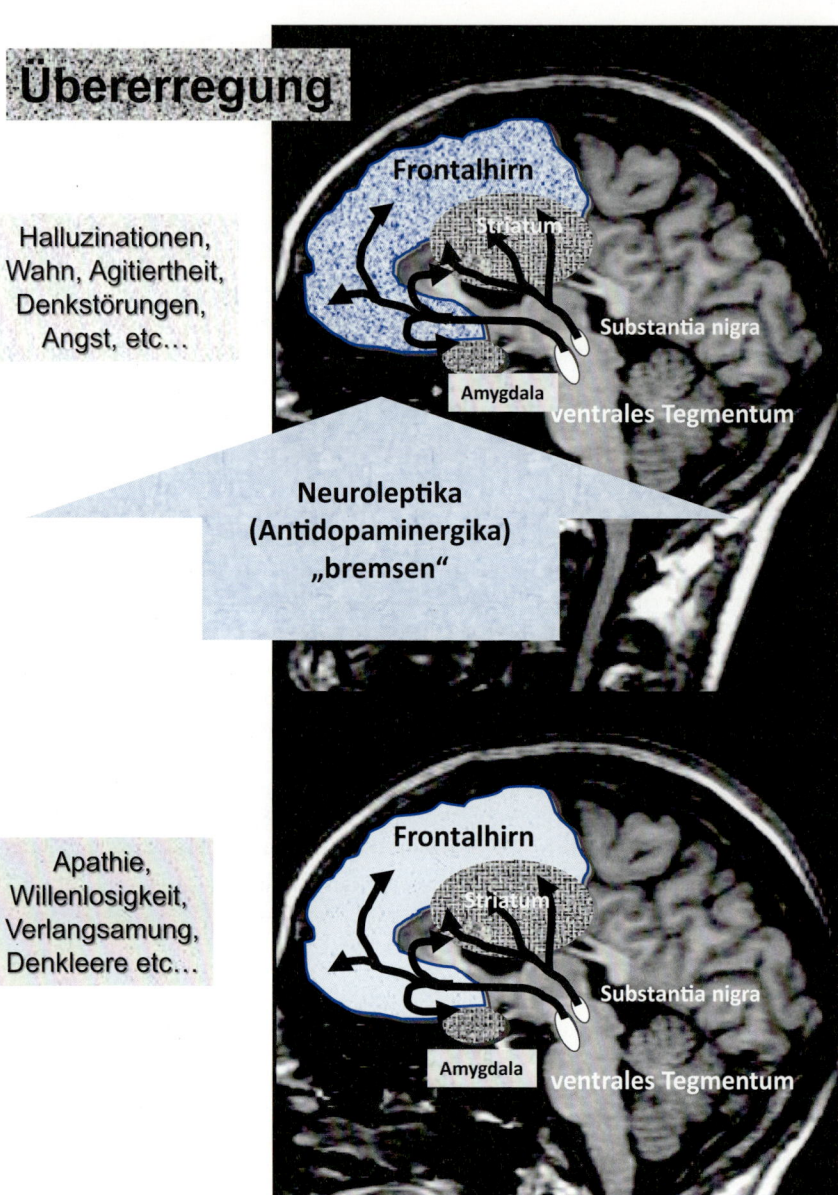

Abb. 7.5: Oben: Das Schaubild illustriert eine akute Überaktivität des dopaminergen Systems. Diese führt zu einer situationsunangemessenen Stimulation weiter Teile der frontobasalen Netzwerke und damit zu den Positivsymptomen wie Halluzinationen, Wahn und Denkzerfahrenheit. Die antidopaminergen Neuroleptika können diese Überstimulation bremsen. Unten: Das Schaubild illustriert die chronische Unterstimulation derselben Hirnareale, die mit den Negativsymptomen Apathie, Willenlosigkeit, Denkleere aber auch Depression verbunden sein können. Auch die chronische Anwendung von Neuroleptika kann dazu führen.

7.5 Die glutamaterge Hypothese der Schizophrenie

Die glutamaterge Hypothese der Schizophrenie stellt eine Erweiterung der klassischen dopaminergen Hypothese dar (Tebartz van Elst et al. 2005). Sie geht zum einen von der Beobachtung aus, dass sich im Liquor von Patienten mit Schizophrenien erniedrigte Glutamatkonzentrationen finden (Kim et al. 1980) sowie zum anderen von der Tatsache, dass Drogen wie »Angel Dust« bzw. der starke Antagonist am glutamatergen NMDA-Rezeptor Phencyclidin zuverlässig auch bei Gesunden schizophrene Psychosen auslösen können (Javitt und Zukin 1991). Andere NMDA-Rezeptor-Antagonisten wie das Anästhetikum Ketamin können ebenfalls schizophrene Psychosen auslösen (Olney et al. 1989). Außerdem verursacht Phencyclidin im Tierexperiment Volumenverluste des Gehirns, die denen mancher Patienten mit chronischer Schizophrenie ähneln (Tebartz van Elst et al. 2005). Da durch Phencyclindin verursachte neurotoxische Effekte im Tierversuch zudem von antidopaminergen Medikamenten blockiert werden können (Farber et al. 1993) und die diesbezüglichen Muster im Tierverlauf stark an die Dynamik bei Schizophrenien erinnern (Farber et al. 1995), liegt es nahe anzunehmen, dass eine primäre glutamaterge Funktionsstörung möglicherweise erst sekundär zu den in der dopaminergen Hypothese der Schizophrenie formulierten Pathomechanismen führt (Tebartz van Elst et al. 2005).

Die folgende Abbildung (▶ Abb. 7.6) illustriert diese Zusammenhänge. Die dopaminergen Neuronen des Mittelhirns (ventrales Tegmentum) aktivieren die glutamatergen Neuronen der Gehirnrinde (Kortex) und umgekehrt (aktivierendes System). Das bremsende System sorgt über inhibitorische GABA-erge Zwischenneuronen dafür, dass das aktivierende System nicht überaktiv »aus dem Ruder läuft«. Diese bremsenden Neuronen werden über glutamaterge NMDA-Rezeptoren aktiviert. Wenn diese Rezeptoren blockiert werden (etwa durch Phencyclidin) oder aus genetischen Gründen nicht optimal funktionieren, so fällt der bremsende Anteil dieser zerebralen Autoregulation weg. Das System ist enthemmt und kann sich etwa bei Stress oder andersartiger dopaminerger Stimulation (Stimulantien, Kokain etc.) in eine völlige Überaktivität (= aktive hyperdopaminerge akute Psychose; ▶ Abb. 7.5) hochschaukeln (Tebartz van Elst et al. 2005).

Bei der glutamatergen Hypothese zur Schizophrenie handelt es sich nicht um eine Konkurrenzhypothese zur oben geschilderten dopaminergen Hypothese, sondern um eine konzeptuelle Erweiterung. Sie ist aus theoretischer Perspektive erklärungsmächtiger als die dopaminerge Hypothese, weil sie mehr Phänomene integrieren kann. Insbesondere ist sie auch gut anschlussfähig zur modernen Genforschung, wo immer mehr Gene mit Bezug zu den glutamatergen NMDA-Rezeptoren als für die Schizophrenien bedeutsam identifiziert werden (▶ Kap. 7.6).

> Die glutamaterge Hypothese zur Schizophrenie geht davon aus, dass Funktionsstörungen der glutamatergen NMDA-Rezeptoren zu einer Enthemmung sich wechselseitig aktivierender dopaminerger und glutamaterger Netzwerke führt. So kann es zu hyperdopaminergen, psychotischen Zuständen kommen. Sie schließt die dopaminerge Hypothese zur Schizophrenie mit ein.

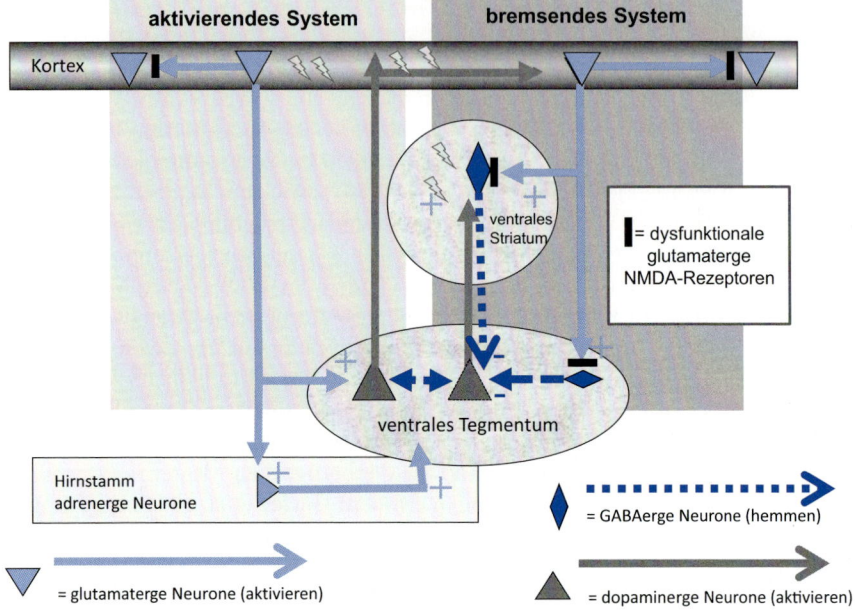

Abb. 7.6: Illustration der Zusammenhänge gemäß der glutamatergen Hypothese. Da hemmende (bremsende) GABA-erge Neurone (dunkelblau, gestrichelt) aufgrund von Blockaden (Drogen wie Angel Dust) oder genetischen Besonderheiten nicht richtig funktionieren (negative Rückkopplung = bremsendes System, dunkelgrau rechts), kann sich das aktivierende System (positive Rückkopplung = aktivierendes System, hellblau und grau links) etwa bei Stress oder getriggert durch andere Drogen (z. B. Kokain, Stimulantien) in eine dramatische Überfunktion hochschaukeln (= floride Psychose, ▶ Abb. 7.5 oben)

Es sei an dieser Stelle abschließend betont, dass der menschliche Körper als Ganzes und das Gehirn insbesondere offensichtlich so gebaut ist, dass solche Symptome möglich sind. In zahlreichen eigenen Forschungsarbeiten zur Struktur, Funktion und Neurochemie des Gehirns konnten zwar oft diskrete Gruppenunterschiede zwischen Menschen mit schizophrenen Syndromen und Kontrollgruppen aufgezeigt werden (Tebartz van Elst et al. 2002, 2005, 2007; Rüsch et al. 2004, 2008; Francis et al. 2013a, b; Hornig et al. 2014, 2015; Kaller et al. 2015), jedoch sind diese weit davon entfernt auf Einzelfallebene aufgrund der Anatomie oder Neurophysiologie des Gehirns Menschen mit Schizophrenie als solche zuverlässig erkennen zu können. Aus globaler Sichtweise können keine konsistenten neuroanatomischen oder neurophysiologischen Marker erkannt werden, welche die Gehirne von Menschen mit Schizophrenie von denen nicht-schizophrener Menschen unterscheidet (Owen et al. 2016).

Vieles spricht dafür, dass grundsätzlich alle Menschen dazu in der Lage sind, zu halluzinieren oder einen Wahn zu entwickeln. Die Tatsache, dass die Einnahme von starken halluzinogenen Drogen, bei den meisten Menschen zu solchen Funktionsauffälligkeiten führt, beweist, dass der Körper grundsätzlich so verfasst ist, dass Halluzinationen, Denkstörungen und Wahn möglich sind. Das bedeutet natürlich nicht, dass es im Einzelfall immer dazu kommen muss. Schließlich nehmen die meisten Menschen auch nicht entsprechende Substanzen ein. Man könnte sich auf der Grundlage zahlreicher empirischer Untersuchungen, die hier nicht im Detail vorgestellt werden sollen, z. B. die Fähigkeit zwischen eigenem und fremden Sprechen und Denken zu unterscheiden, als Monitorierungsleistung begreifen, bei denen bestimmte neuronale Netzwerke die Aktivität anderer Netzwerke überwachen und miteinander vergleichen. Kommt es dann etwa nach Drogeneinnahme oder bei oder nach epileptischer Aktivität im Gehirn zu einer Netzwerkentkoppelung (psychobiologische Dissoziation), so kann diese Monitorierungsfähigkeit verloren gehen und Wahn und Denkstörungen sind das Ergebnis (Tebartz van Elst und Perlov 2013; Tebartz van Elst et al. 2016). Folgt man dieser Modellvorstellung, so ist die Möglichkeit zum Halluzinieren, zum Wahn und zu den Ich-Störungen ein Resultat der Organisation des Gehirns. Die Wahrscheinlichkeit, dass sie wirklich eintreten, hängt aber natürlich von den konkreten ursächlichen Bedingungen ab also etwa von der Frage, ob halluzinogene Drogen wie LSD oder Cannabis eingenommen werden oder ob es eine Veranlagung zu Epilepsien oder eben auch zu schizophrenen Syndromen gibt.

> Wahrscheinlich liegt es an der kybernetischen Organisation des menschlichen Körpers, insbesondere des Gehirns, dass alle Menschen grundsätzlich Halluzinationen, Ich-Störungen und Wahnphänomene erleben können.

7.6 Die Genetik schizophrener Syndrome

Dass es bei den schizophrenen Syndromen oder Erkrankungen eine familiäre Häufung gibt, ist unumstritten (Jablensky und Kalaydjieva 2003; Sullivan et al. 2003; Häfner 2005; Malhotra und Sebat 2012; Fromer et al. 2014; Rees et al. 2014, 2015; Owen et al. 2016).

Im Folgenden werden die genetischen Erkenntnisse zu den schizophrenen Syndromen zusammenfassend vorgestellt. Darüber hinaus werden im folgenden Kasten (▶ Kasten 7.1) für Interessierte die Grundbegriffe modernen genetischen Denkens vorgestellt, die damit ein detailliertes Verständnis der nachfolgend vorgetragenen Inhalte ermöglichen sollen.

Kasten 7.1: Genetik zwischen konservativem Grundprinzip und progressiver Detailvariation.

Das Yin und Yang der Evolution

Die Erbinformation der Lebewesen auf der Erde ist in Form der DNA-Sequenzen auf 23 Chromosomen gespeichert, die jeweils doppelt vorliegen. Einzige Ausnahme bilden die Geschlechtschromosomen X und Y, die bei Frauen in Form eines doppelten XX-Chromosomensatzes und bei Männern als XY-Chromosomensatz vorliegen. Innerhalb eines DNA-Strangs gibt es sogenannte Exone und Introns. Exone heißen dabei die Bereiche eines Chromosoms, die für die Synthese bestimmter Eiweißmoleküle kodieren. Als Introns bezeichnet man solche DNA-Abschnitte, die dies nicht tun und andere heute noch weitgehend unbekannte Funktionen haben. Innerhalb der Exons werden DNA-Abschnitte identifiziert, die für ein bestimmtes Protein kodieren. Diese werden Gen genannt. Innerhalb eines Gens wird die Reihenfolge der Basensequenz Adenin (A), Guanin (G), Cytosin (C) und Thymin (T) bei der Ablesung (Transkription) zunächst in eine entsprechende RNA-Sequenz übersetzt und dann bei der Ablesung der RNA (Translation) in eine definierte Aminosäure übersetzt. Diese Aminosäuren werden dann verknüpft, wodurch Proteine, die Wirkstoffe der Zellen, entstehen. Insgesamt kodieren sogenannte Basentripletts von drei aufeinander folgenden Basen (AAT, GCT, ACT etc.) jeweils für bestimmte Aminosäuren.

Die Replikation kann auf zellulärer Ebene als basaler Mechanimus der Weitergabe des Lebens betrachtet werden. Dabei ist ein Grundprinzip der Vererbung ein fundamentaler Konservativismus. Das bedeutet, dass prinzipiell am Alten festgehalten wird und die DNA der Elterngeneration überwiegend originalgetreu kopiert und an die Tochtergeneration weitergegeben wird. Die Nützlichkeit dieses Prinzips ist einleuchtend, da ein zu schneller Wandel einzelner Proteine die Gefahr beinhalten würde, dass grundlegende Lebensfunktionen gestört würden. Dabei ist bemerkenswert, dass einige Gene dabei insofern als besonders konservativ identifiziert werden, als dass hier nie Variationen zu beobachten sind. Der Grund dafür ist wahrscheinlich der, dass Änderungen dieser »konservativen Gene« wahrscheinlich zu einem raschen Absterben der Zellen bzw. Lebewesen führen, da sie für fundamental wichtige Stoffwechselprozesse kodieren.

Gleichzeitig ist aber auch das Prinzip des Wandels und der Anpassung realisiert. Denn es kommt bei der Replikation zu Ungenauigkeiten im Kopierprozess. Empirischen Forschungen zufolge unterscheiden sich zwei menschliche Chromosomen in der Allgemeinbevölkerung im Durchschnitt an etwa 0,1 % der Stellen voneinander (Consortium 2005). Dieser Wandel und diese Varianz des Genoms sind aus theoretischer Perspektive die Voraussetzung dafür, dass es überhaupt Anpassungsprozesse der Lebewesen an eine sich ändernde Umwelt geben kann. Denn im Falle einer absoluten Umsetzung des konservativen Prinzips im Bereich des Genotyps, könnte es auch im Bereich des Phänotyps nicht zu der Vielfalt kommen, die empirisch beobachtet werden kann. Wie kommt es nun zu dieser Varianz?

Nach heutigem Wissensstand können folgende Mechanismen unterschieden werden, die zu einer genetischen Varianz führen.

1. Zum einen kann es zu sogenannten *Einzelnukleotidpolymorphismen* (*single nucleoitide polymorphisms* oder kurz *SNP*) kommen. Dies ist die häufigste und am besten verstandene Form bei der Entstehung genetischer Vielfalt. Dabei wird aufgrund einer Punktmutation ein Nukleotid durch ein anderes ersetzt, etwa A durch T. Ein solcher Übersetzungsfehler kann, muss aber keine großen

Konsequenzen haben. Etwa wenn das neue Basentriplett für dieselbe Aminosäure kodiert wie das Alte, ergeben sich gar keine unmittelbar relevanten Änderungen. Es kann aber auch zu einem Austausch einer Aminosäure kommen, die dann wiederum mehr oder weniger funktionelle Auswirkungen haben kann. Auf diese Art und Weise entstehen bei vielen einzelnen Genen sogenannte Polymorphismen. Das bedeutet, dass in der Evolution verschiedene Varianten eines Gens und damit auch der Genprodukte entstanden sind, die für mehr oder weniger diskret unterschiedlich funktionierende Proteine kodieren. Aus analytischer Perspektive kann zwar angegeben werden, wie häufig die verschiedenen Varianten vorkommen. Auch ist es theoretisch wahrscheinlicher, dass die häufigere Variante die Ältere ist. Es kann aber nicht klar definiert werden, welche der Varianten die Richtige ist, weil das Leben ja eine Mischung aus konservativen und progressiven Elementen darstellt. Die Häufigkeit solcher SNPs im gesamten Genom eines Menschen wird mit 30–100 pro Generation eingeschätzt (Conrad et al. 2011). Das bedeutet, dass sowohl Ihr Körper, sehr geehrte Leserin, sehr geehrter Leser, als auch meiner mit Wahrscheinlichkeit im Vergleich zu unseren Eltern 30–100 solcher Punktmutationen aufweisen, die wir an unsere Kinder weitergeben werden.
2. Abgesehen von den oben geschilderten Punktmutationen wird in den letzten Jahren zunehmend eine *strukturelle Varianz* (*structural variation*, kurz *SV*) bei der Replikation in den Blick genommen (Malhotra und Sebat 2012). Die verschiedenen Formen der SV werden auch unter dem Begriff der sogenannten *Copy Number Variants (CNV)* zusammengefasst (Stankiewicz und Lupski 2010). Dabei handelt es sich um Kopiervariationen, bei denen Teilbereiche eines DNA-Strangs wegfallen (Deletion), neue Teilstücke eingefügt werden (Insertion), Teilstücke verdoppelt werden (Duplikation) oder aber Teilbereiche in falscher Richtung neu eingebaut werden (Insertion). Es liegt in der Natur des Mechanismus, dass die funktionellen Folgen solcher struktureller genetischer Variationen mit Wahrscheinlichkeit weitreichender sind als die von SNPs, denn CNVs können Tausende oder sogar Millionen Basenpaare lang sein. Dementsprechend ist die Häufigkeit der CNVs auch deutlich geringer als die der SNPs. Nach aktuellem Erkenntnisstand wird davon ausgegangen, dass größere CNVs mit einer Häufigkeit von etwa 0,01–0,02 pro Generation auftreten (Levy et al. 2011; Malhotra, Sebat 2012) und an die Kindergeneration weitergegeben werden. Dies mag auf den ersten Blick wenig erscheinen. Wenn man jedoch bedenkt, dass demnach 1–2 von 100 Menschen solche strukturellen Variationen in ihrem Erbgut aufweisen und sich diese von Generation zu Generation aufsummieren, wird klar, dass dies zumindest aus medizinischer Sicht kein wirklich seltenes Phänomen darstellt.
3. Darüber hinaus gibt es die altbekannten Chromosomenabberationen, wenn bei einer Zellteilung ein ganzes Chromosom zu viel oder zu wenig in eine Tochterzelle gelangt (z. B. Trisomie 21 oder Down-Syndrom).

Ferner werden in der Genetik die sogenannten epigenetischen Modulationen des Erbguts beschrieben. Dabei werden bestimmte Gene durch umweltbedingte, biochemische Modulationen (z. B. Methylierungen) »an- oder abgeschaltet«. Ob und wie solche epigenetischen Prozesse auch von einer auf die nächste Generation weitergegeben werden können, ist aktuell noch Gegenstand intensiver wissenschaftlicher Diskussion (Urdinguio et al. 2009). Auf alle Fälle handelt es sich nicht um eigentlich genetische, sondern und weitere eben epigenetische Faktoren.

Die oben genannten Mechanismen zur Entstehung genetischer Varianz können nun sowohl physiologisch als auch pathologisch gedeutet werden. Will man diesen Mechanismus pathologisch deuten, so würde man auf die Tatsache abheben, dass die Kopie nicht 100 %-ig dem Original entspricht. Die fehlende Originalgetreue hat Konsequenzen, dann nämlich, wenn der entsprechende DNA-Abschnitt des Gens abgelesen wird und die Änderung der Basensequenz dazu führt, dass bei der dann folgenden Proteinsynthese neue Eiweißmoleküle eingebaut werden. Ob das so entstehende neue Protein nur diskret oder aber grundlegend andere Funktionen hat oder aber sich fast identisch zu der originalen Variante verhält, muss sich im Einzelfallexperiment, im Leben des betroffenen Individuums, zeigen. SNPs und CNVs können aber auch als physiologische Phänomene gedeutet werden. Dann wären sie die individuellen »*Würfel der Evolution*«, die sicherstellen, dass es auf individueller Ebene neben dem konservativen Grundprinzip genügend Varianz und Vielfalt gibt, die sicherstellt, dass sich eine Art von Lebewesen überhaupt an die wechselnden Umwelten anpassen kann.

7.6.1 Die familiäre Veranlagung für schizophrene Phänomene

Abhängig von dem Verwandschaftsgrad zu einer an einer Schizophrenie erkrankten Person ergibt sich folgende Risikostruktur. Das Risiko in der Allgemeinbevölkerung eine Schizophrenie gemäß aktuellen Definitionskriterien zu entwickeln, beträgt nach neueren epidemiologischen Übersichtsarbeiten etwa 0,7 % (McGrath et al. 2008). Für Verwandte von Menschen, die an einer Schizophrenie erkrankten, ergeben sich nach Literatur etwa folgende relative Risiken (modifiziert zitiert nach Häfner 2005) bzw. Häufigkeiten:

- ein biologisches Elternteil erkrankt   7–10-fach   entsprechend   4,9–7 %
- beide biologischen Eltern erkranken   29-fach   entsprechend   20,3 %
- eineiige Zwillinge   40,8-fach   entsprechend   28,6 %
- zweieiige Zwillinge   5,3-fach   entsprechend   3,7 %
- Geschwister (kein Zwilling)   7,3-fach   entsprechend   5,1 %
- Verwandte 2. Grades   1,6–2,8-fach   entsprechend   1,1–2 %

Gleichzeitig muss betont werden, dass 80 % der Fälle einer Schizophrenie sporadisch auftreten. Das bedeutet, dass in dieser sehr großen Mehrheit der betroffenen Fälle keine familiäre Häufung erkannt werden kann. Auch ist es entscheidend, wie die

Zahlen gelesen und interpretiert werden. Zum einen drücken sie klar aus, dass zumindest bei einer Untergruppe der Menschen, die an einer Schizophrenie im Sinne der heute gültigen Definition erkranken, eine familiäre Veranlagung offensichtlich vorhanden ist. Dies entspricht auch der klinischen Erfahrung. Immer wieder kann bei betroffenen Patienten festgestellt werden, dass auch bei Eltern, Geschwistern oder weiteren Verwandten eine Schizophrenie oder eine andere psychische Störung diagnostiziert worden war. Gleichzeitig illustrieren die Zahlen zum anderen auch, dass selbst bei eineiigen Zwillingen, die also molekulargenetisch als weitgehend identisch betrachtet werden können, das Risiko zwar 40,8-fach erhöht ist und damit knappe 30 % der Zwillingsgeschwister ebenfalls eine Schizophreniediagnose bekommen. Das bedeutet aber auch, dass trotz identischer Genetik in diesen Fällen über 70 % der Zwillingsgeschwister keine Schizophreniediagnose bekommen. Die genannten Zahlen illustrieren also zum einen, dass eine genetische familiäre Veranlagung offensichtlich zumindest bei einer Untergruppe von Betroffenen eine Rolle zu spielen scheint, dass die Schizophrenie im Sinne der heutigen Definition aber dennoch nicht als klassische Erbkrankheit begriffen werden kann. Denn dann könnte nicht erklärt werden, wieso selbst bei eineiigen Zwillingen über 70 % der Zwillingsgeschwister nicht erkranken.

> Bei einer großen Untergruppe der Betroffenen ist eine familiäre Veranlagung erkennbar. Das Denkmodell einer klassischen Erbkrankheit ist dennoch in der großen Mehrzahl auch der familiären Fälle wahrscheinlich falsch.

7.6.2 Die Unterscheidung primärer und sekundärer genetischer Syndrome

In diesem Zusammenhang muss auch noch einmal auf die eingeführte Unterscheidung zwischen primären und sekundären Formen eines klinischen Syndroms (▶ Kap. 6.4) eingegangen werden. Dabei wurden als sekundäre Formen eines klinischen Syndroms – sei es eine Depression, eine schizophrene Psychose oder eine Hypertonie (Bluthochdruck) – solche vorgestellt, bei denen eine klare Ursache für die klinische Symptomatik erkannt werden kann. Solche Ursachen können schicksalhafte Ereignisse wie Unfälle, Verletzungen, Blutungen oder Infektionen sein oder aber klassische genetische Erkrankungen.

Davon zu unterscheiden sind primäre Syndrome, bei denen keine klare und auch keine wahrscheinliche Ursache für das Syndrom trotz sorgfältiger Diagnostik erkannt werden kann. Solche Fälle einer primären Erkrankung sind in der Medizin relativ häufig. Im Falle des hohen Blutdrucks wird dann in der Inneren Medizin z. B. von einer primären, essenziellen oder idiopathischen Hypertonie gesprochen. Nicht selten ist aber in solchen Konstellationen der Allgemeinmedizin bei primären, idiopathischen oder essenziellen Syndromen eine familiäre Veranlagung gut zu erkennen. So haben etwa die Eltern eines Indexpatienten auch an einem hohen Blutdruck gelitten oder die Geschwister weisen ähnliche Symptome auf. In solchen Konstellationen ist – ähnlich wie bei der Veranlagung für psychische Syndrome wie z. B. Depressionen oder Psychosen oder aber körperlicher Eigenschaften wie der Körpergröße – eine multigenetische Vererbung wahrscheinlich. Im Falle der multigenetischen Vererbung werden bestimmte Eigenschaften oder Empfindlichkeiten für bestimmte Reaktionsmuster des Körpers nicht durch einzelne oder wenige Gene mit hohen Effektstärken (z. B. CNVs) sondern durch viele Gene mit jeweils kleinen Effektstärken bedingt (z. B. SNPs, ▶ Kasten 7.1). Wenn in der Literatur davon die Rede ist, dass psychische Störungen wie Depressionen oder schizophrene Syndrome eine hohe Erblichkeit aufweisen und eine hohe Konkordanzrate haben, so wird dies von vielen Patienten und ihren Angehörigen oft im Sinne einer klassischen Erbkrankheit missverstanden. Diese Deutung wäre dann richtig, wenn es sich um eine sekundäre Genetik handeln würde. Dies ist aber nach aktuellen Erkenntnissen nur in etwa 5 % der Schizophrenien meist im Zusammenhang mit den thematisierten CNVs (▶ Kasten 7.1) der Fall (Owen et al. 2016). In den allermeisten Fällen dagegen handelt es sich – sofern genetische Einflüsse überhaupt erkennbar sind – um eine primäre Genetik, bei der im Falle der schizophrenen Syndrome wahrscheinlich über 100 Gene eine jeweils kleine, aber erkennbar relevante Rolle spielen (Owen et al. 2016). Die folgende Tabelle (▶ Tab. 7.1) fasst die Unterschiede einer primären und sekundären Genetik zusammen.

Tab. 7.1: Unterscheidung einer primären von einer sekundären Genetik (vgl. Tebartz van Elst 2018)

Kriterium	Primäre Genetik	Sekundäre Genetik
Erbmodus	Multigenetisch, viele bis zu mehreren 100 Gene tragen zur Ausprägung einer Eigenschaft bei	Mono- oder oligogenetisch, ein einzelnes oder wenige Gene tragen zur Ausprägung einer Eigenschaft bei
Mikrobiologischer Mechanismus	Wahrscheinlich vor allem SNPs (▶ Kasten 7.1)	Wahrscheinlich vor allem CNVs (▶ Kasten 7.1)
Effektstärke	Geringe Effektstärke des einzelnen Gens	Hohe Effektstärke der einzelnen Gene bzw. CNVs
Einfluss von Umweltfaktoren	Hoch, Umweltfaktoren tragen wesentlich zur Modulation der Eigenschaft bei	Gering, die kritische Eigenschaft entsteht auch ohne wesentliche Umwelteinflüsse
Nosologischer Status	Eigenschaftsdimension	Krankheit
Normativer Status	Statistische Norm; dimensional, mehr oder weniger vorhanden	Technische Norm; kategorial, ja oder nein, vorhanden oder nicht
Beispiel aus der Allgemeinmedizin	Körpergröße	22q11-Syndromen (Shrintzen-Syndrom), Down-Syndrom

Tab. 7.1: Unterscheidung einer primären von einer sekundären Genetik (vgl. Tebartz van Elst 2018) – Fortsetzung

Kriterium	Primäre Genetik	Sekundäre Genetik
Beispiel aus der allgemeinen Psychologie	Persönlichkeitseigenschaften; Veranlagung für Impulsivität, Extrovertiertheit, emotionale Instabilität, depressive Reaktionen, Misstrauen etc.	Monogenetische Form einer Alzheimer Demenz
Beispiel aus dem psychotischen Formenkreis	Veranlagung für misstrauisch paranoide Interpretationen der Umwelt, Veranlagung zum Halluzinieren	Paranoide Psychose im Kontext eines Niemann-Pick Typ C

Von primärer Genetik spricht man im Falle einer multigenetischen Vererbung bestimmter Eigenschaften, bei denen die einzelnen relevanten Gene eine jeweils geringe Effektstäke haben. Sie repräsentiert die physiologische Weitergabe von Eigenschaften von einer auf die andere Generation in vielen Bereichen der Biologie (Körpergröße ebenso wie psychische Eigenschaften).

Bei der sekundären Genetik haben einzelne oder wenige Gene hohe Effektstärken und können ein Symptom auch weitgehend unabhängig von Umwelteigenschaften bedingen.

7.6.3 Sekundär genetische schizophrene Syndrome

Es gibt eine Untergruppe von Menschen mit schizophrenen Syndromen, die klar an einer genetischen Erkrankung im klassischen Sinne der Bedeutung leiden. In diesem Fall einer sekundären schizophrenen Symptomatik ist das schizophrene Syndrom Teilaspekt und Ausdruck einer genetischen Krankheit ganz im Sinne der bereits entwickelten Kriterien (▶ Kap. 5.3) (Propping 1983). Beispiele wäre etwa der sogenannte Morbus Niemann-Pick Typ C (▶ Kasten 7.2), das velokardiofaziale Syndrom (oder auch Shprintzen-, di Chiari oder 22q11-Syndrom, ▶ Tab. 7.2), die Frühform einer Chorea Huntington oder auch Stoffwechselerkrankungen wie die akut intermittierende Porphyrie. Die genetischen Erkrankungen sind teilweise durchaus häufig, was aber vielen Klinikern und erst recht Laien nicht immer bewusst ist. So wird etwa bei 25 % der Patienten mit einem velokardiofazialen Syndrom bis zur dritten Dekade eine Schizophrenie diagnostiziert (Owen und Doherty 2016). Viele Kliniker werden nun der Meinung sein, diese genetische Krankheit sei so selten, dass sie sie in ihrer klinischen Praxis nicht beträfe. Das ist aber bei genauer Betrachtung keineswegs der Fall. Denn die Häufigkeit (Prävalenz) wird mit 1 auf 4.000 Geburten angegeben (Oskarsdóttir et al. 2004). Das bedeutet, dass in einer Stadt mit 100.000 Einwohnern 25 Menschen mit diesem Syndrom leben müssten, von denen 6–7 mit Wahrscheinlichkeit an einer schizophrenen Störung leiden.

Häufig wird in diesen Fällen in der Kindheit zunächst ein Autismus oder eine Aufmerksamkeitsdefizit-Hyperaktivitäts-Störung (ADHS) diagnostiziert, da diese ebenfalls oft mit diesem Syndrom einhergehen (Niarchou et al. 2014). Die Wahrscheinlichkeit, dass all diese Menschen mit dieser Erkrankung im klassischen Sinne korrekt diagnostiziert werden, ist aktuell gering (Bonnot et al. 2014). Ganz ähnlich sieht es mit der Erkrankung Niemann-Pick Typ C aus, bei der sogar eine Therapie zur Verfügung stünde, was eine korrekte Diagnose noch wichtiger erscheinen lässt (Nia 2014; Bonnot et al. 2015). Die folgende Tabelle (▶ Tab. 7.2) fasst die häufigsten genetischen Erkrankungen zusammen, die mit einem schizophrenen Syndrom einhergehen können.

Insbesondere die fünf erstgenannten Krankheiten der Tabelle (▶ Tab. 7.2) sind im Hinblick auf die Diagnostik und Therapie schizophrener Syndrome von herausragender Bedeutung, weil mit ihnen spezifische therapeutische Optionen verbunden sind. Zwar ist wahrscheinlich auch die Diagnose eines 22q11-Syndroms für die betroffene Familie von Bedeutung, weil sie hilft, die Besonderheiten, Schwierigkeiten und Probleme eines betroffenen Menschen besser zu verstehen und einzuordnen. Jedoch ergeben sich aus einer solchen Diagnose aktuell noch keine spezifischen therapeutischen Konsequenzen. Insofern könnten Kritiker einer umfassenden Diagnostik in einem solchen Fall mit einer gewissen Berechtigung betonen, dass eine solche Diagnose keine therapeutischen Konsequenzen hat, und sich damit der Aufwand der Diagnostik nicht lohnt. Dieses Argument trifft aber auf die anderen oben genannten Krankheiten (▶ Tab. 7.2) sicher nicht zu. Dies illlustriert, dass sie zumindest Fachärzten für Psychiatrie und Psychotherapie vertraut sein sollten, damit sie korrekte Diagnosen stellen können und ihre Patienten angemessen beraten können.

Neben dem aktuell bekannteren 22q11-Syndrom wurden inzwischen zehn weitere seltene CNVs identifiziert, die alle mit einer höheren Effektstärke die Wahrscheinlichkeit der Entwicklung einer schizophrenen Symptomatik erhöhen (Malhotra und Sebat 2012; Rees et al. 2014). Dabei können die genannten CNVs zum einen bereits bei der Elterngeneration vorhanden gewesen sein. In solchen Fällen könnte die Familienanamnese positiv sein, muss es aber nicht, da auch das Vorhandensein entsprechender CNVs nicht zwingend mit der Ausbildung entsprechender Symptome verknüpft ist, sondern nur die entsprechende Wahrscheinlichkeit erhöht. Zum anderen kann es in der Keimbahn der Eltern oder der Entwicklungsgeschichte des betroffenen Menschen zu einer Neumutation gekommen sein. In diesem Fall wirkt sich die Variation erstmalig auf die betroffenen Menschen aus. In einem solchen Fall wäre die Erkrankungswahrscheinlichkeit für die übrige Familie nicht erhöht.

Sekundär genetische schizophrene Syndrome sind als klassische neuropsychiatrische Erkrankungen zu beurteilen. Einige dieser Formen wie die Niemann-Pick Typ C Erkrankung sind behandelbar.

7.6 Die Genetik schizophrener Syndrome

Tab. 7.2: Beispiele der häufigsten genetisch-verursachten, spezifisch behandelbaren bzw. aktuell noch nicht behandelbaren, schizophrenen Syndrome

Krankheit	Gen-Defekt bzw. Pathomechanismus	Häufigkeit	Typische Klinik	Häufigkeit schizophrener oder anderer psychischer Syndrome	Diagnostik und Anmerkungen	Therapie	Literatur
Behandelbare genetische Erkrankungen							
Niemann-Pick Typ C	pan-ethnisch, autosomal rezessiv, neurodegenerative Erkrankung; Mutationen des NPC1 (95 %) und NPC2 Gens (4 %); Störung des intrazellulären Transports von Cholesterol, Glycosphingolipid und Sphingosin	1 auf 120.000–150.000	Vielgestaltige Klinik, häufige Fehldiagnosen. Typische frühe Zeichen: neonatale Gelbsucht, Splenomegalie; ferner: Ataxie, Dystonie, Dysarthrie, Dysphagie, Taubheit, Kataplexie, Epilepsie. Vertikale Blickparese meist v. a. nach unten	Vor allem bei adulten Formen kognitive Defizite, Gedächtnisstörungen, schizophrene Bilder mit Wahn, Verhaltensstörungen, Aggressivität, Hypersexualität, Enthemmung, akustischen und visuellen Halluzinationen, Therapieresistenz auf symptomatische Therapie	Hautbiopsie und Fibroblastenkultur, EDTA-Bluttest mit Sequenzierung des NPC-1 und NPC-2 Gens	Miglustat, Inhibitor der Glucosyl-Ceramid Synthetase, hemmt die Bildung von Gangliosiden	Patterson et al. 2007, Bonnot 2012; Bonnot 2011
Homocysteinämie MTHFR-D Variante und CbS-D Variante	Autosomal rezessiv; Mutation im 5,10-Methylentetrahydrofolat Reductase (MTHFR) Gen (1p36.3) [CbS-D Variante ist eher mit affektiven als	Unklar	Meist Präsentation ab früh im ersten Lebensjahr mit schweren neurologischen Symptomen wie Anfällen, Mikrocephalie	Bei spät manifestierenden Varianten: kognitive Defizite, Ataxie, schizophrene Syndrome in Adoleszenz oder frühem Erwachsenenalter	Erhötes Plasma Homocystein (Werte über >100 µmol/l; erniedrigte Methionin Werte	1. Pyridoxin (Vit. B6) kombiniert mit Folsäure und Vitamin B12. 2. bei Non-Respondern: Diät mit Methionin-Restriknin,	Bonnot et al. 2014; Baric 2009

Tab. 7.2: Beispiele der häufigsten genetisch-verursachten, spezifisch behandelbaren bzw. aktuell noch nicht behandelbaren, schizophrenen Syndrome – Fortsetzung

Krankheit	Gen-Defekt bzw. Pathomechanismus	Häufigkeit	Typische Klinik	Häufigkeit schizophrener oder anderer psychischer Syndrome	Diagnostik und Anmerkungen	Therapie	Literatur
	mit schizophrenen Syndromen vergesellschaftet]					Cystein-Supplementation plus o.g. Vitamine. 3. Betain, ein Derivat des Glycins (Brocoli, Spinat, Rübenzuckermelasse) ist ein Methyldonor, der Homocysteinwerte senken kann v.a. bei der MTHFR-D Variante	
Akut intermittierende Porphyrie	Autosomal dominant, über 400 bekannte Mutationen des PBG-D-Gens auf Chromosom 11 (11q24); Reduktion der Aktivität der Porphobilinogen-Deaminase um ~ 50 %	5 auf 100.000; 100 auf 100.000 bei psychiatrischen Patienten	Vielgestaltig, irreführend, nur bei 10 % der Genträger kommt es zu Symptomen. Neuropsychiatrische Symptome: Psychose, Adynamie, Polyneuropathie	Psychosen, affektive Störungen, delirante Syndrome in bis zu 30 % vor allem bei akuten Schüben. Trias: Psychose/Lähmungen, abdominelle Symptome, Hypertonie/Tachycardie	Psychischer Stress oder andere Stressoren (Fasten, Operationen, Alkohol, Pille, Medikamente, Menses) wirken als Trigger; nachdunkelnder rötlicher Urin, Erhöhung der Delta-Aminolävulinsäure,	Hämarginat und Glukose hemmen die Delta-ALS-Synthetase in der Leber	Hift et al. 2012; Puy et al. 2010; Herold 2016

7.6 Die Genetik schizophrener Syndrome

Tab. 7.2: Beispiele der häufigsten genetisch-verursachten, spezifisch behandelbaren bzw. aktuell noch nicht behandelbaren, schizophrenen Syndrome – Fortsetzung

Krankheit	Gen-Defekt bzw. Pathomechanismus	Häufigkeit	Typische Klinik	Häufigkeit schizophrener oder anderer psychischer Syndrome	Diagnostik und Anmerkungen	Therapie	Literatur
			abdominale Symptome (häufig Appendektomie). Internistisch: Hypertonie, Tachykardie, Hyponatriämie		Enzymaktivitätsmessung und Gentest		
Cerebrotendinöse Xanthomatose	Autosomal rezessiv; Mutation des Sterol-27-Hydroxylase-Gens (CYP27A1), Chromosom 2q35. Dysfunktion des mitochondrialen Enzyms Sterol 27-Hydroxylase. Folge: Cholestanol und Cholesterol Akkumulation in allen Geweben	~ 1 auf 50.000 Kaukasier	Psychiatrische Symptome in der frühen 3. Dekade (siehe rechts) Neurologisch: Pyramidenbahnzeichen und zerebelläre Symptome im Alter von 20–30 Jahren. Gastrointestinale Symptome: chronischer Durchfall seit der Kindheit als frühestes Symptom	Beginn der Klinik in der 2. oder 3. Dekade: kognitive Probleme (~50 %), Halluzinationen, Agitation, Depression, Suizidversuche, Persönlichkeitsänderungen, später auch affektive oder aggressive Symptome. Bei Patienten > 26 Jahren eher bunte Bilder mit Parkinson und Demenz-Symptomen	Hohe Plasma- und Gewebekonzentration von Cholesterol. (Erhöhung um das 5–10-fache), molekulargenetischer Nachweis der CYP27A1-Mutation	Chenodeoxycholsäure (CDCA; mittlere Dosis 300 mg/die) verbessert neurophysiologische Befunde. Evt. zusätzlich auch HMG-CoA-Reduktase-Inhibitoren (Statine). Ansonsten symptomatische Therapie des Katarakts, der Epilepsie, der Spastik ggf. der	Moghadasian et al. 2002; Moghadasian 2004; Nia 2014

7 Die Ursachen der schizophrenen Syndrome

Tab. 7.2: Beispiele der häufigsten genetisch-verursachten, spezifisch behandelbaren bzw. aktuell noch nicht behandelbaren, schizophrenen Syndrome – Fortsetzung

Krankheit	Gen-Defekt bzw. Pathomechanismus	Häufigkeit	Typische Klinik	Häufigkeit schizophrener oder anderer psychischer Syndrome	Diagnostik und Anmerkungen	Therapie	Literatur
			Augen: ~75 % Katarakt oft in erster Dekade Haut: Xanthome an den Achillessehnen, den Extensoren am Ellenbogen und der Hand, der Patella und im Nacken manifest in 2. oder 3. Dekade			Parkinson-Symptome	
Morbus Wilson	Autosomal rezessiv; Mutation im Gen für ATP7B Cu Translocase	1 auf 30.000 Geburten	Cu-Ablagerung auch im Hirn v. a. Basalganglien, asymmetrischer Tremor (~ 50 %), Augen: Kayser-Fleischer Ringe (~ 95 %), Leber-Symptome (~ 65 %)	10–20 % der Patienten haben kognitive, affektive oder schizophrene Symptome	Spaltlampenuntersuchung der Augen; Labor: Coeruloplasmin im Serum < 20 mg/dl, Gesamtkupfer i. S. < 70 µl/dl, freies Kupfer i. S. > 10 µl/dl, Kupfer im Urin > 100 µl/dl/24h; Leberbiopsie beweisend mit Kupfergehalt > 250 µg/g; bei diagnostischer Unsicherheit	Kupferarme Diät, Chelator-Therapie mit Trientine (Triethylentetramin), D-Penicillinamin, präsymptomatische Gabe von Zink, Vitamin B6; Prognose bei früh einsetzender Therapie gut!	Nia 2014; Dening und Berrios 1989; Herold 2016

7.6 Die Genetik schizophrener Syndrome

Tab. 7.2: Beispiele der häufigsten genetisch-verursachten, spezifisch behandelbaren bzw. aktuell noch nicht behandelbaren, schizophrenen Syndrome – Fortsetzung

Krankheit	Gen-Defekt bzw. Pathomechanismus	Häufigkeit	Typische Klinik	Häufigkeit schizophrener oder anderer psychischer Syndrome	Diagnostik und Anmerkungen	Therapie	Literatur
					Zusatztests wie Penicillinaminbelastungstest und Gen-Test		
Aktuell noch nicht behandelbare genetische Syndrome							
22q11-Syndrom (velokardiofaziales Syndrom, Shprintzen-Syndrom, DiGeorge Syndrom, CATCH 22 Syndrom)	Veränderungen (meist Mikrodeletionen auf dem langen Arm des Chromosoms 22 an Position 11	1 auf 2.000–4.000 Geburten	Herzfehler, Gesichtsfehlbildungen, Auffälligkeiten des Thymus, Gaumenspalte, Hypokalzemie	~ 25 %	Häufig wird zunächst ADHS oder Autismus diagnostiziert		Swillen et al. 2015
Microduplikation 1q21.1	Mikroduplikation 1q21	Unklar, wahrscheinlich selten	Vielgestaltig: Herzfehler, fakultativ Intelligenzminderung, Autismus, psychotische Symptome,	Etwa 2 von 100 Menschen mit Autismus, Häufigkeit bei Schizophrenie unklar	Genetische Testung	Bislang keine	Rees et al. 2014; Stefansson et al. 2008; International Schizophrenia

Tab. 7.2: Beispiele der häufigsten genetisch-verursachten, spezifisch behandelbaren bzw. aktuell noch nicht behandelbaren, schizophrenen Syndrome – Fortsetzung

Krankheit	Gen-Defekt bzw. Pathomechanismus	Häufigkeit	Typische Klinik	Häufigkeit schizophrener oder anderer psychischer Syndrome	Diagnostik und Anmerkungen	Therapie	Literatur
			manisch-depressive Syndrome, Thrombozytopenie, Dysmorphiezeichen				Consortium 2008
Deletions 16p12.1	7 Gene die durch wiederholte Deletionen gestört sind und wiederholt werden	Unklar, selten	Assoziiert mit Schizophrenien, Entwicklungsstörungen, Autismus, Lernbehinderung	Unklar, auch gesunde Genträger	Genetische Testung	Keine	Rees et al. 2014

7.6.4 Primäre multigenetische schizophrene Syndrome

Abgesehen von den oben thematisierten Beispielen einer sekundären Genetik schizophrener Syndrome gibt es aber in weitgehender Analogie zu der Situation bei den Entwicklungsstörungen Autismus und ADHS (Malhotra und Sebat 2012; Tebartz van Elst 2018) auch bei den schizophrenen Störungen häufig die Konstellation, dass bei betroffenen Menschen eine familiäre Häufung festgestellt werden kann, ohne dass diese erkennbare Familiarität das Muster einer der oben genannten klassischen Erbkrankheiten aufweist. Insbesondere finden sich in solchen Fällen auch keine Hinweise auf eine strukturelle gentische Variation im Sinne der oben beschriebenen CNVs.

Nicht selten entsteht für den Kliniker der Eindruck, dass ein oder mehrere Familienmitglieder eines an einer Schizophrenie erkrankten Menschen sehr ähnliche Persönlichkeitsmerkmale aufweist bzw. aufweisen, ohne aber, dass manifeste Erstrangsymptome oder eine wie auch immer psychosozial desintegrierende Störung identifiziert werden könnte. Passend zu dieser klinischen Beobachtung haben in den letzten Jahren große Genom-weite Studien belegen können, dass für die große Mehrheit schizophrener Störungen multigenetische Befundmuster im Sinne der oben beschriebenen primären Genetik identifiziert werden können (Malhotra und Sebat 2012; Fromer et al. 2014; Rees et al. 2014, 2015; Owen et al. 2016; Gandal et al. 2016). Damit konnten entsprechende Theorien bereits aus den 60er Jahren des letzten Jahrhunderts bestätigt werden (Gottesman und Shields 1967). Zusammenfassend wurden dabei bislang über 100 distinkte Genorte identifiziert, die häufige Allele mit jeweils kleinen Effektstärken aufwiesen und so zum relativen Risiko schizophrener Sympotme beitragen (Sullivan et al. 2003; Harrison und Owen 2003; Owen et al. 2016; Gandal et al. 2016).

Wenn wir uns vergegenwärtigen, dass bei uns allen im Durchschnitt 30–100 SNP Punktmutationen in unserem Genom vorhanden sind und dazu noch diejenigen hinzutreten, die wir von unseren unmittelbaren Eltern und weiteren Vorfahren ererbt haben, so wird rasch klar, dass wir uns hier theoretisch mitten im statistischen aber auch technischen Normalbereich der Psychobiologie befinden.

> Primär multigenetische Varianten schizophrener Syndrome sind aus theoretischer Sicht als Normvarianten zu betrachten. Sie können mit einem hohen IQ und guter psychosozialer Funktionalität einhergehen.

7.6.5 Die multigenetische Verwandschaft von ADHS, Autismus, Schizophrenie und Epilepsie

Die molekulargenetische Forschung der letzten Dekade hat darüber hinaus eindrücklich zeigen können, dass die Risikostruktur, die sowohl mit den primären sogenannten »en-masse Effekten« (Owen et al. 2016) als auch mit den sekundären Effekten der CNVs einhergehen pleiotrop (vielgestaltig) sind. Das bedeutet, dass die vielen SNPs ebenso wie die wenigen CNVs nicht spezifisch sind für bestimmte

Eigenschaften, etwa schizophrene Symptome. Vielmehr findet sich sowohl bei den en-masse Effekten der vielen SNPs mit je kleiner Effektstärke als auch bei den bislang identifizierten CNVs mit größerer Effektstärke eine sogenannte pleiotrophe (vielgestaltige) Risikoerhöhung nicht nur für schizophrene Syndrome, sondern ebenso für Depressionen, eine ADHS, einen Autismus oder epileptiforme Syndrome (Malhotry und Sehat 2012; Rees et al. 2014; Owen et al. 2016).

So ist etwa bei Menschen mit einer Microduplikation 1q21.1 das Risiko, die Diagnose einer manisch-depressiven Störung, eines Autismus oder einer Schizophrenie zu bekommen, deutlich erhöht. Gleichzeitig sind aber auch viele Träger dieser genetischen Konstellation klinisch unauffällig (Weiss et al. 2008; McCarthy et al 2009). Dies illustriert, dass selbst bei den seltenen CNVs mit generell hoher Effektstärke auch Umwelteinflüsse von entscheidender Bedeutung sein müssen.

An dieser Stelle stellt sich aus evolutionsbiologischer Sicht die Frage, wieso es all diese genetische Varianz, sofern es sich dabei nicht um Neumutationen handelt, überhaupt noch gibt. Denn die Diagnose einer Schizophrenie ist mit einer geringeren Wahrscheinlichkeit verknüpft, Nachkommen zu bekommen. Demnach müssten genetische Faktoren, die das Schizophrenierisiko erhöhen, eigentlich nach einigen 100 Generationen verschwinden. De facto sind aber all die o. g. genetischen Varianten offensichtlich überall auf der Welt weit verbreitet. Eine plausible Erklärung läge darin, dass die entsprechenden Gene eben nicht nur das Schizophrenierisiko erhöhen, sondern auch positive Auswirkungen haben wie z. B. eine hohe Intelligenz. Diese Annahme würde plausibel erklären, wieso die entsprechenden Gene über die Jahrhunderte nicht verschwinden.

> Viele der über Hundert Gene mit Bedeutung für die Entwicklung schizophrener Symptome kodieren auch für Entwicklungsstörungen wie Autismus und ADHS aber auch für Epilepsien. Wahrscheinlich kodieren sie auch für positive Funktionen wie etwa eine hohe Intelligenz, da sie sich sonst in der Evolution nicht gehalten haben dürften.

7.7 Die Bedeutung von Umweltfaktoren

»Genes don't code for behavior!«

Im vorherigen Kapitel wurde ein Begriff davon entwickelt, wie molekulargenetische Phänomene die Wahrscheinlichkeit beeinflussen, bestimmte psychobiologische Eigenschaften zu entwickeln wie z. B. die Empfindlichkeit, in Stresssituationen zu dissoziieren und Halluzinationen zu erleben. Zwar ist der Einfluss solcher molekulargenetischer Faktoren unbestritten, jedoch muss auch darauf hingewiesen werden, dass gerade im Bereich der Vererbung psychobiologischer Eigenschaften ein Mendel'sches Vererbungsmuster extrem selten ist. Selbst im Falle der seltenen strukturellen Variationen mit hoher Effektstärke gilt mit Malhotra und Sebat (2012) zu betonen: »Genes don't code for behavior!«. D. h., dass Gene nicht bestimmte Wahrnehmungs-, Erlebens- oder Verhaltensweisen determinieren, sondern nur die Wahrscheinlichkeit modulieren, dass es etwa zu Halluzinationen, einem eingeengten wahnhaften Denken, Negativsymptomen oder kognitiven Problemen kommt. In diesem Zusammenhang ist auch noch einmal darauf hinzuweisen, dass bei genetisch identischen eineiigen Zwillingen nur in etwa 30–50 % der Fälle beide Geschwister eine Schizophreniediagnose bekommen (Häfner 2005). Und Angehörige ersten Grades von Menschen mit Schizophrenie bekommen die Diagnose nur zu etwa 4,8 % trotz der hohen Übereinstimmung genetischer Faktoren. All diese Beobachtungen zeigen, dass nicht-genetische Umweltfaktoren ebenfalls eine gewichtige Rolle bei der Entstehung schizophrener Symptome spielen müssen.

Diese Tatsache wurde in der seit Dekaden diskutierten Theorie der Schizophrenie als Entwicklungsstörung berücksichtigt (Weinberger 1987; Murray und Lewis 1988; Fatemi und Folsom 2009, Owen und O'Donovan 2017; Rapoport et al. 2005). Diese Hypothese geht davon aus, dass es vor dem Hintergrund einer mehr oder weniger spezifischen genetischen Vulnerabilität in der Entwicklung des Gehirns bereits während der Embrio- und Fetogenese zu Störungen kommt, die dann das Schizophrenierisiko determinieren. Gleichzeitig wird festgehalten, dass die Effekte solcher biologischer oder Umweltfaktoren nicht unbedingt zu dem Zeitpunkt ihres Eintreffens manifest werden müssen, sondern unter Umständen erst dann, wenn das sich entwickelnde Gehirn einen bestimmten Reife- oder Entwicklungszustand erreicht hat. Und dies kann z. B. am Ende der zweiten Dekade oder in der dritten Dekade erst der Fall sein (Tebartz van Elst und Fleischhaker in Vorbereitung).

Solche Störungen können ebenso durch erworbene biologische Faktoren wie Infektionen der Mutter oder intrauterine Infektionen gegeben sein wie durch psychologische Variablen wie mütterlicher Stress oder soziale Faktoren wie ein niedriger sozioökonomischer Status oder Kindesmissbrauch. Vor dem Hintergrund dieser Hypothese konnte in der Forschung der letzten Dekaden eine Reihe von solchen Umweltfaktoren identifiziert werden, die in der Tat offensichtlich das Risiko der Entwicklung psychotischer Symptome erhöht. Dies sind Faktoren wie Geburtskomplikationen, Geburten im späten Winter oder frühen Frühling, mütterliche Infektionen während der Schwangerschaft, eine intrauterine Wachstumsverzögerung oder soziodemografische Variablen wie etwa das Aufwachsen in Großstädten oder ein Immigrantenstatus. Das relative Risiko für all diese Faktoren ist jeweils klein und wird in der Literatur mit 1,5–3,0 angegeben (Owen et al. 2016). Dies mag zwar wenig erscheinen, ist aber immerhin vergleichbar dem genetisch bedingt erhöhten Risiko eines zweitgradig Verwandten eines Indexpatienten mit Schizophrenie. Die folgende Tabelle (▶ Tab. 7.3) fasst die wichtigsten Umweltfaktoren zusammen, die die Wahrscheinllichkeit an psychotischen Symptomen zu leiden erhöht (vgl. auch eine umfassende Übersichtsarbeit dazu bei Brown 2011).

Abschließend soll an dieser Stelle betont werden, dass die Kausalität der in Tabelle 7.3 (▶ Tab. 7.3) identifizierten Umweltfaktoren ebenso schwer zu beurteilen ist wie die von genetischen Auffälligkeiten, da die beobachteten Zusammenhänge in den allermeisten Fällen zwar signifikant, aber doch nur korrelativ sind. Korrelationen sollten aber nicht mit Verursachungen verwechselt werden. So korreliert etwa auch die Beobachtungswahrscheinlichkeit von Regen und Regenschirmen hochsignifikant miteinander, ohne dass man behaupten könnte, dass Regenschirme Regen verursachen. Ähnlich verhält es sich mit zahlreichen der o. g. Befunde. Zwar kann man sich gut vorstellen, dass ein häufiges Umziehen von Ort zu Ort für Kinder und Jugendliche einen Stressfaktor darstellt und damit die Auftretenswahrscheinlichkeit psychotischer Stresssymptome erhöht. Aber es ist ebenso denkbar, dass die interaktionellen Probleme, die Menschen mit einer psychosenahen Persönlichkeitsstruktur haben, dazu führen, dass sie häufiger umziehen, weil sie vor Ort nicht zu Recht kommen. Ebenso ist es denkbar, dass der Stress oder andere spezifische Umweltaspekte des Lebens in einer Großstadt, die Entwicklung schizophrener Symptome begünstigen könnte. Aber es könnte auch so sein, dass Menschen mit psychosenahen Persönlichkeitsstrukturen lieber in der Anonymität einer Stadt wohnen und sich die korrelativen Zusammenhänge so erklären lassen. Wie immer in der Wissenschaft ist Vorsicht geboten, korrelative Zusammmenhänge nicht vorschnell kausal zu interpretieren.

Dennoch erscheint es auch mir plausibel, dass die o. g. Umweltaspekte ebenso wie die verschiedenen genetischen Aspekte komplexe kausale Auswirkungen auf das Erleben, Fühlen, Denken und Handeln von Menschen haben, die auf eine komplexe und im Detail schwer zu überschauende Art und Weise zusammenwirken und so die Auftretenswahrscheinlichkeit psychotischer Erlebensweisen beeinflussen. Die häufig zitierte Zwei-Treffer-Hypothese (2-hit-hypothesis) der Schizophrenie im Sinne einer Entwicklungsstörung, die davon ausgeht, dass eine genetische Veranlagung (Vulnerabilität) plus einer zusätzlichen Schädigung des Hirns in seiner frühen Entwicklung das spätere Risiko festlegt, erscheint mir dabei ebenso wie anderen Autoren als zu einfach (Davis et al. 2016). Zum einen erscheint wenig plausibel, wieso es nur zwei und nicht viel mehr Ereignisse und Schädigungszeitpunkte sein sollen, die ein resultierendes Gesamtrisiko mitbestimmen. Darüber hinaus aber lenkt sie das Denken zu sehr und zu ausschließlich in die Vergangenheit und auf Risikofaktoren, die im hier und jetzt kaum noch beeinflusst werden können. Dagegen illustrieren phasisch-remittierende psychotische Erlebensweisen ja gerade auch für die Gegenwart, dass das biologische System eines Menschen, sein Körper, sowohl im psychotischen Modus als auch im nicht-psychotischen Modus funktionieren kann. Während die theoretische Veranlagung (Vulnerabilität) für psychotisches Erleben ein fixer und kaum zu beeinflussender Faktor eines Menschen im Hier und Jetzt ist – sei sie nun genetisch oder durch Umwelteinflüsse oder biografische Faktoren bedingt – so zeigt der phasisch remittierende Verlauf in solchen Fällen aber doch auch, dass bei diesem konkreten Menschen auch aktuelle Einflussfaktoren in der Gegenwart eine wichtige Rolle spielen müssen. Denn nur sie können den Übergang von dem zuvor nicht-psychotischen Zustand in den aktuell psychotischen erklären. Und gerade diese nicht-veranlagten Faktoren sind dann oft der Schlüssel dafür, wieder den Weg zurück und heraus aus der Psychose zu finden. Und diesen – manchmal schwer zu findenden Weg zurück aus dem Labyrinth psychotischen Erlebens – gilt es für Patienten, Ärzte und Therapeuten gemeinsam zu finden, zumindest, wenn dies der Wunsch der Betroffenen ist.

> Zahlreiche Umweltfaktoren spielen eine jeweils meist kleine aber klar erwiesene Rolle in der Genese psychotischer Symptome.

Tab. 7.3: Einfluss von Umweltfaktoren auf das Risiko schizophrene Syndrome zu entwickeln (OR = odds ration, RR = relatives Risiko, CI = 95 % Konfidenzintervall).

Risikofaktor	Einflussfaktoren	Erhöhung des Risikos	Evidenz/Studientyp	Literatur
Mütterlicher Stress	Einfluss eines Todesfalls eines nahen Angehörigen auf RR	RR, 1,67 (CI 1,02–2,73)	Populationsbasierte Kohortenstudie in Dänemark an 1,38 Mio Geburten zwischen 1973 und 1995	Khashan et al. 2008
Mütterliche Infektionen	Pränatale unspezifische, bakterielle, pulmonale oder genitale Infekte	RR ~ 2–5	Systematischer Review von 21 populationsbasierten Studien	Khandaker et al. 2013
	Herpes simplex Virus Typ 2 (HSV-2) und Toxoplasma gondii	RR ~ 2 aber variable Befunde		
	Pränatale HSV-1 oder Cytomegalievirus (CMV).	Keine erhöhten RRs		
Mangelernährung	Einfluss des Vitamin-D Status bei Geburt auf RR	RR erhöht (~2) bei niedrigen aber auch besonders hohen Vitamin D Spiegeln	Dänische Fall-Kontroll-Studie an 424 Indexpatienten und 424 Kontrollen basierend auf populationsbasierten Erhebungen	McGrath et al. 2010
	Schwere Hungersnot	~2-fach erhöhtes RR	Literaturreview	Brown 2011
Geburtskomplikationen	Schwangerschaftskomplikationen (Blutungen, Präeklampsie, Rhesus Inkompatibilität, fetale Wachstumsstörungen, kongenitale Malformationen und kleiner Kopfumfang)	Erhöhtes RR von unter 2	Metaanalyse	Cannon et al. 2002

Tab. 7.3: Einfluss von Umweltfaktoren auf das Risiko schizophrene Syndrome zu entwickeln (OR = odds ration, RR = relatives Risiko, CI = 95 % Konfidenzintervall). – Fortsetzung

Risikofaktor	Einflussfaktoren	Erhöhung des Risikos	Evidenz/Studientyp	Literatur
	Geburtskomplikationen (Asphyxia, uterine Atonie)			
	Diabetes, Placentainsuffizienz, niedriges Geburtsgewicht und Notsektion	Erhöhtes RR von > 3		
Wintergeburten	Einfluss des Geburtszeitpunkts im Winter oder frühen Frühling versus Sommer oder Herbst	Geringradig aber signifikant erhöhtes Risiko; OR = 1,07; CI: 1,05–1,08	Metaanalyse von 8 Studien mit 126.196 Patienten und 86.605.807 Kontrollgeburten aus 27 Orten der nördlichen Hemisphere	Davies et al. 2003
Aufwachsen in Großstädten	Relevanz des Orts des Aufwachsens auf das RR; Großstädte versus ländliche Regionen	Urbane Zentren erhöhen das RR um etwa 2,37	Metaanalyse von 4 populationsbasierten Studien an über 20.000 Patienten	Vassos et al. 2012
Immigrantenstatus	Einfluss des Migrationsstatus auf RR	Erste und zweite Generation Migranten hatten signifikant erhöhtes Risiko	Dänische populationsbasierte Kohortenstudie an 1.859.419 Bürgern	Cantor-Graae et al. 2013
Sozioökonomische Faktoren	RR erhöht bei Arbeitslosigkeit, geringen Schulabschlüssen, Single Status, geringerem Wohlstand, niedrigem Einkommen, Kinderlosigkeit, Geburt in Großstädten, Geburtsort außerhalb Dänemarks, 3 oder mehr Geschwistern, elterlicher Arbeitslosigkeit, niedrigem Einkommen der Eltern. Erhöhtes RR bei höherem Bildungsstand der Eltern.	Keine Quantifizierung	Dänische populations-basierte Fall-Kontroll-Studie an 7.704 Erstaufnahmen wegen Schizophrenie zwischen 1981 und 1998 und 192.590 individuell nach Alter und Geschlecht parallelisierten Kontrollen und deren Eltern und Geschwister	Byrne et al. 2004 (siehe auch Allardyce und Boydell 2006)

Tab. 7.3: Einfluss von Umweltfaktoren auf das Risiko schizophrene Syndrome zu entwickeln (OR = odds ration, RR = relatives Risiko, CI = 95 % Konfidenzintervall). – Fortsetzung

Risikofaktor	Einflussfaktoren	Erhöhung des Risikos	Evidenz/Studientyp	Literatur
Hohes Alter des Vaters; geringes Alter der Mutter	Einfluss des mütterlichen und väterlichen Alters	Kinder älterer Väter hatten ein erhöhtes RR für Schizophrenien, Psychosen, Lernbehinderung und Autismus. Kinder jüngerer Männer hatten ein erhöhtes RR für Substanzmissbrauch, ADHS und Lernbehinderung.	Populationsbasierte Studie am dänischen psychiatrischen Zentralregister von 1995–2011 an 2.894.688 Personen	McGrath et al. 2014
Hohes Alter des Vaters	Einfluss des väterlichen Alters auf Mutationsrate	Durchschnittliche Mutationsrate: $1,20 \times 10(-8)$ pro Nukleotid und Generation (bei 6×10^9 Nukleotiden = 72 Mutationen); väterliche Mutationsrate und -diversität steigt mit dem Alter und verdoppelt sich nach ~ 16,5 Jahren	Isländische Fallstudie an 78 Vater-Kind-Trios	Kong et al. 2012 Pedersen et al. 2014
Umzüge in Kindheit und Jugend	Umzüge erhöhten das Psychoserisiko außer im ersten Lebensjahr; relevant war vor allem die späte Kindheit und Adoleszenz	RR bei 3 Umzügen bis 14. Lebensjahr 3,72	populationsbasierte Registerstudie in Dänemark unter 1,1 Millionen Individuen geboren zwischen 1971–1991	Paksarian et al. 2015

Tab. 7.3: Einfluss von Umweltfaktoren auf das Risiko schizophrene Syndrome zu entwickeln (OR = odds ration, RR = relatives Risiko, CI = 95 % Konfidenzintervall). – Fortsetzung

Risikofaktor	Einflussfaktoren	Erhöhung des Risikos	Evidenz/Studientyp	Literatur
Soziale Vernachlässigung und Missbrauch (Deprivation)	Einflussfaktoren: sexueller Missbrauch, physischer Missbrauch, emotional psychischer Missbrauch, Vernachlässigung	Erhöhte OR: 2,78 (95 % CI 2,34–3,31).	Metaanalyse von über 18 Fall-Kontroll-Studien (2.048 Patienten und 1.856 Kontrollen), 10 prospektiven Studien (41.803 Individuen) und acht populations-basierten Querschnittsstudien (35.546 Individuen).	Varese et al. 2012 (vgl. auch Review: Craig und Gayer-Anderson 2016)

7.8 Die Bedeutung von persönlichkeitsstrukturellen Faktoren

»Abweichende Persönlichkeiten sind Abweichungen von einer uns vorschwebenden Durchschnittsnorm von Persönlichkeiten. Maßgebend sind also die Durchschnittsnormen, nicht etwa eine Wertenorm. Überall gehen abnorme Persönlichkeiten ohne Grenzen in die als normal zu bezeichnenden Lagen über.« (Kurt Schneider 1923)

Die Annahme, dass es einen Übergangsbereich zwischen bestimmten Persönlichkeitsstrukturen und einer Schizophrenie geben könnte, ist nicht neu. So hat bereits Ernst Kretschmer (1931) in seiner Konstitutionslehre die Auffassung vertreten, dass es einen kontinuierlichen Übergang gebe zwischen den normalen »schizothymen Persönlichkeitszügen« über eine schizoide Persönlichkeitsstruktur mit Krankheitswert (= Persönlichkeitsstörung) bis hin zur schizophrenen Psychose. Er ging dabei davon aus, dass diese psychobiologischen Eigenschaftscluster mit einem leptosomen Körperbau vergesellschaftet seien (Häfner 2005). Ganz ähnliche Konzepte werden auch in jüngsten Publikationen vertreten (Miralles et al. 2014; Barrantes-Vidal et al. 2015).

Zur ausführlicheren Darstellung der Theorie der Persönlichkeit und Persönlichkeitsstörung sei auf andere Publikationen verwiesen (Tebartz van Elst 2007a; Tebartz van Elst 2018). An dieser Stelle soll betont werden, dass aus neurobiologischer und insbesondere molekulargenetischer Perspektive gut belegt werden kann, dass persönlichkeitsstrukturelle Eigenschaften ganz wesentlich durch genetische Faktoren mitbestimmt sind. So lässt sich etwa die Hälfte der Varianz sowohl für das Auftreten bestimmter Persönlichkeitszüge (Impulsivität, Extroversion, Aggressivität, Ängstlichkeit etc.) als auch für das Auftreten von Persönlichkeitsstörungen durch genetische Faktoren erklären (Bouchard und Loehlin 2001). Diese Befunde konnten auch in Zwillingsstudien bestätigt werden (Torgersen et al. 2000). Dagegen konnte der Einfluss familiärer Faktoren unabhängig von der Genetik bislang eher nicht empirisch abgesichert werden (Bohus et al. 2015). Auch ist der Versuch, einzelne Genorte zu identifizieren, die für bestimmte Persönlichkeitsmerkmale kodieren wie z. B. Extroversion, Impulsivität, Offenheit oder Aggressivität, bislang erfolglos geblieben. In Anlehnung an die Ausführungen in Kasten 7.1 und Kapitel 7.6.2 (▶ Kasten 7.2, ▶ Kap. 7.6.2) kann also festgehalten werden, dass die Persönlichkeit eines Menschen ganz wesentlich durch genetische Faktoren mitbestimmt wird. Dies gilt für solche Persönlichkeiten, die eine Verwandtschaft zu schizophrenen Erlebensweisen aufweisen, aber auch für alle anderen Persönlichkeiten – ebenso für Ihre Persönlichkeit, sehr geehrte Leserin, sehr geehrter Leser, und auch für meine. Aus genetischer Sichtweise ist damit Persönlichkeit in wesentlichen Anteilen zumindest in der primären Variante, bei der sich eine erkennbare familiäre Häufung findet, wahrscheinlich auf eine multigenetisch bedingte Veranlagung für die Ausprägung entsprechender Merkmale zurückzuführen.

Nach meiner persönlichen Überzeugung ist dabei Kurt Schneider zuzustimmen, der schon 1923 betonte, dass der für die Persönlichkeitsstruktur angemessene Normalitätsbegriff ein statistischer ist. D. h., dass also Persönlichkeitseigenschaften in der primären Variante als dimensionale Phänomene des Normalen begriffen werden sollten, die, wenn sie extrem ausgeprägt sind, natürlich Krankheitswert im Sinne einer Persönlichkeitsstörung erhalten können. Konzeptuell sollten sie aber, anders als dies prinzipiell im DSM-5 und ICD-10 aber absehbar auch in ICD-11 (WHO 2021) der Fall ist bzw. sein wird, als dimensional aufgespannte und nicht als kategorial verfasste psychobiologische Eigenschaftscluster begriffen werden. Denn sie sind auch neurobiologisch durch eine im Ergebnis ebenfalls dimensional verfasste primäre Genetik wesentlich mitbestimmt. Allerdings wurde dieser Erkenntnis im DSM-5 inzwischen doch insofern gefolgt, als dass der grundsätzlich kategorialen Definition von Persönlichkeitsstörungen im Anhang ein alternatives dimensionales Konzept zur Beschreibung von Persönlichkeitsstörungen zur Seite gestellt wurde (APA 2013, 2018).

> Wahrscheinlich gibt es einen u. a. multigenetisch bedingten Übergang von paranoiden, schizoiden und schizotypen Persönlichkeitmerkmalen hin zu klaren schizophrenen Veranlagungen bzw. Symptomen. Diese Phänomene sollten im multigenetisch dimensionalen Bereich am ehesten als Normvarianten begriffen werden.

7.9 Die Rolle von psychosozialem Stress

Die Rolle von psychosozialem Stress in der Entwicklung von psychotischen Symptomen und Episoden ist empirisch gut untersucht. Zahlreiche Forschungsarbeiten dazu wurden unter der Überschrift »high expressed emotions« durchgeführt. Dieser Begriff beschreibt dabei nicht die Fähigkeit von Menschen, ihre Gefühle auszudrücken, sondern vielmehr einen Kommunikationsstil, der durch Abwertung, Aggressivität, wenig Perspektivübernahme und intensiv ausgetragene zwischenmenschliche Konflikte geprägt ist. Ein solcher Kommunikationsstil kann innerhalb von Familien, aber auch am Arbeitsplatz, in sozialen Gruppen oder Wohngemeinschaften vorherrschen. Soziale Umgebungen, die durch einen solchen Kommunikationsstil gekennzeichnet sind, werden von den allermeisten Individuen als stressig und belastend erlebt. Zahlreiche empirische Untersuchen konnten klar belegen, dass derartige, stressige Lebenssituationen in allen kulturellen Kontexten und Ländern der Welt mit einer erhöhten Rückfallquote und häufigeren psychotischen Episoden vergesellschaftet sind (Parker und Hadzi-Pavlovic 1990; Bebbington und Kuipers 1994). Aber auch andersartige Stressoren wie etwa Kindesmissbrauch (Arseneault et al. 2011) oder auch »alltägliche Stressoren« wie Lärm, Reizüberflutung, aber auch Schlafmangel und eine unstete Lebensführung können psychotische Erlebensweisen triggern, vor allem dann, wenn eine genetische Vulnerabilität für solche Reaktionen gegeben ist (Shakoor et al. 2016).

> Verschiedene Stressfaktoren erhöhen die Wahrscheinlichkeit, dass es zu psychotischen Symptomen kommt. Diese Erkenntnis ist vor allem deshalb wichtig, weil solche Stressfaktoren beeinflussbar sind.

7.10 Das Vulnerabilitäts-Stress-Modell

Das Vulnerabilitäts-Stress-Modell zur Schizophrenie wurde bereits 1977 von Zubin und Spring formuliert und ist auch heute noch geeignet, die verschiedenen Einflussfaktoren in der Entstehung psychotischer Erlebensweisen anschaulich zusammenzufassen (Zubin und Spring 1977; Uher und Zwicker 2017). Die folgende Abbildung (▶ Abb. 7.7) illustriert das Modell und fasst damit die bislang diskutierten komplexen Kausalfaktoren, die Einfluss haben können auf die Entstehung psychotischer Erlebensweisen, anschaulich zusammen. Unterschieden werden dabei auf der einen Seite Einflussfaktoren, die als nicht modulierbare Konstante aufgefasst werden und die damit die Veranlagung oder Vulnerabilität für psychotische Erlebensweisen bestimmen. Auf der anderen Seite können situative Stressfaktoren erkannt werden, die prinzipiell beeinflussbar sind.

Vulnerabilitätsfaktoren können etwa genetische Faktoren sein – seien es nun sekundäre Formen wie Chromosomenabberationen oder CNVs oder primäre Varianten in Form der zahlreichen SNPs und multigenetischen en-masse Effekte – aber ebenso Umwelteinflüsse wie Ernährung, Geburtskomplikationen oder frühkindlicher Stress und Vernachlässigung.

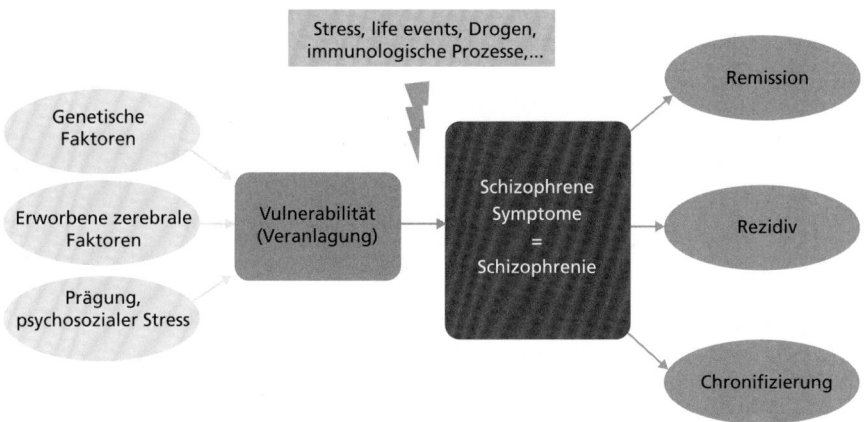

Abb. 7.7: Das Vulnerabilitäts-Stress-Modell illustriert den Zusammenhang zwischen biologischen, biografischen und situativen Faktoren bei der Entstehung schizophrener Symptome.

All diese Faktoren haben gemeinsam, dass sie im Erwachsenenalter, wenn man mit einem Menschen mit psychotischen Symptomen konfrontiert ist, nicht mehr geändert werden können und damit dem Patienten wie dem Arzt als schicksalhaftes So-Sein begegnen.

Darüber hinaus gibt es aber auch situative Faktoren, die ebenfalls von Bedeutung sind für die akute Entstehung psychotischer Symptome. Denn gerade bei phasisch remittierenden Psychosen zeigt ja die biografische Entwicklung betroffener Menschen, dass ihr Körper auch im nicht-psychotischen Modus sein kann. Es muss also auch noch situative Kausalfaktoren geben, die erklären, wieso der betroffene Mensch gerade zu diesem Zeitpunkt erstmalig oder wieder eine psychotische Symptomatik entwickelt. Die situative Komponente wird im Vulnerabilitäts-Stress-Modell der Schizophrenie mit dem Begriff Stress beschrieben. Dies ist insofern überzeugend, als dass im vorherigen Kapitel aufgewiesen wurde, dass belastende Lebensereignisse in der Tat eine nachgewiesene Rolle in der Entwicklung und Remission psychotischer Symptome spielen. Allerdings ist nach meinem Dafürhalten der Begriff insofern irreführend, als dass der Blick auf die situativen Auslösefaktoren oft auf psychoreaktive Stresskomponenten eingeengt ist. Es ist aber natürlich genau so möglich, denkbar und schlussendlich sogar wahrscheinlich, dass es andere situative Komponenten sind, die ein vulnerables System von einem vorherigen Funktionsmodus (dem nicht-psychotischen Modus) in einen anderen Modus (den Psychotischen) überführen. Neben psychorekativem Stress und belastenden Lebensereignissen (Life events) könnte dies ebenso eine Fehlernährung verbunden mit einem Vitaminmangel (Endres et al. 2016c), Bewegungsmangel, allgemeine oder diskrete zerebrale Entzündungsreaktionen oder – und dies ist in der klinischen Praxis besonders häufig anzutreffen – ein Substanzmissbrauch von Alkohol, Drogen oder aber Cannabis sein. Letzere werden sicher auch nicht selten im Sinne eines Selbstmedikationsversuchs von betroffenen Menschen eingesetzt, die sich nicht anders zu helfen wissen, im Bemühen, mit den Stimmen, der paranoiden Angst oder den kognitiven Defiziten umzugehen. Damit wird ein wichtiger Punkt angesprochen, der zur Ausweitung des Vulnerabilitäts-Stress-Modells hin zu einem Vulnerabilitäts-Stress-Bewältigungs-Model der Schizophrenie geführt hat (vulnerability-stress-coping model of schizophrenia; Liberman et al. 1986).

> Das Vulnerabilitäts-Stress-Modell illustriert das Zusammenwirken von unveränderlichen genetischen und erworbenen Entwicklungsfaktoren zur Vulnerabilität für die Entwicklung schizophrener Symptome mit potenziell veränderlichen situativen und Stressfaktoren. Dabei meint der Stressbegriff nicht nur psychosozialen Stress, sondern auch andere veränderbare körperliche Stressoren wie Schlafmangel, Mangelernährung, Vitaminmangel, ungeregelte Lebensrhythmen oder Substanzmissbrauch.

8 Neue Entwicklungen – die Neuropsychiatrie schizophrener Syndrome

Seit Jahrzehnten versuchen zahlreiche Forscher mit hohem persönlichem und finanziellem Aufwand die Ursächlichkeit der Schizophrenie zu verstehen und mit den kausalen Erklärungen die Voraussetzung für bessere Behandlungsmöglichkeiten zu schaffen. Die Einführung der Neuroleptika mit dem ersten diesbezüglichen Präparat, dem Chlorpromazin in den 50er Jahren des letzten Jahrhunderts, stellte für die Psychiatrie zweifelsohne einen großen Fortschritt dar. Denn zuvor stand insbesondere bei quälenden Positivsymptomen oder psychosebedingten Erregungszuständen mit aggressiven Verhaltensweisen keine wirksame medikamentöse Therapie zur Verfügung. Mit der Einführung der Substanz Clozapin in den 70er Jahren des letzten Jahrhunderts stand das erste der sogenannten atypischen Neuroleptika zur Verfügung, welches weniger mit den gefürchteten motorischen Nebenwirkungen behaftet war. In den folgenden Dekaden wurden zahlreiche Varianten zu den typischen und atypischen Neuroleptika entwickelt, ohne dass sich jedoch grundlegend neue Therapieprinzipien ergeben hätten. Parallel dazu wurde die Ursachenforschung mit den sich rasch entwickelnden Methoden der Hirnbildgebung und der Genetik intensiviert. Allerdings stellte sich bereits in den 90er Jahren des letzten Jahrhunderts und in den ersten beiden Dekaden des neuen Jahrtausends auch rasch eine gewisse Ernüchterung ein. Denn es wurde zusehens klar, dass weder die Genforschung noch die ausgeklügelten Methoden der Gehirnbildgebung zu klaren Befundmustern im Hinblick auf die Ursächlichkeit der Schizophrenie oder anderer psychischer Störungen führten (Tebartz van Elst 2007b; Tebartz van Elst et al. 2006). Zwar wurde die dopaminerge Hypothese zur Schizophrenie um weitere Aspekte zur glutamatergen/dopaminergen Hypothese ausformuliert (Carlsson et al. 1999; Tebartz van Elst et al.2005; Olbrich et al. 2008), doch haben alle bisherigen diesbezüglichen Erkenntnisse weder das Denken über die Schizophrenie noch die klinische Praxis in der Diagnose und Behandlung schizophrener Phänomene entscheidend beeinflusst.

Dies scheint sich in den letzten Jahren in Form neuer neuropsychiatrischer und konzeptueller Ansätze aber doch zu ändern. Und es sind diese neuen Entwicklungen, die das Ende nicht nur des Begriffs der Schizophrenie – wie in Japan bereits geschehen –, sondern mittelfristig auch des Konzepts der Schizophrenie bereits eingeläutet haben. Deshalb soll diesen Entwicklungen in diesem Buch ein eigenes Kapitel gewidmet werden.

Im Folgenden sollen daher drei Bereiche vorgestellt werden, bei denen schizophrene Syndrome neueren Erkenntnissen folgend als Ausdruck nun klarer identifizierbarer Primärursachen im Sinne einer Ätiologie oder Sekundärursachen im Sinne einer erkennbaren Pathogenese (▶ Kap. 5.3 und ▶ Kap. 7.3) diagnostiziert werden können. Dies wird mit Fällen von Patienten kasuistisch illustriert werden, die von vielen Ärzten die Diagnose einer Schizophrenie bekamen, nach jetzigem Denken aber als organische psychische Störungen mit spezifischen Ursachen begriffen werden müssen. Diese drei Untergruppen illustrieren anschaulich am Beispiel, dass die Schizophrenie im Sinne der heutigen Konzeption weitgehend eine Art Restkategorie von Störungsbildern darstellt, bei denen die Ursache und Pathogenese noch nicht verstanden ist, prinzipiell aber in einem kausalen Sinne verstehbar sein wird. In einem vierten Unterkapitel wird der Frage nachgegangen, ob, in Analogie zu anderen Entwicklungsstörungen wie Autismus oder ADHS, klinische Bilder, die heute unter dem Begriff Schizophrenie beschrieben werden, auch dimensional im Sinne einer psychobiologischen Normvariante begriffen werden können (Tebartz van Elst 2018).

8.1 Schizophrene Syndrome als Teilaspekt genetisch bedingter Stoffwechselerkrankungen

8.1.1 Akute intermittierende Porphyrie (AIP)

> **Kasuistik 8 (Ellencweig et al. 2006): Akut intermittierende Porphyrie oder Schizophrenie**
>
> Bei dem bei Vorstellung 32-jährigen Mann war es schon vier Jahre zuvor zu einer auffälligen Änderung von Persönlichkeitseigenschaften gekommen. Er hatte begonnen, sich vermehrt für Religion zu interessieren und war orthodoxer Jude geworden. Während dieser Zeit arbeitete er im technischen Support einer Softwarefirma in Israel. Er litt seit seinem 22. Lebensjahr an einem Bluthochdruck unklarer Ursächlichkeit (primäre oder essenzielle Hypertonie). Ansonsten gab es keine medizinischen oder psychischen Auffälligkeiten in der Vorgeschichte. Auch die Familienanamnese war unauffällig für psychiatrische Erkrankungen. Aufgenommen in die psychiatrische Klinik wurde der Mann wegen akut sich entwickelnder psychotischer Symptome drei Tage zuvor in Form eines Liebeswahns und eines Verfolgungswahns. Er hörte die Stimme der geliebten Frau, sah Bilder von ihr und hatte das Gefühl, dass ihm Gedanken von ihr eingegeben würden. Gleichzeitig entwickelte er eine für seine Persönlichkeit untypische emotionale Instabilität und Impulsivität. Es konnte geschehen, dass er plötzlich und für Außenstehende völlig unvorhersehbar sehr aggressiv reagierte.
>
> Die Familie des Patienten berichtete, er habe zehn Tage zuvor ein Antibiotikum (Sulphonamid) wegen einer Harnwegsentzündung genommen. Als Nebenwirkung davon habe er einen Hautausschlag im Gesicht, am linken Arm und am Penis entwickelt. Klinisch fanden sich keine Hinweise auf Alkohol- oder Drogenmissbrauch.

Bei Aufnahme in die Klinik war die internistische und neurologische Untersuchung abgesehen von dem Bluthochdruck unauffällig, ebenso wie die routinemäßig durchgeführten Laboruntersuchungen. Eine Computertomografie des Gehirns war drei Monate zuvor wegen Kopfschmerzen durchgeführt worden und war unauffällig.

Unter der Diagnose einer akuten schizophrenen Psychose war der Patient dann mit dem Neuroleptikum Perphenazin bis 15 mg/Tag und später wegen Nebenwirkungen mit Risperidon 4 mg/Tag behandelt worden. Darunter bildeten sich die Wahnsymptome und Halluzinationen innerhalb einer Woche vollständig zurück.

Wegen der Hypertonie, die bei Menschen mit Porphyrien häufig sind, und dem Zusammenhang zwischen Beginn der psychotischen Symptomatik und der Einnahme des Sulphonamids wurde die Verdachtsdiagnose einer Porphyrie gestellt. In der Folge konnte eine akute intermittierende Porphyrie bei dem Patienten und bei dessen Vater als Genträger laborchemisch bestätigt werden. Das Risperidon wurde auf 1 mg/Tag reduziert, worunter es ein Jahr später erneut zu einer kurzen psychotischen Episode kam, nachdem der Patient sich entschieden hatte zu heiraten. Unter Erhöhung des Risperidons auf 3 mg konnte er zu diesem Zeitpunkt schon nach drei Tagen wieder aus der Klinik entlassen werden. Wieder kam es zu einer Vollremission, sodass der Patient rasch zu seiner Arbeit zurückkehrte. In den Laboruntersuchungen konnte nachgewiesen werden, dass insbesondere die Erhöhung der Konzentration des Porphobilinogens (PBGD) in den Erythrozyten mit den psychotischen Episoden einherging.

Der Fall ist vor allem deswegen bemerkenswert, weil er illustriert, dass eine Porphyrie praktisch auch mit rein psychiatrischen Symptomen in Erscheinung treten kann. Ein arterieller Bluthochdruck ist in der Allgemeinbevölkerung so häufig, dass er praktisch von diagnostizierenden Ärzten meist nicht bewertet wird. Gerade die Auslösung von akuten Attacken durch positiven (Eustress wie in diesem Fall) oder negativen Stress (Dysstress wie häufiger), führt dazu, dass die psychischen Symptome als reaktiv oder endogen gedeutet werden. Wenn die Porphyrie nicht erkannt worden wäre, hätte der Patient sicher die Diagnose einer Schizophrenie erhalten, was für ihn, seine Familie und die behandelnden Ärzte sicher von weitreichender Bedeutung gewesen wäre. Die in diesem Fall falsche Schizophrenie-Diagnose hätte das Verstehens- und Erklärungsmuster der eigenen Symptome betroffen und damit das Selbstbild des Patienten aber auch seine Wahrnehmung in der Familie und im sozialen Umfeld. Und schlussendlich wären die bestehenden Behandlungsmöglichkeiten nicht richtig erkannt worden.

Bei der akut intermittierenden Porphyrie handelt es sich um eine erbliche (heriditäre) Stoffwechselerkrankung, bei der es zu einer Synthesestörung des Moleküls Hämoglobin kommt (Herold 2016). Die Prävalenz (Häufigkeit) wird mit 1 : 20.000 angegeben, d. h., dass in einer Stadt mit 100.000 Einwohnern fünf Patienten leben müssten. Allerdings kommt es nur bei 10 % aller AIP-Genträger auch zu Symptomen. Frauen sind häufiger Betroffen als Männer (w : m = 2 : 1). Erste Symptome zeigen sich meist erst in der 3. Dekade – also genau zu der Zeit, in der auch die schizophrenen Störungen ihren Erkrankungsgipfel haben (▶ Abb. 2.4). Aus genetischer Sicht handelt es sich um eine klassische Erbkrankheit im Mendel'schen Sinne mit autosomal dominantem Erbgang, wobei bislang etwa 400 verschiedene Mutationen des Porphobilinogen-Gens bekannt sind (Genlokation: 11q24).

Die klinische Symptomatik ist vielgestaltig und irreführend, was häufige Fehldiagnosen erklärt (▶ Tab. 7.2). Häufig kommt es zu:

1. abdominellen Symptomen wie Bauchschmerzen und Koliken
2. kardiovaskulären Symptomen wie Hypertonie, Tachykardie oder Hyponatriämie
3. und neuropsychiatrischen Symptomen wie Psychosen, Depression, Energielosigkeit (Adynamie), einer Polyneuropathie mit Sensibilitätsstörungen und Lähmungen und gelegentlilch auch epileptischen Anfällen.

Erschwerend für eine korrekte Diagnosestellung kommt hinzu, dass Genträger oft Dekaden lang symptomfrei sein können. In der sogenannten Latenzphase kommt es zu einer vermehrten Ausscheidung von Porphyrinen, ohne dass zwingend Symptome vorhanden sein müssen. Die eigentliche symptomatische Phase beginnt dann oft erst im Alter zwischen 20 und 40 Jahren und wird nicht selten durch psychischen Stress getriggert. Aber auch andere Faktoren wie exzessiver Alkoholkonsum, Fasten mit Hypoglykämie, Infektionen, Operationen, die Einnahme unterschiedlicher Medikamente, der Pille oder von Hormonen können alle zum Ausbruch der klinischen Symptomatik beitragen. Die AIP stellt damit eine wichtige Differenzialdiagnose nicht nur für Schizophrenien, sondern auch für Depressionen und andere psychische Störungen dar. Wichtig ist es vor allem, bei schizophrenen Syndromen auch daran zu denken, dass sie Folge einer Porphyrie sein könnten.

Die Diagnose kann durch Laboruntersuchungen wie der Messung von Porphobilinogen und/oder der δ-Aminolävulinsäure im Urin und oder im Stuhl (Hoesch Test) oder durch die Messung der erniedrigten Aktivität des Enzyms Porphobilinogen-Desaminase (PBG-D) in den Erythrozyten erhärtet und durch einen Gentest bewiesen werden.

Menschen mit AIP haben nach neueren Studien ein vierfach erhöhtes Risiko, die Diagnose einer Schizophrenie oder einer bipolaren Störung zu erhalten (Demily und Sedel 2014; Cederlöf et al. 2015). Zwar handelt es sich klinisch oft um eine Mischsymptomatik aus neuropsychiatrischen und internistischen Symptomen, doch kann eine AIP auch rein im Sinne einer Schizophrenie präsentieren (Ellencweig et al. 2006). Wie häufig dies der Fall ist, ist aktuell schwer abzuschätzen, da davon ausgegangen werden muss, dass diese Differenzialdiagnose nicht nur in der inneren Medizin, sondern gerade auch in der Psychiatrie oft übersehen wird. Klinisch wäre es aber wichtig, da die korrekte Diagnose therapeutische Konsequenzen hat. So kann die akute Symptomatik kausal behandelt werden, etwa indem auslösende Medikamente, Alkohol oder die kontrazeptive Pille einfach abgesetzt werden könnten. Auch können Infusionen von Glukose und der Substanz Hämarginat (3 mg/kg Körpergewicht/die über vier Tage) dazu führen, dass die Induktion der δ-Aminolävulinsäure in der Leber gedrosselt wird. Eine zusätzliche Infusionstherapie mit Glukose und einer forcierten Diurese unter Kontrolle des Wasser- und Elektrolythaushalts kann darüber hinaus helfen, die akkumulierten Stoffwechselprodukte rascher über die

Niere auszuscheiden. In Extremfällen kann auch eine Lebertransplantation erwogen werden. Auffällig ist auch, dass in einigen Fallberichten positive Effekte von Propanolol beschrieben werden (Ellencweig et al. 2006).

Eine Sonderform bildet die sogenannte ovulozyklische prämenstruelle AIP bei Frauen, bei der entsprechende Symptome zyklusassoziiert auftreten und die wahrscheinlich nicht selten als prämenstruelles Syndrom fehldiagnostiziert wird.

Therapeutisch ist es schlussendlich vor allem deshalb von hoher Bedeutung, diese Diagnose anstelle einer Schizophreniediagnose zu erkennen, weil durch die Vermeidung von entsprechenden Triggerfaktoren wahrscheinlich trotz gegebener Vulnerabilität in vielen Fällen eine klinsche Symptomatik vermieden werden kann.

> Die akut intermittierende Porphyrie ist ein Beispiel für eine genetisch bedingte Stoffwechselerkrankung, bei der eine schizophrene Symptomatik durch Umweltfaktoren wie Stress oder Medikamentenexposition ausgelöst werden kann, und die bei Erkennen der Ursache kausal behandelbar ist. Wird die Ursache übersehen, wird aktuell eine Schizophrenie diagnostiziert.

8.1.2 Das 22q11-Syndrom

Das 22q11-Syndrom hat viele andere Synonyme. Es wird auch als DiGeorge-Syndrom, als Shprintzen-Syndrom, als velokardiofaziales Syndrom oder als CATCH22-Syndrom in der medizinischen Fachliteratur geführt (▶ Tab. 7.2). Der Begriff velokardiofaziales Syndrom fasst dabei wesentlich Symptome zusammen, indem er auf die häufigen Herzfehler (etwa 85 %), oft zu beobachtenden Gaumenspalten oder die velopharyngeale Insuffizienz und Besonderheiten des Gesichts mit oft breiter Nasenwurzel, langer Nase und hypoplastischen Nasenflügeln hinweist. Der Körperbau ist oft grazil mit langen schlanken Händen und Füßen. Der Begriff CATCH22 ist ein Akronym aus dem englischen Sprachraum, wobei der Buchstabe C für kardiale (cardiac) Auffälligkeiten wie die oben beschriebenen Herzfehler steht. A steht für die beschriebenen Auffälligkeiten des Gesichts (abnormal facies), T für häufig zu beobachtende Hypoplasien des Thymus, C für die Gaumenspalte (cleft palate) und H für eine oft zu beobachtende Hypokalzämie (hypcalcaemia). Die Zahl 22 verweist schließlich auf die strukturelle Variation auf dem Chromosom 22 in Form einer Mikrodeletion. Bei einem Drittel der Patienten kommt es zu einem Minderwuchs. Im Hinblick auf die Schizophrenien ist von Bedeutung, dass bis zum 25. Lebensjahr der Betroffenen bis zu 25 % eine Schizophreniediagnose bekommen (Swillen et al. 2015). Neuesten Erhebungen zufolge soll die Rate sogar bei über 40 % liegen (Schneider et al. 2014).

Das 22q11-Syndrom ist die häufigste bekannte Mikrodeletion und kommt bei 1/2.000–1/4.000 Lebendgeburten vor. Die genaue Neurobiologie des aus dieser Mikrodeletion resultierenden Syndroms ist aber nicht komplett verstanden, was dadurch illustriert wird, dass die klinische Symptomatik pleiotrop d. h. sehr variabel ist. Als Folge der Mikrodeletion kommt es zu einer sogenannten Haploinsuffizienz von etwa 50 Genen (Swillen et al. 2015). Bei vielen, aber nicht allen Betroffenen finden sich Lernschwierigkeiten bei einem IQ, der sich dann meist im Grenzbereich von 70–80 bewegt. Bei Menschen mit einem 22q11 Syndrom finden sich gehäuft Entwicklungsstörungen wie ADHS oder Autismus-Spektrum-Störungen (ASS), aber auch Depressionen, Angsterkrankungen oder eben Schizophrenien (Schneider et al. 2014).

> Beim 22q11-Syndrom leiden über 25 % der Betroffenen im Erwachsenenalter an einer schizophrenen Symptomatik. Jeder 100. Patient mit einer Schizophrenie müsste an einem 22q11-Syndrom leiden. Wahrscheinlich wird die Diagnose aktuell weitgehend übersehen. Entsprechende Patienten leiden oft ebenfalls an Entwicklungsstörungen wie ADHS oder Autismus. Das 22q11-Syndrom ist damit ein Beispiel für eine monogenetische Erkrankung, die wahrscheinlich oft als Schizophrenie fehldiagnostiziert wird.

8.1.3 Niemann-Pick Typ C (NPC)

Kasuistik 9a (Maubert et al. 2015): NPC oder Schizophrenie

Der 27-jährige Franzose war wiederholt wegen desorganisierten und aggressiven Verhaltens in einer psychiatrischen Klinik unter der Diagnose einer Schizophrenie untergebracht worden. Allerdings waren alle antipsychotischen Therapieversuche erfolglos geblieben. Schon früh waren eine Reihe von motorischen Auffälligkeiten im Sinne von Bewegungsstörungen der Hände und Arme bemerkt worden, die aber der Schizophrenie sowie der neuroleptischen Medikation zugeordnet wurden. Erst drei Jahre nach initialer Unterbringung waren im Rahmen einer sorgfältigeren Diagnostik auch Magen-Darm-Symptome, wie eine vergrößerte Milz und die für die NPC typische Augenbewegungsstörung (Blickparese), bemerkt worden. Die daraufhin gestellte Verdachtsdiagnose einer NPC konnte schließlich durch genetische Untersuchungen erhärtet werden. Unter Therapie mit Miglustat konnte die neuroleptische Medikation ausgeschlichen werden.

Interessanterweise litt die 22-jährige Schwester dieses Patienten auch an einer paranoiden Schizophrenie ebenfalls verbunden mit einer Gangstörung und einer Bewegungsstörung der Arme, aber ohne vertikale Blickparese. Die genetischen Untersuchungen fanden jedoch nur ein pathologisch verändertes NPC1 Allel, weshalb aus genetischer Perspektive die Diagnose einer Niemann-Pick C Erkrankung aktuell nicht gestellt werden kann. Denn die Niemann-Pick Erkrankung wird als autosomal-rezessive Störung verstanden. Das bedeutet, dass beide Allele – wie bei dem Bruder – betroffen sein müssen, um die Diagnose zu stellen. Die Autoren der Kasuistik spekulieren auf der Grundlage dieser Beobachtung, dass möglicherweise auch heterozygote Anlageträger an einer neuropsychiatrischen Symptomatik erkranken können, was aktuell aber als unklar gelten muss.

Kasuistik 9b (Szakszon et al. 2014): Der Fall einer Miglustat-responsiven schizophrenen Psychose

Der hier vorgestellte junge Mann war nach unauffälliger Schwangerschaft zweier nicht verwandter kaukasischer Eltern zur Welt gekommen und hatte initial eine unauffällige psychomotorische Entwicklung bis in die frühe Jugendzeit durchlebt. Erste Auffälligkeiten ergaben sich im Alter von zehn Jahren in Form unfreiwilliger drehender Bewegungen der Arme (Torsionsdyskinesien). Diese wurden initial aber als harmlose Tics interpretiert. Mit 14 Jahren erfolgte eine Vorstellung beim Kinderneurologen wegen einer verwaschenen Sprache, Koordinationsproblemen und unklaren Sturzereignissen. Dabei fiel auch eine leichte Innenohrschwerhörigkeit auf. Ein zu diesem Zeitpunkt durchgeführtes MRT des Gehirns war unauffällig. Später entwickelten sich schulische Probleme beim Lesen (Dyslexie) und Schreiben (Dysgrafie). Dennoch konnte der junge Mann bis zum Alter von 17 Jahren die reguläre Schule mit zufriedenstellenden Leistungen absolvieren. Eine neuropsychologische Untersuchung konnte normale intellektuelle Leistungen mit durchschnittlichen verbalen und leicht unterdurchschnittlichen Handlungs-IQ objektivieren.

Mit 17 Jahren kam es dann zu einer schubförmigen Verschlechterung des Zustands. Der Patient entwickelte Schluckstörungen, eine diskrete Lähmung der mimischen Muskulatur (Fazialisparese), eine Zunahme der Sprechstörungen sowie der dystonen Bewegungsstörungen und eine Blicklähmung beim Blick nach unten (vertikale Blickparese). Das zu diesem Zeitpunkt erneut durchgeführte MRT war wieder unauffällig. Bei der internistischen Untersuchung fand sich eine vergrößerte Milz (Splenomegalie). Dieser Befund zusammen mit der Blickparese ließ schließlich an eine NPC denken, die im Folgenden durch genetische Untersuchungen bestätigt werden konnte.

Mit 20 Jahren kam es zur Entwicklung einer paranoid-halluzinatorischen, schizophrenen Psychose mit weiteren kognitiven Beeinträchtigungen, Wahnvorstellungen, einem paranoidem Verfolgungserleben, visuellen Halluzinationen und desorganisiertem Verhalten, weswegen der Patient ambulant und stationär psychiatrisch behandelt werden musste. Zu diesem Zeitpunkt zeigte das erneut durchgeführte MRT eine diskrete diffuse Volumenminderung (Atrophie). Behandlungsversuche mit den Medikamenten Olanzapin, Clonazepam, Haloperidol und Aripiprazol blieben ohne durchgreifenden Erfolg. Ganz im Gegenteil führten v. a. Haloperidol, aber auch Aripiprazol zu schweren Bewegungsstörungen, die in der Folge mit Diazepam, Biperiden, Carbamazepin und Baclofen therapiert wurden. Die kurz nach Zulassung begonnene kausalere Therapie mit dem NPC-spezifischen Medikament Miglustat (3 x 200 mg/Tag) führte schließlich über Wochen zu einer deutlichen Besserung und nach drei Monaten zu einer vollständigen Remission der psychotischen Symptome, sodass sämtliche Neuroleptika ausgeschlichen werden konnten. Weitere MRT-Untersuchungen mit 22 und 23 Jahren zeigten keine weitere Zunahme der Hirnatrophie. Auch der neurologische und neurokognitive Zustand stabilisierte sich auf dem Stand bei Beginn der Therapie mit Miglustat. Auch drei Jahre nach Beginn der Therapie war es zu keiner weiteren psychotischen Symptomatik gekommen.

Der Fall illustriert, wie wichtig es ist, frühzeitig eine richtige neuropsychiatrische Diagnose bei komplexen psychiatrischen und oft damit verbundenen diskreten neurologischen Symptomen zu stellen. Auf dieser Grundlage kann dann frühzeitig eine möglichst kausale Therapie in die Wege geleitet werden. Im konkreten Fall wäre es für den Patienten wahrscheinlich vorteilhaft gewesen, wäre die richtige Diagnose schon im Alter von zehn Jahren gestellt worden, da dann mit Wahrscheinlichkeit eine kausale Therapie früher veranlasst worden wäre, was die Verschlechterung der Hirnfunktionen wahrscheinlich früher hätten stoppen können.

Bei der Niemann-Pick Typ C Erkankung (NPC) handelt es sich um eine Fettstoffwechselspeicherstörung, die autosomal über die beide Gene NPC1 (95 % der Fälle) und NPC2 vererbt wird (Sévin et al. 2007). Diese Gene kodieren für Proteine, die am lysosomalen Transport und Abbau der Fette Cholesterol, Glycolipide sowie anderer Moleküle beteiligt sind. Es exisitieren verschiedene Varianten und verschiedene Schweregrade der Erkrankung. Die exakten Details der Pathomechanismen sind noch nicht vollständig verstanden. In manchen Fällen kommt es zu sehr schweren Verläufen, bei denen bereits die Neugeborenen an einer schweren Sympotmatik versterben. Insbesondere bei der NPC Variante kommt es dagegen immer wieder auch erst im Erwachsenenalter zu ersten klinischen Symptomen, wobei diese neurologischer und/oder psychiatrischer Natur sein können. Kasuistik 9a (▶ Kasuistik 9a) illustriert dabei, dass insbesondere dann, wenn vor der Diagnose einer schizophrenen Psychose andere meist subtile neurologische Symptome nicht diagnostiziert wurden, diese dann oft der vermuteten Schizophrenie zugeschrieben oder als Nebenwirkungen der neuroleptischen Medikation fehldeutet werden.

Das mittlere Alter des ersten Auftretens neuropsychiatrischer Symptome ist einer großen Studie zufolge etwa 25 Jahre (Standard Abweichung 9,7 Jahre) und entspricht damit dem typischen Erstmanifestationsalter schizophrener Störungen (Sévin et al. 2007). Bis zur korrekten Diagnose einer NPC vergingen dieser Untersuchung zufolgen im Mittel 6,2 Jahre. Die im Vordergrund stehenden klinischen Symptome waren eine zerebelläre Ataxie (76 %), eine vertikale, supranukläre Ophthalmoplegie (= Unfähigkeit nach oben oder unten zu blicken: 75 %), eine Dysarthrie (= verwaschenes Sprechen: 63 %), kognitive Probleme (61 %), Bewegungsstörungen (58 %), eine Splenomegalie (= vergrößerte Milz: 54 %), psychiatrische u. a. schizophrene Störungen (45 %) und Schluckbeschwerden (37 %). Gelegentlich wurden auch epileptische Anfälle oder eine Kataplexie (Sturzattacken bei emotionaler Erregung) beschrieben.

Da seit einiger Zeit in Form der Substanz Miglustat eine kausale Therapie zur Verfügung steht, ist es aus klinischer Sicht nun besonders wichtig, dass entsprechende Fälle frühzeitig erkannt werden.

Kasten 7.2: Niemann-Pick Typ C Krankheit: Beispiel einer sich wandelnen Forschungsstrategie

Schizophrenie und das Scheitern der Forschung

In der Psychopharmakologie der psychotischen Syndrome haben sich in den letzten Dekaden kaum wesentliche Neuerungen ergeben. Nach wie vor sind die effektivsten Medikamente zur Behandlung psychotischer Symptome die sogenannten typischen und atypischen Neuroleptika. Diese haben allerdings die Nachteile, dass sie zum einen nicht immer überzeugend wirken und darüberhinaus in vielen Fällen auch mit Nebenwirkungen vergesellschaftet sind, die oft nicht zumutbar sind. Die häufigsten dieser Nebenwirkungen reichen von motorischen Symptomen wie Muskelsteifigkeit (Rigor) oder Fehlbewegungen (Dyskinesien), über Phänomene wie eine ausgeprägte innere und Bewegungsunruhe (Akathisie) oder depressive Symptome bis hin zu Müdigkeit oder Gewichtszunahme. In vielen Einzelfällen können dabei die fehlende überzeugende Wirksamkeit ebenso wenig wie die gravierenden Nebenwirkungen bestritten werden. Dennoch soll hier keine grundlegend pharmakritische Position bezogen werden. Denn es ist aus klinischer Perspektive ebenso klar und überzeugend, dass diese Medikamente in vielen anderen Einzelfällen sehr überzeugend helfen, auch ohne relevante Nebenwirkungen zu verursachen. Insofern ist es wichtig, in jedem Einzelfall individuell zu klären, welche Wirkungen und Nebenwirkungen eine Substanz entfaltet und auf dieser Grundlage offen und kritisch über den Nutzen einer Medikation zu entscheiden.

Die geschilderte Sachlage illustriert aber auch, dass es theoretisch ein großes Potenzial für therapeutische Neuerungen gäbe. Dennoch sind in den letzten Dekaden trotz all der Anstrengungen und Investitionen keine grundlegend neuen Medikamente entwickelt worden. Das mag auch daran liegen, dass nicht nur die akademische, sondern auch die industrielle Forschung mit dem aktuell noch herschenden Schizophrenie-Konzept dem Irrglauben aufsitzt, bei den so bezeichneten Phänomenen handele es sich wirklich um eine Krankheit im theoretisch-nosologischen Sinne. Wenn es sich dagegen tatsächlich so verhalten würde – wie in diesem Buch vertreten – dass die schizophrenen Syndrome Ausdruck unterschiedlichster Krankheiten wären oder in Untergruppen als Extreme einer psychobiologischen Norm zu begreifen wären, und sich allenfalls in Form einer gemeinsamen pathogenetischen Endstrecke ähnelten, dann würde es nicht verwundern, dass die entsprechenden Forschungsbemühungen fruchtlos blieben. Denn eine entsprechende Forschung könnte allenfalls Medikamente entdecken, die nur in kleinen Untergruppen der Syptomträger kausal wirkten – was sich dann aber in den breit definierten Studienstichproben auf der Grundlage des unspezifischen Schizophrenie-Konzepts nicht belegen ließe – oder aber sie könnten nur eine gemeinsame pathogenetische Endstrecke modulieren, in der sich zumindest hinreichend viele der psychotischen Untergruppen ähneln.

Vor diesem Hintergrund ist es interessant zu beobachten, dass erste Unternehmen durch eine neue Forschungsstrategie bereits jetzt auf diese Erkenntnis reagieren. Als Beispiel sei in diesem Zusammenhang die Niemann-Pick-Typ

(NPC) Erkrankung genannt. Dabei handelt es sich um eine seltene Form einer autosomal-rezessiven Erkrankheit, bei der es zu einer Störung des intrazellulären Transports von Cholesterol, Glycosphingolipiden und Sphingosinen kommt. In der Folge sammeln sich die Fette in den verschiedenen Organen, insbesondere Leber und Hirn, an und können im Gehirn zu Neurodegeneration und in der Folge zu psychischen Symptomen führen, die immer wieder auch zu der Fehldiagnose Schizophrenie führen. Nun richten sich im Fall der NPC die Forschungsbemühungen nicht mehr darauf, ein Medikament für die Indikationsgruppe Schizophrenie zu entwickeln. Vielmehr wird eine kleine kausale Untergruppe innerhalb der vielen verschiedenen schizophrenen Krankheiten ins Visier genommen und dafür ein Medikament gesucht bzw. entwickelt. Die Indikation bezieht sich dann nicht mehr auf die klinische Diagnose Schizophrenie – auch wenn die Symptomatik eine schizophrene ist – sondern auf die neuropsychiatrische und wissenschaftlichere Diagnose Niemann-Pick Typ C Krankheit, die nach objektiven Kriterien auf der Basis labormedizinischer und genetischer Untersuchungen festgestellt oder zurückgewiesen werden kann. Natürlich ist damit die Zielgruppe betroffener Patienten dramatisch kleiner im Vergleich zu Forschungsansätzen, die auf die Sammeldiagnose Schizophrenie fokussieren. Dies ist für die industrielle Forschung insofern ein Problem, als dass die damit verbundenen Verdienstpotenziale natürlich geringer ausfallen. Andererseits sind die dann resultierenden Medikamentenpreise – aus der Sicht der Ärzte, Patienten aber vor allem der Kostenträger leider – oft sehr hoch, sodass ein entsprechendes Engagement der Industrie offensichtlich dennoch lohnend ist.

Aus der Perspektive der Betroffenen ist diese Entwicklung jedoch zu begrüßen. Denn in solchen Konstellationen können dann kausal wirksamere Substanzen die Symptome einer Schizophrenie ursachennah bekämpfen, wobei zumindest aus theoretischer Perspektive die Wahrscheinlichkeit steigt, dass Nebenwirkungen vermieden werden können, was jedoch natürlich auch hier im Einzelfall konkret kritisch aufgewiesen werden muss.

> Die Niemann-Pick Typ C Krankheit (NPC) stellt ein klassisches Beispiel einer seltenen Krankheit dar, die immer wieder als Schizophrenie fehldiagnostiziert wird. Während man die Auffassung vertreten kann, dass dies in früheren Zeiten, als noch keine spezifische Therapie zur Verfügung stand, nicht so schlimm war, hat sich dies in jüngster Zeit nach Entdeckung eines wirksamen Medikamentes geändert.

8.2 Schizophrene Syndrome als Ausdruck paraepileptischer Pathomechanismen

Der zweite hier thematisierte Komplex betrifft einen eigenen Forschungsschwerpunkt, der in der internationalen Schizophrenieforschung sicher insofern als Nischenansatz bezeichnet werden muss, als dass sich national wie international nur wenige Wissenschaftler intensiv mit den Zusammenhängen zwischen psychischen Symptomen und epileptiformen Pathomechanismen auseinandersetzen. Dies ist auf der einen Seite insofern erstaunlich, als dass das Themengebiet Epilepsie und Psyche im 19. und frühen 20. Jahrundert gerade in Deutschland, Frankreich und England zu den großen Standardthemen der neuropsychiatrischen Wissenschaft zählte. Allerdings geriet dieser Themenbereich dann nach der Trennung der großen klinisch neurowissenschaftlichen Fächer Neurologie und Psychiatrie in den 70er und 80er Jahren des letzten Jahrhunderts auch in Deutschland zusehens in das Niemandsland der beiden Fächer, sodass heute nur noch an wenigen Zentren eine intensive wissenschaftliche Auseinandersetzung damit stattfindet. An dieser Stelle muss aber betont werden, dass dieser Themenbereich Gegenstand einer separaten Buchpublikation ist (Tebartz van Elst und Perlov 2013). Hier soll das Thema nur insofern aufgegriffen werden, als dass es von Bedeutung für die Ursächlichkeit einer wahrscheinlich kleinen, aber relevanten Untergruppe von Menschen mit schizophrenen Syndromen ist. Dazu sei zunächst eine weitere Kasuistik betrachtet.

> **Kasuistik 10 (vgl. Endres et al. 2017): Paraepileptische Psychose**
>
> Frau K. ist eine bei Aufnahme 23-jährige Patientin, die zur Optimierung der antipsychotischen Medikation bei einer vordiagnostizierten klassischen Schizophrenie stationär aufgenommen wird. Ihre Symptomatik hatte etwa neun Jahre vor stationärer Aufnahme begonnen, als sich innerhalb von wenigen Wochen eine klassische paranoid-halluzinatorische Symptomatik entwickelt hatte. Sie hatte von akustischen Halluzinationen in Form von dialogisierenden und kommentierenden Stimmen berichtet, wähnte sich verfolgt, fühlte sich von hinten angefasst. Neben diesen klassisch-psychotischen Symptomen litt sie auch an kognitiven Einschränkungen mit einer reduzierten Konzentration und Aufmerksamkeit sowie Problemen mit dem Gedächtnis. Auch hatte sie Schlafstörungen entwickelt und klagte über eine niedergedrückte Stimmung und Antriebsstörungen. Bei Aufnahme war die Symptomatik schon seit Jahren chronifiziert. Allerdings wurden aus der Vergangenheit fünf Episoden mit phasenhafter Verschlechterung der Symptome berichtet.
>
> Die Familienanamnese war insofern auffällig, als dass beide Eltern, zwei Schwestern und beide Großmütter an Depressionen litten bzw. gelitten hatten. Allerdings fand sich keine Familienanamnese für psychotische oder schizophrene Symptome.
>
> Frau K. litt außerdem an einer entzündlichen Darmerkrankung, einer Colitis ulcerosa, die mit dem Medikament Mesalazin (5-Amino-Salicylsäure) behandelt

wurde. Schwangerschaft und Geburt waren ohne richtungweisenden Befund gewesen. Es gab keinen Hinweis auf entzündliche Hirnerkrankungen, Fieberkrämpfe oder andere Probleme in der Kindheit. Auch die psychomotorische Entwicklung mit Laufen- und Sprechen-Lernen sowie die weitere soziale Entwicklung waren unauffällig. Allerdings kam es im 4. und 12. Lebensjahr zu leichten Gehirnerschütterungen, aber ohne Bewusstseinsverlust.

In der intensiven Labordiagnostik inklusive breiter rheumatologischer und immunologischer Untersuchungen fanden sich keine richtungsweisenden Befunde, insbesondere keine neuronalen oder Schilddrüsenantikörper. Die Gehirnwasseruntersuchung (Liquoruntersuchung) war weitgehend unauffällig. Die Kernspinuntersuchung des Gehirns erbrachte ebenfalls einen Normalbefund.

Nachdem in ambulanten, aber auch stationären Behandlungsversuchen zuvor mehrere klassische Neuroleptika ohne überzeugende Wirkung geblieben waren, war sie auf das Medikament Clozapin eingestellt worden, was zu einer überzeugenden Reduktion des Stimmen-Hörens und der Ich-Störungen geführt hatte, allerdings auch zu einer Gewichtszunahme von etwa 20 kg. Auch litt sie weiter unter relevanten kognitiven Symptomen in Form von Konzentrationsstörungen und Aufmerksamkeitsproblemen.

Die nach aktuellen Kriterien korrekte Diagnose einer Schizophrenie hatte Frau K. sehr belastet. Sie hatte sich aber schließlich damit abgefunden, da die Symptomatik offensichtlich in klassischer Form vorhanden war. Dennoch fühlte sie sich durch die Diagnose abgewertet.

Im Rahmen der stationären Routinediagnostik fielen im EEG pathologische Befundmuster auf in Form von frontal betonten intermittierenden, rhythmischen Deltawellen ([F]IRDA) und in anderen Ableitungen auch typische epileptische Potentiale in Form von 3 Hz Sharp Wave und sogenannten Polyspike Wave Komplexen. Analog zu dem EEG-Befund in Abbildung 7.7 (▶ Abb. 7.7) wäre diese Beobachtung vereinbar mit der Diagnose einer sogenannten generalisierten Epilepsie (Tebartz van Elst und Perlov 2013). Allerdings konnte im Rahmen einer intensiven epileptologischen Diagnostik, ähnlich wie in Kasuistik 5 (▶ Kasuistik 5), keine Epilepsie diagnostiziert werden. Da darüber hinaus das Medikament Clozapin bekanntermaßen damit vergesellschaftet ist, dass es pathologische EEG-Muster triggern kann, war es wie oft in solchen Fällen schwer zu klären, welche Bedeutung diesem pathologischen EEG-Befund zugeschrieben werden sollte. Unter der Annahme, dass sie möglicherweise aber dennoch mit den beklagten kognitiven Symptomen in einem ursächlichen Zusammenhang stehen könnten (Tebartz van Elst und Perlov 2013; ▶ Kap. 6), wurde mit einer Therapie mit dem Antiepileptikum Valproat begonnen. Darunter kann es zu einer deutlichen Besserung der kognitiven Probleme, allerdings auch zu einer weiteren Gewichtszunahme. Der Patientin wurde das unten geschilderte Modell der paraepileptischen Pathomechanismen erklärt (LANI-Modell) und sie wurde mit Clozapin und Valproat in einem deutlich gebesserten Zustand entlassen.

Einige Monate später wurde die Patientin erneut stationär aufgenommen. Wegen der massiven Gewichtszunahme unter den beiden Medikamenten hatte sie sich entschlossen, einen Absetzversuch des Clozapins zu wagen, was im stationären Rahmen ohne weitere Rückfälle organisiert werden konnte. Im weiteren Verlauf kam es zu einer deutlichen Gewichtsabnahme. Auch das private Leben entwickelte sich positiv. Die Patientin konnte in ihren Beruf zurückkehren. Wegen eines Kinderwunsches wurde schließlich das Valproat, welches ein hohes teratogenes Risiko (Missbildungsrisiko) besitzt, erfolgreich auf ein anderes Antiepileptikum, zunächst Topiramat und später Levitiracetam (seit 2015 in Monotherapie) umgesetzt. Seit einigen Jahren lebt die Patientin nun symptomfrei unter der Diagnose einer remittierten paraepileptischen Wahrnehmungs- und Denkstörung. Für das Selbstverständnis und Selbstwertgefühl der Patientin war dabei – soweit dies überhaupt von außen beurteilbar ist – nicht nur der positive Verlauf, sondern auch die Zurückweisung der Schizophreniediagnose und das neue Verstehensmodell ihrer Symptome (► Kap. 8.2.4) von großer Bedeutung.

In den Kasuistiken 5 und 10 (► Kasuistik 10, ► Kasuistik 5, ► Abb. 8.1) ist die genaue EEG-Diagnostik der Schlüssel für eine Uminterpretation der klinischen Symptomatik, die in beiden Fällen zuvor von verschiedenen kompetenten und gut ausgebildeten Fachärzten den aktuellen Regeln der Kunst folgend als Schizophrenie gedeutet und demensprechend neuroleptisch behandelt worden waren.

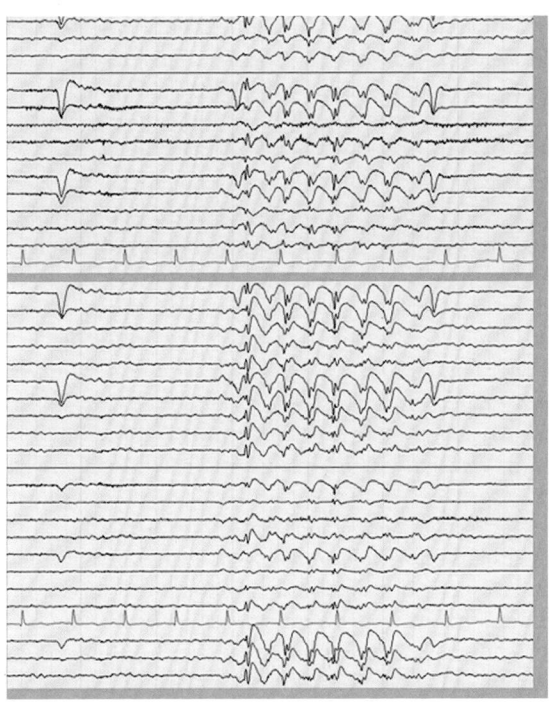

Abb. 8.1: Paranoid-halluzinatorisches Syndrom. Klinisches EEG des Patienten aus Kasuistik 5 während der Videotelemetrie mit 3-Hz-Spike-Wave-Komplexen (zitiert nach Tebartz van Elst und Perlov 2013).

In diesem Zusammenhang ist es wichtig, darauf hinzuweisen, dass nach den aktuell gültigen Kriterien die Patienten aus diesen Kasuistiken (▶ Kasuistik 5 und ▶ Kasuistik 10) nicht an einer Epilepsie leiden. Denn obwohl das EEG-Muster typisch ist für eine primär generalisierte Form einer Epilepsie, so konnten doch keine Anfallserkrankungen aufgewiesen werden. Epileptologischer diagnostischer Gold-Standard in solchen Konstellationen ist die Durchführung einer sogenannten Video-Telemetrie. Dabei wird ein Mensch stationär auf eine epileptologische Spezial-Station aufgenommen, auf der ein Langzeit-EEG abgeleitet wird und die Patienten beobachtet und videografiert werden. Zeigen sich dann im EEG die typischen Auffälligkeiten, Signale wie in Kasuistik 15 (▶ Kasuistik 15), ohne dass sich parallel dazu auf Erlebens- oder Verhaltensebene Besonderheiten finden, so wird das EEG-Phänomen nicht als Epilepsie eingestuft. Ob solche EEG-Phänomene von Bedeutung sind in Konstellationen, in denen sich Patienten etwa mit psychotischen Episoden, Persönlichkeitsstörungen oder Depressionen präsentieren, ist umstritten, wird aber in der Literatur seit Jahrzehnten intensiv diskutiert (Tebartz van Elst et al. 2011; Tebartz van Elst und Perlov 2013).

8.2.1 Ideengeschichte zum Zusammenhang von Epilepsie und Schizophrenie[11]

Die Ideengeschichte zu möglichen Zusammenhängen zwischen Epilepsien und schizophrenen Störungen reicht bis ins frühe 20. Jahrhundert zurück. Der ungarische Psychiater Ladislas Meduna entdeckte zu Beginn des letzten Jahrhunderts, dass einige Patienten mit Schizophrenien auf eine Behandlung mit Elektrokrampftherapie ansprachen (Meduna 1937). In den 60er Jahren des vergangenen Jahrhunderts beschrieb der Heidelberger Psychiater Hubertus Tellenbach eine Serie von Patienten mit Epilepsie, in denen sich Episoden mit Anfällen und psychischer Gesundheit abwechselten mit Episoden mit Anfallsfreiheit, in denen dieselben Menschen dann aber an schizophrenen Symptomen litten (1965). Er prägte für dieses Phänomen den Begriff der alternativen Psychose, der ebenfalls einen Antagonismus zwischen Epilepsie und Psychose impliziert (Tellenbach 1965). Etwa zeitgleich wies der Schweizer Nervenarzt Heinrich Landolt auf das EEG-Phänomenn der forcierten Normalisierung bei solchen Patienten hin. Das bedeutet, dass eine rasche Normalisierung eines zuvor pathologischen EEGs meist im Zusammenhang mit der Einführung eines neuen Antiepileptikums klinisch mit dem Beginn einer psychotischen Symptomatik verknüpft war (Landolt 1963; Carazo Barrios et al. 2020). Seit diesen Entdeckungen wurde die Idee eines biologischen Antagonismus zwischen Epilepsien und Schizophrenien intensiv diskutiert (Trimble 1991, 2010, 2016; Trimble und Schmitz 2008a, b). In diesem Zusammenhang wurde auch bereits die Idee formuliert, dass die Entwicklung von Psychosen im Kontext von epileptischen Störungen möglicherweise Ausdruck einer durch epileptische Aktivität (Bruton et al. 1994) ausgelösten kortikalen Inhibition sein könnte (Wolf 1976; Wolf 1985). Autoren wie Stevens

---

11 Die folgenden Absätze wurden weitgehend Kapitel 5 des Buches Epilepsie und Psyche (Tebartz van Elst und Perlov 2013) entnommen.

wiesen auf die Möglichkeit hin, dass eine kortikal inhibierte Umgebung (»inhibitory surround«) um einen nicht-iktualen epileptischen Fokus, insbesondere in Strukturen wie der Extended Amygdala (Stevens 1999) ein wichtiges pathophysiologisches Korrelat bei der Entstehung schizophrener Störungen sein könnte (Stevens 1988). In diesem Zusammenhang wurde auch auf die Beobachtung hingewiesen, dass viele antipsychotische Substanzen und insbesondere das besonders wirksame Antipsychotikum Clozapin ausgeprägte prokonvulsive Eigenschaften haben (Stevens 1995).

Ausgehend von Arbeiten von Frederic Gibbs (1951) und Eliot Slater et al. (1963), die in der zweiten Hälfte des letzten Jahrhunderts eine Häufung psychotischer Syndrome bei Patienten mit Temporallappenepilepsie beschrieben, wurde dann die Temporallappenhypothese zur Schizophrenie formuliert. Dadurch rückte der Grundgedanke eines biologischen Antagonismus zwischen Schizophrenie und Epilepsie in den Hintergrund. Leider wurde im Folgenden, das wie ich finde, spannende Forschungsgebiet seit Ende des letzten Jahrhunderts weitgehend verlassen und zugunsten bildgebender und molekulargenetischer Forschung aufgegeben. Dabei stellt die elektrophysiologische Erforschung der Hirnaktivität, die auch im klinischen Alltag problemlos umzusetzen ist, zumindest in meinen Augen ein wichtiges Bindeglied zwischen molekulargenetischer und bildgebender Grundlagenforschung und psychopathologischer Phänomenologie dar. Aus diesem Blickwinkel stellt sich zunächst die Frage, wie häufig denn überhaupt EEG-Auffälligkeiten bei Patienten mit schizophrenen Störungen (▶ Kasuistik 5 und ▶ Kasuistik 10) beobachtet werden können.

8.2.2 EEG-Befunde bei schizophrenen Störungen

Obwohl es zahlreiche Studien zu den verschiedensten EEG-Phänomenen bei schizophrenen Störungen gibt, finden sich vor allem in der jüngeren Literatur wenige Untersuchungen zu klinischen EEG-Auffälligkeiten bei Schizophreniepatienten. Entsprechende Untersuchungen wurden vor allem im letzten Jahrhundert durchgeführt, als die EEG-Technologie deutlich unpräziser war als heute. Dennoch wurden erhöhte Prävalenzen von pathologischen EEG-Befunden bei Menschen mit Schizophrenien in der Größenordnung von zwischen 20–60 % gefunden (Hughes 1996; Shelley et al. 2008). In eigenen jüngeren Arbeiten mit extrem hohen methodischen Standards konnte nachgewiesen werden, dass EEG-Auffälligkeiten wie sie sich im klinischen EEG der Kasuistiken 5 und 10 (▶ Kasuistik 5, ▶ Kasuistik 10) darstellten, bei etwa 7 % der Patienten mit Schizophrenien und schizoaffektiven psychotischen Störungen, aber auch bei uni- (4 %) und bipolaren Depressionen (6 %) gefunden wurden (Endres et al. 2016). Lediglich Patientinnen mit einer Borderline-Persönlichkeitsstörung wiesen deutlich häufigere EEG-Pathologien in der Größenordnung von 14,6 % auf (Tebartz van Elst et al. 2016a).

Damit stellt sich die Frage, ob solche EEG-Auffälligkeiten von kausaler Bedeutung für schizophrene Syndrome sein könnten wie es die beiden o. g. Kasuistiken nahelegen.

8.2.3 Epilepsien als Risikofaktor für schizophrene Erkrankungen

Wenn das so wäre, müsste eine Epilepsie ein Risikofaktor für die spätere Entwicklung einer psychotischen Syndromatik darstellen. Eindrückliche Zahlen zu dieser Fragestellung liefert hier eine 2012 veröffentlichte populationsbasierte Studie, die eine klare Verbindung dokumentiert zwischen dem Risiko an einer Epilepsie sowie in der Folge an schizophrenen, psychotischen oder auch bipolaren Störungen zu erkranken. Dabei wurden basierend auf einer Analyse des finnischen Krankenhausregisters die Krankengeschichten von 9.653 Indexfamilien mit Epilepsie und 23.404 Nachkommen zwischen 1946 und 1990 untersucht (Clarke et al. 2012). Demnach war das Risiko für Menschen mit Epilepsie, an einer psychotischen Störung zu erkranken, 5,5-fach erhöht. Das Risiko, an einer Schizophrenie zu erkranken, war für diese Population sogar um das 8,5-Fache erhöht und das Risiko, eine bipolare Störung zu entwickeln, um das 6,3-Fache. Es zeigt sich also, dass eine Epilepsie in der Tat ein relevanter Risikofaktor für die spätere Entwicklung einer schizophrenen Psychose ist.

Weiter konnte in jüngsten Studien nachgewiesen werden, dass auch umgekehrt die Diagnose einer Schizophrenie mit einer deutlich erhöhten Wahrscheinlichkeit vergesellschaftet war, eine Epilepsie zu entwickeln (Kendall et al. 2020).

Wie aber könnte eine epileptische Netzwerkfunktionsstörung zur Entstehung schizophrener Symptome führen. Dazu wurde aus der Freiburger Forschergruppe ein Modell erarbeitet, welches im Folgenden auch wegen seiner grundsätzlichen Bedeutung im Hinblick auf das Denken über Schizophrenien kurz skizziert werden soll.

8.2.4 Local-Area-Network-Inhibition (LANI): Ein pathogenetisches Modell zur Entstehung schizophrener Psychosen

Im Hinblick auf die Details der LANI-Theorie sei auf die spezifischere bereits publizierte Literatur verwiesen (Tebartz van Elst et al. 2011; Tebartz van Elst und Perlov 2013). Hier soll der Gedankengang nur kurz nachskizziert werden.

Grundannahme der LANI-Hypothese ist, dass es in neuronalen Netzwerken immer wieder zu epileptiformen Entladungsmustern kommt. So wie jedes Hirn so beeinflusst werden kann, dass es psychotisches Erleben hervorbringt, etwa wenn halluzinogene Drogen verabreicht werden, kann auch jedes Hirn in einen epileptischen Anfall getrieben werden, etwa durch entsprechende Drogen, massiven Schlafentzug oder Elektrostimulation. Es ist also wahrscheinlich – und vor allem auch unproblematisch – dass es in unser aller Hirne immer wieder zu epileptiformen Entladungen kommt. Da epileptische Entladungsmuster für die Funktionsweise der einzelnen neuronalen Netzwerke unseres Gehirns aber eine Bedrohung darstellen, ist davon auszugehen, dass sich in der Evolution komplexe regulatorische (kybernetische) Mechanismen entwickelt haben, die bei Vorhandensein epileptiformer Entladungsmuster, hemmend (inhibierend) gegensteuern, um das exzitatorisch-in-

8.2 Schizophrene Syndrome als Ausdruck paraepileptischer Pathomechanismen

hibitorische Gleichgewicht des Netzwerkes aufrecht zu erhalten (elektrophysiologische Homöostase). Man spricht in diesem Zusammenhang auch von dem Exzitations-Inhibitions Gleichgewicht (»excitation-inhibition balance«; Sohal und Rubinstein 2019).

Wie im Einzelfall illustriert, kann das seltene Auftreten entsprechender epileptiformer Erregungsmuster wie in der folgenden Abbildung (▶ Abb. 8.2) illustriert völlig ohne erkennbare Folgen für die psychische Gesundheit betroffener Menschen sein (Tebartz van Elst et al. 2011). Wenn sie sich aber etwa aufgrund von Schlafmangel, vermehrtem Alkohol- oder Drogenkonsum oder induziert durch psychosozialen Stress bei derselben Person häufen, so können dramatische psychische Dekompensationen die Folge sein. Eine plausible Erklärungstheorie für dieses Phänomen ist die Annahme, dass sich in solchen Konstellationen die sekundär induzierte lokale Netzwerkinhibition aufgrund der Häufigkeit und Intensität der epileptischen Triggerreize derart aufbaut, dass es infolge einer zu starken Hemmung (Inhibition) zu einer Funktionsstörung des lokalen neuronalen Netzwerkes kommt. Das solche autoregulatorischen (kybernetischen) Prozesse auf zellulärer Ebene in der Tat nachgewiesen werden können, wurde in der Grundlagenforschung belegt (Abraham und Goddard 1983). Die darauf aufbauende klinische LANI-Hypothese wird aktuell in DFG-geförderten Studienprojekten an der Freiburger Universitätsklinik erforscht (https://gepris.dfg.de/gepris/projekt/419859038).

Die in diesem Zusammenhang resultierende klinische Symptomatik – also etwa die Frage, ob ein betroffener Mensch aufgrund solcher Pathomechanismen Sehstörungen entwickelt, Wortfindungsstörungen, Konzentrationsstörungen oder aber ein halluzinatorisches oder wahnhaftes schizophrenes Syndrom – ist in diesem Modell nicht abhängig von der Ursächlichkeit, sondern vielmehr vom Ort der Störung.

Wie häufig solche Phänomene in der klinischen Wirklichkeit tatsächlich vorkommen, ist bislang noch nicht geklärt. Leider bewegt sich die entsprechende Forschung bislang noch im Niemandsland zwischen den Fächern Neurologie, Psychiatrie und Epileptologie. Sie stellt damit ein randständiges Forschungsthema in all diesen Fächern dar – und sitzt damit praktisch zwischen allen Stühlen. In unseren jüngsten diesbezüglichen Arbeiten fanden wir – bei allerdings sehr strengen Ausschlusskriterien und methodischen Standards – zwar deutlich seltener entsprechende EEG-Auffälligkeiten als die 20–60 %, die in der Literatur beschrieben waren (Hughes 1996; Shelley et al. 2008). Allerdings wiesen immerhin 4–6 % unserer Patienten mit einer Schizophreniediagnose ähnliche EEG-Auffälligkeiten wie die der Patienten in den Kasuistiken 5 und 10 auf (▶ Kasuistik 5, ▶ Kasuistik 10). Das illustriert, dass zumindest eine kleine, aber dennoch relevante Untergruppe von Menschen mit Schizophrenie diese Symptome aufgrund solcher »paraepileptischer Pathomechanismen« erleiden könnten.

Aufgrund der auf der Hand liegenden klinischen Relevanz dieser Fragestellung, die ihren Ausdruck ja auch in den therapeutischen Erfahrungen in den genannten Fällen findet, sowie der hohen Bedeutung, die eine solche Erkenntnis erfahrungsgemäß nicht nur für die Therapie, sondern auch für das Selbstbild und Selbstwertgefühl der betroffenen Menschen hat, wären weitere Forschungsbemühungen hier dringend geboten. Leider scheitern diese bislang an einer mangelnden Finanzierung solcher Forschungsprojekte.

8 Neue Entwicklungen – die Neuropsychiatrie schizophrener Syndrome

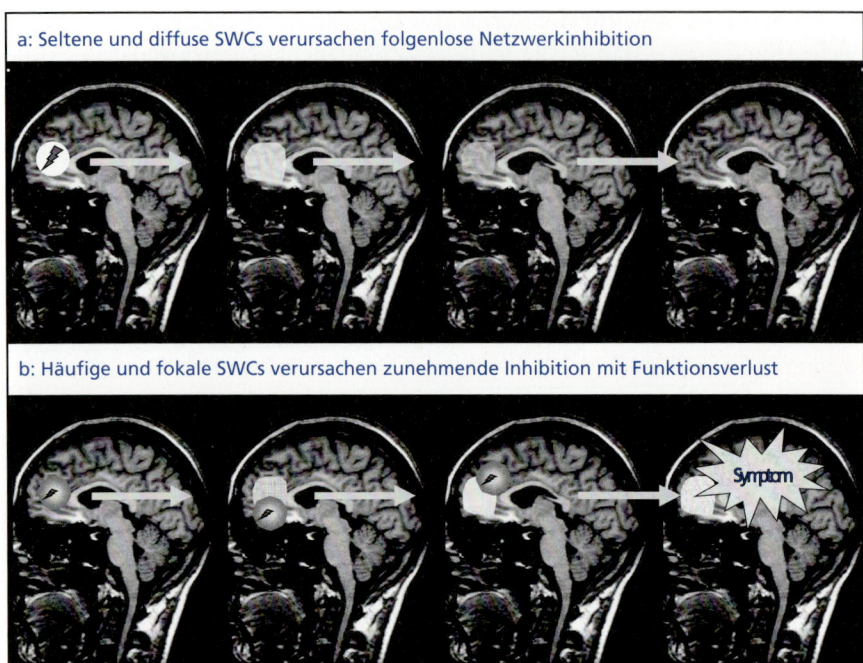

Abb. 8.2: Das LANI-Modell: Seltene und diffuse exzitatorische Spike-Wave-Komplexe triggern unterschwellige inhibitorische Reaktionen, die ohne funktionelle Konsequenzen abebben (a), während höherfrequente und fokal konzentrierte SWCs eine im Verlauf zunehmende und schließlich funktionell relevante LANI induzieren (b) (zitiert nach: Tebartz van Elst und Perlov 2013; modifiziert nach Tebartz van Elst et al. 2011).

Abschließend sei an dieser Stelle betont, dass auch das LANI-Modell ein pathogenetisches und nicht ein kausales Erklärungsmodell für schizophrene – aber auch depressive, emotional-instabile, dissoziative usw. – Syndrome darstellt. Es illustriert aber auch – ähnlich wie bei den epileptischen Pathomechanismen – wie ein pathophysiologischer Mechanismus im Hirn zu unterschiedlichen Symptomen oder Syndromen führen kann, abhängig davon, an welchem Ort und in welchem konkreten Netzwerk er seine Wirkung entfaltet. Die kausale Erstverursachung (Ätiologie) ist aber auch mit einer solchen Erklärung – auch wenn sie zutrifft – noch nicht gelungen. Denn dies wäre die Antwort auf die Frage, wieso es bei einem bestimmten Menschen vermehrt zu den geschilderten epileptiformen Entladungsmustern kommt, die den paraepileptischen LANI-Mechanismus triggern.

Unsere eigenen EEG-Untersuchungsergebnisse deuten darauf hin, dass die Subgruppe von psychiatrischen Patienten, die an einem solchen Pathomechanismus leiden, mit 4–6 % wahrscheinlich klein ist (Endres et al. 2016). Nur bei Frauen mit Borderline Persönlichkeitsstörung fanden wir entsprechende EEG-Auffälligkeiten mit einer Häufigkeit von etwa 14 % (Tebartz van Elst et al. 2016a). Aber selbst, wenn Fälle wie die geschilderten nur mit einer Häufigkeit von 1 % aufträten, so illustrieren sie doch im Hinblick auf die Schizophrenie einen entscheidenden Punkt. Klinische Syndrome, die noch bis vor kurzem von Fachärzten völlig lege artis als Schizophrenie tituliert wurden, erwiesen sich im Folgenden als Ausdruck eines verstehbaren Pathomechanismus, was dann auch nach den Kriterien der ICD oder des DSM dazu führen würde, dass eine Schizophreniediagnose nicht mehr gestellt werden darf.

> Eine Gruppe von bis zu 4 % der Patienten mit Schizophrenien weisen pathologische EEG-Veränderungen auf. In einzelnen solcher Fälle konnten die schizophrenen Symptome erfolgreich mit Antiepileptika behandelt werden. Die LANI-Theorie könnte diese Beobachtungen plausibel erklären.

8.3 Schizophrene Syndrome als Ausdruck entzündlicher Prozesse

Eine dritte und wahrscheinlich viel wirkmächtigere Entwicklung im Hinblick auf das Verständnis – bzw. die Abschaffung – der Schizophrenie, stellt in meinen Augen die in der ersten Dekade des neuen Jahrtausends einsetzenden Entdeckungen der limbischen Enzephalitiden dar.

Schon in den 30er Jahren des letzten Jahrhunderts vertraten einige Wissenschaftler die Auffassung, dass es sich bei den Schizophrenien um entzündliche Hirnerkrankungen handeln könnte (Noll 2004). Zwar hatte sich in der 2. Hälfte des letzten Jahrhunderts rasch herausgestellt, dass sich keine belastbaren Befunde im Hinblick auf eine bakterielle oder virale Infektion als Ursache der Schizophrenie finden ließen, doch gab es wenige Wissenschaftler wie Karl Bechter, die weiter eine immunolgische Hypothese der Schizophrenie propagierten, etwa in Form der Idee, psychotischen Schüben könnten leichte Entzündungsreaktionen in lokalen Hirnarealen zugrunde liegen (Bechter 2004, 2013). Wurden solche Ideen noch bis ins frühe neue Jahrtausend von vielen eher belächelt, so erhielten sie durch die Entdeckung der sogenannten limbischen Enzephalitiden und weiteren Forschungen der letzten Dekade enormen Aufwind (Dalmau et al. 2008; Bien und Elger 2007; Najjar und Pearlman 2015).

8.3.1 Die autoimmunen, limbischen Enzephalitiden

Zur Illustration der Bedeutung, die die Entdeckung der limbischen Enzephalitiden für das Fachgebiet der Psychiatrie hat, sei zunächst eine weitere Kasuistik betrachtet.

Kasuistik 11 (vgl. Tebartz van Elst et al. 2011b): VGKC Enzephalitis oder Schizophrenie

Der 25-jährige Handwerker entwickelte im Jahre 2008 aus voller Gesundheit heraus subakut über einen Zeitraum von etwa vier Wochen eine schizophrene psychotische Episode. Erste Auffälligkeiten waren, dass er sich voller Energie, Ehrgeiz und Antrieb erlebte. Er redete deutlich mehr als üblich. Gleichzeitig fiel es seinen Bekannten und seiner Familie auf, dass er gelegentlich den Faden verlor und sich die Inhalte seines Denkens überschlugen. Er redete weitschweifig und kam in seinem Denken vom Thema ab, kam vom Hundertsten aufs Tausendste und verlor sich immer mehr im zunehmenden Reichtum seiner Assoziationen. Nachdem ihm in dieser Zeit zufällig ein Flyer über HIV-Prophylaxe in der Fußgängerzone in die Hand gedrückt wurde, schlug die Stimmung um und er entwickelte paranoide Ängste. Er glaubte mit HIV infiziert worden zu sein und stellte sich beim Arzt vor, um eine Rückenmarkstransplantation zu erbitten. Bei der dann in die Wege geleiteten psychiatrischen Untersuchung berichtete er von Beziehungserleben. Er habe das Gefühl, die Dinge und Ereignisse um ihn herum hätten eine besondere Bedeutung gewonnen. So habe ihm etwa der Flyer sagen wollen, dass er an HIV infiziert sei. Akustische oder optische Halluzinationen wurden allerdings verneint. Ferner wurden seltsame Gefühlssensationen beschrieben. So habe er das Gefühl als gäbe es ein seltsames Kribbeln in seinem Körper, auch sei ihm gelegentlich schwindelig. Manchmal habe er das Gefühl, es würde ihm ein Messer in den Rücken gesteckt. Die neurologische Untersuchung war komplett unauffällig. In der Kernspinuntersuchung des Gehirns fand sich eine unspezifische Auffälligkeit in der weißen Substanz des rechten Frontallappens, die von den Neuroradiologen als nicht richtungweisend interpretiert wurde, sodass der Patient unter der Verdachtsdiagnose einer paranoiden Schizophrenie auf die psychiatrische Aufnahmestation eingewiesen wurde.

Vier Tage nach Aufnahme entwickelt der Patient Sprachstörungen. In der daraufhin durchgeführten Gehirnwasseruntersuchung (Liquoranalyse) fanden sich diskrete Auffälligkeiten (72 Zellen/µl, Gesamtprotein 470 mg/l, Albumin Quotient 5,6, keine IgG, IgA- and IgM-Synthese, IgG-Index: 0,53). Intensive immunologische und mikrobiologische Untersuchungen führten zu keinerlei auffälligen Befunden. Die Lösung des Rätsels erbrachte eine Untersuchung auf sogenannte neuronale Antikörper, die sich schließlich in Form der sogenannten »voltage-gated potassium channel antibodies« (VGKC) mit einem anti-VGKC Titer von 187 pM (Norm: 0–100 pM) fanden. Nach zwischenzeitlicher dramatischer Verschlechterung führte schließlich eine Immuntherapie mit Steroiden und mehreren Plasmapheresen zu einer langsamen, aber fast vollständigen Remission der klinischen Symptomatik, sodass der Patient nach einer langen Rehaphase nach etwa einem Jahr seine Arbeit wieder aufnehmen konnte.

8.3 Schizophrene Syndrome als Ausdruck entzündlicher Prozesse

Zum Zeitpunkt der Publikation (▶ Kasuistik 11) stellte dieser soweit nach ausführlichen Recherchen erkennbar den ersten Fall einer entsprechenden VGKC-assoziierten limbischen Enzephalitis dar, die in Form einer schizophrenen Störung präsentierte und sehr gut auf eine komplexe Immuntherapie ansprach. Es ist davon auszugehen, dass es solche Fälle auch vor Entdeckung der entsprechenden Antikörper zu Beginn des neuen Jahrtausends gegeben hat – alles andere wäre völlig unplausibel. Allerdings wären die gleichen Fälle anders behandelt und interpretiert worden. Entweder hätte eine fortschreitende Entwicklung der Pathophysiologie zu zunehmenden Symptomen im Sinne einer Enzephalitis und möglicherweise auch zum Tode geführt, oder aber die milde Entzündung wäre nach einer Weile abgeklungen und hätte eine mehr oder weniger stark ausgeprägte psychobiologische Rest- und Defektsymptomatik hinterlassen. In ersterer Konstellation wäre der Fall klinisch wahrscheinlich als unklare Hirnentzündung (Enzephalitis) gedeutet worden und im zweiten Fall als Schizophrenie. Damit repräsentiert Kasuistik 11 ein weiteres Beispiel dafür, dass ein klinisches Bild, welches aufgrund der aktuell gültigen, rein deskriptiven Kriterien als Schizophrenie diagnostiziert wird, einige Jahre später als spezifische Krankheit – im konkreten Fall als Beispiel einer VGKC-Enzephalitis – verstanden und weitgehend auch kausal behandelt werden kann.

Erste Fälle einer solchen limbischen Enzephalitis wurden bereits 2001 in der Neurologie beschrieben (Buckley et al. 2001). Später wurde das Thema intensiv von verschiedenen Arbeitsgruppen bearbeitet und es konnten neben den oben beschriebenen VGKC-Antikörpern noch eine Vielzahl weiterer neuronaler Antikörper identifiziert werden (Vincent et al. 2004; Reid et al. 2009; Lai et al. 2010; Dalmau et al. 2008, 2011; Graus et al. 2008, 2016).

Während die Beschreibung der ersten Fälle in der ersten Dekade des neuen Jahrtausends zunächst auf solche Konstellationen fokussierte, bei denen es etwa aufgrund von epileptischen Anfällen oder fokal-neurologischen Defiziten wahrscheinlich war, dass der komplexen Klinik eine neuropsychiatrische Erkrankung zugrunde lag, die allerdings dennoch oft als Schizophrenie interpretiert wurde (▶ Kasuistik 3), wurde rasch klar, dass bei vielen Patienten mit limbischen Enzephalitiden auch klassisch psychiatrische Symptombilder die klinische Symptomatik prägen können. So berichtete etwa Dalmau et al. bei der Analyse der bis dato größten Fallserie von 91 Patienten mit NMDA-Rezeptor-Enzephalitis, dass über 70 % der Patienten zuerst von einem Psychiater wegen der Symptomatik gesehen wurden (Dalmau et al. 2008). Damit wurde rasch klar, dass sich hier für die Psychiatrie ein neues Forschungsfeld mit insbesondere für die Schizophrenie sehr weitreichenden potenziellen Folgen auftat.

Nach nun über zehn Jahren stürmischer Entwicklung und inzwischen zahlreichen Fallberichten von Patienten mit limbischer Enzephalitis, die klinisch nicht nur wie Schizophrenien, sondern auch wie Depressionen oder Demenzen präsentieren können, ist inzwischen vielen Wissenschaftlern und Ärzten klar geworden, dass dieses neue Forschungsgebiet das Potenzial hat, die klinische Psychiatrie zu revolutionieren. Denn wo vor 20 Jahren aufgrund der klinischen Symptomatik und nicht eindeutiger Befunde in der organischen Diagnostik noch die Diagnose einer Schizophrenie, Depression oder Demenz gestellt wurde, kann nun in vielen Einzelfällen aufgrund des rasanten Erkenntniszugewinns eine klassische neuropsychiatrische

Krankheitsdiagnose etwa in Form der in der folgenden Tabelle (▶ Tab. 8.1) zusammengefassten Autoimmunenzephalitiden gestellt werden. Dies hat dann nicht nur sehr weitreichende Konsequenzen für das Symptom- und Krankheitsverständnis der Betroffenen und ihrer Familien, sondern es bedeutet gleichzeitig auch, dass sich mit dieser Diagnose ganz neue Therapieoptionen in Form der immunmodulatorischen Therapiemöglichkeiten auftun.

Tab. 8.1: Systematik der autoimmunen Enzephalitiden (modifiziert nach Leypold et al. 2012; Prüß 2013; Graus et al. 2016; Dalmau 2016; Endres et al. 2019; Tebartz van Elst et al. 2019; Pollak et al. 2020).

Antigen	Neuropsychiatrisches Syndrom	Symptomatik	Tumorassoziation	Typischer Patient
Antikörper gegen neuronale Oberflächenantigene				
NMDA-R (GluN1)	Anti-NMDA-R-Enzephalitis	**Psychose**, epileptische Anfälle, Bewegungsstörungen, **Katatonie**, autonome Instabilität, Bewusstseinsstörungen	Abhängig von Alter und Geschlecht, Tumorassoziation insgesamt bei ca. 40 %, meist ovarielle Teratome	Junge Frau mit ovariellem Teratom und initial Psychose
CASPR2	Morvan-Syndrom; Limbische Enzephalitis	Gedächtnisstörung, Schlafstörung, Neuromyotonie, **psychotische** und depressive Symptome	Insgesamt bei ca. 20 % Thymome	Mittelalte oder ältere Patienten
LGI1	Limbische Enzephalitis	Gedächtnisdefizite bis zur Demenz, Verwirrtheit, Depression, **akutpolymorph psychotische Symptomatik**, faziobrachiale Anfälle, Hyponatriämie, REM-Schlafstörungen	Bei 5–10 % Thymome	Mittelalte oder ältere Patienten (M>F)
AMPA-R	Limbische Enzephalitis	Gedächtnisdefizite, Verwirrtheit, **atypische Psychose**	In ca. 65 %, meist mit Thymom, kleinzelligem Bronchialkarzinom und anderen Tumoren	Mittelalte oder ältere Patienten mit Bronchial-Ca oder Thymom
GABA$_B$-R	Limbische Enzephalitis mit frühen	Gedächtnisdefizite, Anfälle, orolinguale Dyskinesien	In ca. 50 %, meist mit kleinzelligem	Mittelalte oder ältere Patienten mit Bronchial-Ca

8.3 Schizophrene Syndrome als Ausdruck entzündlicher Prozesse

Tab. 8.1: Systematik der autoimmunen Enzephalitiden (modifiziert nach Leypold et al. 2012; Prüß 2013; Graus et al. 2016; Dalmau 2016; Endres et al. 2019; Tebartz van Elst et al. 2019; Pollak et al. 2020). – Fortsetzung

Antigen	Neuropsychiatrisches Syndrom	Symptomatik	Tumorassoziation	Typischer Patient
Antikörper gegen neuronale Oberflächenantigene				
		und ausgeprägten Anfällen	Bronchialkarzinom	und ausgeprägten epileptischen Anfällen
GABA$_A$-R	Enzephalitis mit therapierefraktären Anfällen, Status epilepticus	Therapierefraktäre Anfälle, Status epilepticus	In ca. 25 % bei Thymomen und anderen	Junge Patienten mit therapierefrektären Anfällen
DPPX	Enzephalitis, Hyperekplexie	Verwirrtheit, kognitive Defizite, Diarrhoe und andere GI-Symptome, Gewichtsverlust, Hyperekplexie, **Wahnerleben, Halluzinationen**	Lymphome in < 10 %	Mittelalte bis ältere Patienten mit kognitiven Defiziten, Hyperekplexie, Diarrhoe
mGluR5	Enzephalitis	Gedächtnisdefizite, Verwirrtheit, **Verhaltensänderungen**, emotionale Instabilität	In ca. 70 % mit Hodgkin Lymphom assoziiert	Junge Erwachsene oft mit Hodgkin Lymphom
Neurexin-3-alpha	Enzephalitis	Prodromalsymptome (Fieber, Kopfschmerzen, GI-Beschwerden), Anfälle, Verwirrtheit, Bewusstseinsstörung, **Verhaltensänderung, Agitation**	Keine Tumorassoziation bekannt	Mittelalte Pat. mit Prodromalsymptomen und dann Trias aus Anfällen, Verwirrtheit und Bewusstseinsstörung (ähnl der NMDAR-Enzephalitis)
IgLON5	Schlafstörung	Schlafapnoe, NREM + REM Schlafverhaltensstörung und Hirnstammdysfunktion (Dysphagie, Ataxie), Depression, **Halluzinationen**	Keine Tumorassoziation bekannt	Mittelalte bis alte Patienten mit Schlafverhaltens-störungen und Hirnstammsymptomen
Glycin-R	PERM, Stiff-Person Syndrom	Verhaltensänderungen, **psychotische Symptome**	In < 5 %, dann Assoziation mit Thymom, Bronchial-Ca und Morbus Hodgkin	Mittelalte oder ältere Patienten mit Muskelsteifigkeit

Tab. 8.1: Systematik der autoimmunen Enzephalitiden (modifiziert nach Leypold et al. 2012; Prüß 2013; Graus et al. 2016; Dalmau 2016; Endres et al. 2019; Tebartz van Elst et al. 2019; Pollak et al. 2020). – Fortsetzung

Antigen	Neuropsychiatrisches Syndrom	Symptomatik	Tumorassoziation	Typischer Patient
Antikörper gegen synaptische intrazelluläre Antigene				
GAD65	Limbische Enzephalitis, Stiff-Person Syndrom, Anfälle	Muskelrigidität, Spasmen, Anfälle, Hirnstammdysfunktion, Ataxie, **bizarr anmutende Bewegungsstörungen, psychotische Syndrome**, Autismus und ADHS Symptome	Bei ca. 25 % Thymom oder kleinzelliges Bronchial-Ca	Junge Frauen mit Anfällen (bei der nicht paraneoplastischen Form)
Amphiphysin	Stiff-Person Syndrom, Enzephalomyelitis	Rigidität, Spasmen, Verwirrtheit, Gedächtnisdefizite	> 90 % Mamma-Ca, kleinzelliges Bronchial-Ca	Mittelalte bis ältere Patienten (F>M) mit Mamma oder Bronchial-CA und Stiff-Person Syndrom
Antikörper gegen onkoneurale nichtsynaptische intrazelluläre Antigene				
Hu, Ri, Yo, CV2 (CRMP5), Ma1, Ma2 (Ta), SOX1, PCA-2, ANNA-3, Zic4, Ca/ ARH-GAP26, Tr*	U.a. limbische Enzephalitis, zerebelläre Degeneration	**Bunte neuropsychiatrische Symptomatik**, Verhaltensänderungen, Neuropathien, Gangstörungen, Anfälle	In den meisten Fällen tumorassoziiert	Ältere Patienten meist mit Malignomen (Hu: Kleinzelliges Bronchial-CA, Ma2: testikuläres Seminom, etc.)
Antikörper gegen Schilddrüsengewebe				
TG/TPO, TRAK	Hashimoto Enzephalopathie (SREAT)	Epileptische Anfälle, Verwirrtheit, Gedächtnisstörungen, Sprachstörungen, **Verfolgungswahn**, Myoklonien, **Schizophrene Störung**	Keine Tumorassoziation bekannt	Mittelalte Frauen mit u. a. akut eisetzenden kognitiven Defiziten, Verfolgungswahn und Ansprechen auf Steroide
»Rheumatologische Antikörper«				
ANAs (bei Positivität anti-dsDNA, ENA-Differenzierung),	Neurolupus, Antiphospholipidsyndrom, Sjögren Syndrom, Sklerodermie, ANCA	**Psychose, kognitive Defizite, affektive Störungen**, Kopfschmerzen, Anfälle, Stroke-like	Keine Tumorassoziation bekannt	Abhängig von Erkrankung, beim Neurolupus z. B. junge Frauen mit

8.3 Schizophrene Syndrome als Ausdruck entzündlicher Prozesse

Tab. 8.1: Systematik der autoimmunen Enzephalitiden (modifiziert nach Leypold et al. 2012; Prüß 2013; Graus et al. 2016; Dalmau 2016; Endres et al. 2019; Tebartz van Elst et al. 2019; Pollak et al. 2020). – Fortsetzung

Antigen	Neuropsychiatrisches Syndrom	Symptomatik	Tumorassoziation	Typischer Patient
»Rheumatologische Antikörper«				
APAs (anti-β2-Glykoprotein-I-/Anticardiolipin AK, Lupus-Antikoagulanz), ANCAs (bei Positivität Spezifizierung nach MPO, PR3)	assoziierte Vaskulitis	Episoden, Optikusneuropathie, Polyneuropathie, Schmetterlingserythem, diskoider Lupus, Photosensibilität, Calcinosis cutis, Raynaud-Phänomen, Teleangiektasien, Sicca-Symptomatik von Augen/Mund, Ulzera, Arthritis, Serositis, Nieren-/hämatologische Beteiligung, ösophageale Dysmotilität, Sklerodaktylie, Thrombose/Embolie, Plazentainfarkte, Rhinitis, Granulome, Hämoptysen, Lungeninfiltrate		verschiedenen Organbeteiligungen

Die Tabelle (▶ Tab. 8.1) fasst die Systematik der autoimmunen Enzephalitiden, wie sie sich 2020 darstellen, zusammen. Schon bald nach Erstbeschreibung der immunologischen Enzephalitiden wurde gerade auch im Hinblick auf die psychiatrische Symptomatik rasch klar, dass die verschiedenen Begrifflichkeiten genauer definiert werden müssen, damit die Thematik nicht ausufert und ausnahmslos jedes psychische Symptom als Ausdruck eines immunologischen Phänomens verstanden werden kann. Dazu wurden folgende definitorische Operationalisierungen der kritischen Begrifflichkeiten vorgeschlagen:

Demnach kann eine *mögliche Autoimmunenzephalitis* erwogen werden, wenn alle drei der folgenden Kriterien erfüllt sind:

1. Subakuter Beginn und Entwicklung (weniger als drei Monate) von Problemen mit dem Kurzzeitgedächtnis oder Bewusstseinsstörungen oder Lethargie oder Persönlichkeitsänderungen oder psychiatrische Symptome.
2. Wenigstens eines der folgenden Symptome:
   - neue fokalneurologische Defizite (z. B. Sensibilitätsstörungen, Lähmungen, Aphasien…)

- Anfälle, die nicht durch eine bekannte Epilepsie erklärt werden können
- Zellzahlerhöhung von > 5 Zellen pro mmm^3 im Liquor
- Hyperintensitäten in der FLAIR MRI im Temporallappen (bei limbischer Enzephalitis) oder multifokal in der grauen Substanz, weißen Substanz oder beides, die nach radiologischem Urteil mit Demyelinisierung oder Inflammation kompatibel sind.
3. Sinnvoller Ausschluss alternativer Ursachen (Graus et al. 2016).

Diese Definition einer möglichen Autoimmunenzephalitis illustriert, dass eine sehr große Anzahl von akuten oder subakuten psychischen Störungen inklusive sämtliche subakuten affektiven oder psychotischen Störungen prinzipiell Ausdruck einer möglichen Enzephalitis sein könnten. Ob die fragliche depressive, psychotische oder demenzielle Symptomatik tatsächlich als mögliche Enzephalitis eingestuft werden kann, hängt dann von der erweiterten Anamnese, insbesondere im Hinblick auf Anfälle, die weitere neurologisch, neuropsychologische Diagnostik und vor allem die EEG-Untersuchung, die MRT-Untersuchung und die Liquoruntersuchung, ab. Das bedeutet aber auch, dass solche Untersuchungen überhaupt durchgeführt werden sollten, was aktuell in vielen psychiatrischen Kliniken noch nicht der Fall ist. Auch gemäß der bei Erstauflage dieses Buchs gültigen S3-Leitlinien zur Schizophrenie wurden insbesondere eine Untersuchung des Liquor cerebrospinalis, aber auch EEG und MRI-Untersuchungen nicht als Routineuntersuchung zur Abklärung von schizophrenen Psychosen empfohlen, sondern nur bei spezifischem Verdacht (S3-Leitlinie Schizophrenie 2017 zitiert nach DGPPN 2019). Inzwischen wurde jedoch eine aktualisierte Version dieser Leitlinien veröffentlicht (AWMF 2019), bei der dezidiert und differenziert auf die hier vorgetragene Thematik eingegangen wird. Insofern kann davon ausgegangen werden, dass sich hier in Zukunft weitreichende Änderungen auch in der Breite der klinischen Diagnostik und Therapie in der Psychiatrie ergeben werden. Aktuell werden praktisch allerdings solche intensiven Untersuchungen, welche gezielt und umfassend nach entsprechenden EEG, MRI oder Liquorauffälligkeiten schauen, nur an wenigen Zentren in Deutschland durchgeführt.

Auf der Grundlage der Ergebnisse solcher Untersuchungen kann nun nach den Definitionskriterien aus dem Bereich der Neurologie eine *definitive autoimmunologische limbische Enzephalitis*, nach Graus et al (2016) diagnostiziert werden, wenn alle vier der folgenden Kriterien erfüllt sind:

1. Subakutersubakuter Beginn (<3 Monate) von Arbeitsgedächtnisproblemen (Kurzzeitgedächtnis), Anfällen oder psychiatrischen Symptomen, die auf eine Einbeziehung des limbischen Systems hinweisen.
2. Bilaterale Auffälligkeiten in der FLAIR T2 MRTim medialen Temporallappen.
3. Wenigstens eines der beiden folgenden Befunde:
   - Pleozytose von > 5 Zellen im CSF
   - Pathologisches EEG mit epileptiformer oder langsamer Aktivität der Temporallappen
4. Sinnvoller Ausschluss alternativer Ursachen (Graus et al. 2016).

Für den Fall, dass eines der Kriterien 1–3 nicht erfüllt sind, kann eine definitive autoimmunologische limbische Enzephalitis nur in dem Fall diagnostiziert werden, dass einer der in Tabelle 8.1 (▶ Tab. 8.1) aufgelisteten Antikörper detektiert wurde. Auch diese Definition stellt mit aller Klarheit die Frage in den Raum, wie intensiv eine organische Basisdiagnostik bei Menschen mit akuten oder subakuten psychischen Störungen jedweder Natur betrieben werden sollte. Denn das Kriterium 1 wird definitiv von sehr vielen unterschiedlichen affektiven oder psychotischen Syndromen erfüllt. In vielen dieser Fälle wird aktuell aber weder eine MRT-Untersuchung inklusive FLAIR-Sequenz noch ein qualifiziertes EEG noch eine Liquoruntersuchung geschweige denn eine Untersuchung im Hinblick auf die kritischen neuronalen Antikörper durchgeführt. Daher kann in solchen Fällen gar nicht beurteilt werden, ob eine mögliche Autoimmunenzephalitis oder sogar eine definitive autoimmune limbische Enzephalitis diagnostiziert werden könnte. Erst die korrekte Diagnose eröffnet aber den Weg hin zu einer angemesseneren, weil kausaleren Therapie der zum Teil extrem belastenden Symptomatik (▶ Kasuistik 3 und ▶ Kasuistik 11).

> Eine Vielzahl von akuten oder subakuten psychischen Störungen, die sich innerhalb eines Zeitraums von drei Monaten entwickeln, könnte Ausdruck einer autoimmunen Enzephalitis oder limbischen Enzephalitis sein. Dies hätte weitreichende diagnostische und therapeutische Konsequenzen. Erst eine erweiterte Basisdiagnostik inklusive umfassender MR-Bildgebung des Gehirns, EEG-Untersuchungen und Untersuchungen des Gehirnwassers (CSF) können hier Klarheit über diese wichtige Differenzialdiagnose schaffen.

8.3.2 Hashimoto-Enzephalopathien und Steroid-responsive psychische Störungen

Neben den sogenannten Antikörpervermittelten limbischen Enzephalitiden gibt es auch solche, bei denen sich keine Antikörper gegen spezifische neuronale Strukturen finden lassen, aber dennoch eine Immuntherapie z. B. in Form einer Kortisonstoßtherapie hilfreich sein kann (▶ Kasuistik 12).

> **Kasuistik 12 (nach Lin und Liao 2009): Hashimoto Enzephalopathie oder Schizophrenie**
>
> In dem Fallbericht wird die Geschichte einer 73-jährige Frau geschildert, die seit drei Jahren an einem paranoid-halluzinatorischen, schizophrenen Syndrom litt und unter der Diagnose einer Schizophrenie neuroleptisch behandelt wurde. Ferner fielen in den Laboruntersuchungen Autoantikörper gegen Schilddrüsengewebe auf, was aber nicht weiter bewertet wurde, da solche Antikörper häufig sind und in der Allgemeinbevölkerung bei etwa 14 % der Männer und 26 % der Frauen beobachtet werden (Friese und Magnus 2012). Ferner fielen bei der Pa-

tientin Gedächtnisprobleme und eine Desorganisiertheit auf, die aber initial ebenfalls auf die diagnostizierte Schizophrenie zurückgeführt worden waren. Im EEG fanden sich diffuse Allgemeinveränderungen, die aber initial als unspezifische Befunde gedeutet wurden. Nachdem es unter neuroleptischer Medikation bei der Schizophreniediagnose über drei Jahre hinweg zu keiner Besserung gekommen war, wurde die Möglichkeit einer Hashimoto-Enzephalopathie diskutiert und vor dem Hintergrund dieser neuen Arbeitshypothese ein Hochdosis-Kortison-Stoß-Therapie-Versuch durchgeführt. Darunter kam es zu einer raschen Vollremission der schizophrenen und kognitiven Symptomatik. Die Autoren schlussfolgern, dass es im Rahmen einer Hashimoto-Enzephalopathie auch zu klassischen schizophrenen klinischen Syndromen kommen kann und empfehlen vor dem Hintergrund ihrer eigenen Erfahrungen zumindest bei atypischen Verläufen und schlechtem Ansprechen auf eine neuroleptische Therapie an diese Differenzialdiagnose zu denken.

Die Kasuistik 12 war sowohl für die behandelnden Ärzte als auch – und vor allem natürlich – für die Patientin sehr eindrücklich. Auch an der Freiburger Klinik konnten wir jüngst ganz ähnliche Erfahrungen machen. Es sei aber betont, dass nach dem aktuellen Wissensstand, solche Konstellationen sehr selten sind.

Kasuistik 13 (Endres et al. 2017a): Hashimoto Enzephalopathie oder Schizophrenie

Die bei stationärer Aufnahme 41-jährige Lehrerin und Sporttherapeutin berichtete in der Vergangenheit im Alter von 22, 28 und 32 dreimal an einer depressiven Episode gelitten zu haben. Mit 32 Jahren kam es zum ersten Mal zur Ausbildung wahnhafter Symptome. Mit 35 Jahren entwickelte sie erstmalig eine klassische paranoid-halluzinatorische, schizophrene Episode. Dabei war die Stimmung gehoben bis hypoman. Seit diesem Zeitpunkt litt sie an chronischen Wahnvorstellungen und olfaktorischen Halluzinationen (Geruchshalluzinationen). Während der letzten sechs Jahre war es zu zwei weiteren episodenhaften halluzinatorischen Verschlechterungen gekommen, mit 40 und nun mit 41 Jahren. Inhaltlich kam es in diesen Phasen zu zunehmenden formalen Denkstörungen. Das Denken und Sprechen wurde zunehmend komplizierter, sie sprach in langen, gewundenen Sätzen, das Denken wurde sprunghaft und zunehmend unzusammenhängend und inkonsistent. Sie entwickelte auch akustische Halluzinationen. Dabei hörte sie die Stimmen der Nachbarn, die sie zum Geschlechtsverkehr oder zur Masturbation aufforderten. Ferner hörte sie die Stimme eines Mannes, der über das Sexualleben von Freunden berichtete, sowie eine Computerstimme, die ihr vorschrieb, welche Kleider sie anziehen solle, und ihr sagte, dass sie eine »Porno-Queen« sei. Es kam auch zu taktilen Halluzinationen. Dabei fühlte sie sich bestrahlt durch die Nachbarn, hatte das Gefühl, dass ihre Brüste gespannt seien, und dass in ihren Därmen etwas pulsiere. Auch hatte sie das Gefühl, von außen kontrolliert zu werden. So würde die Bestrahlung durch die Nachbarn dazu führen, dass ihre Gedanken nachvollzogen werden könnten, und dass sie die Körpergefühle der Nachbarn mitspüre.

Viele dieser produktiven Symptome verschwanden in der Folge unter einer neuroleptischen medikamentösen Behandlung. Allerdings entwickelte sich parallel dazu seit dem 35. Lebensjahr ein systematischer Wahn, bei dem sie bestimmten alltäglichen Gesten eine sexualisierte Bedeutung zumaß. So standen in ihrer Wahrnehmung und ihrem Denken die Nasenflügel für den Hintern, der Mund für die Vagina, die Zunge für den Penis und die Ohren für eine Mischung aus Hintern und Genitalien. Kratzte sich jemand an der Nase, so bedeutete dies für sie, dass er mit ihr analen Geschlechtsverkehr haben wolle. Der genaue Ort des Kratzens stand dabei für die bevorzugte Position des Geschlechtsverkehrs. Auch glaubte sie, sie könne es riechen, wenn andere Leute zuvor Geschlechtsverkehr gehabt hatten und dass dies umgekehrt genau so sei. Außerdem meinte sie Urin, Kot und Vaginalsekret riechen zu können in vielen Situationen, in denen dies für verschiedene dritte Personen nicht nachvollziehbar war. Es war ihr wichtig, keine aufreizenden Kleider zu tragen, um nicht die sexuelle Aufmerksamkeit Dritter auf sich zu lenken. All diese Symptome im Sinne eines chronischen sexualisierten Wahns verschwanden nicht unter neuroleptischer Behandlung.

Zum medizinischen Kontext dieser Symptome ist anzumerken, dass Schwangerschaft und Geburt der Patientin unauffällig waren, ebenso wie die Entwicklung in den ersten beiden Dekaden. Es gab keine Schädel-Hirn-Traumata, entzündliche Hirnerkrankungen, Krampfanfälle oder Fieberkrämpfe. Die Patientin litt an keinerlei Autoimmunerkrankungen außer einer Hashimoto-Thyereoiditis. Abgesehen von den Antipsychotika nahm die Patientin keine anderen relevanten Medikamente ein, nahm keine Drogen und hatte auch in der Vergangenheit keine Drogen genommen. Es gab eine positive Familienanamnese für Depressionen beim Vater und einer Schwester und für einen Alkoholmissbrauch bei der Mutter.

Bei den medizinischen Zusatzuntersuchungen fielen nur diskret erhöhte anti-TPO Schilddrüsenantikörper mit Werten zwischen 35–55 IU/mL (normal < 34 IU/mL) bei unauffälligen Werten für Anti-TG und anti-TSH Rezeptoren auf. Die Schilddrüsenwerte waren unauffällig. In der Gehirnwasseruntersuchung (CSF oder Liquor) fanden sich diskrete Auffälligkeiten im Hinblick auf eine Blut-Hirn-Schrankenstörung mit einem erhöhten Albuminquotient von 7,5 (normal < 6,7) bei ansonsten unauffälligen Befunden. Auch ergaben sich in den weiteren umfassenden Laboruntersuchungen keine weiteren Auffälligkeiten, insbesondere keine antineuronalen Antikörper. Das MRT des Gehirns zeigte keinen richtungweisenden Befund. In den wiederholt durchgeführten EEG-Untersuchungen fand sich eine intermittierend rhythmische Delta Aktivität (IRDA). In den testpychologischen Untersuchungen konnten gravierende Probleme im Bereich des Arbeitsgedächtnisses objektiviert werden.

In zahlreichen ambulanten und bei zwei stationären Aufenthalten waren therapeutisch fast sämtliche Neuroleptika versucht worden (Amisulprid, Aripiprazol, Clozapin, Flupentixol, Olanzapin, Quetiapin, Risperidon). Diese hatten meist einen überzeugenden Erfolg im Hinblick auf die Halluzinationen und die formalen Denkstörungen allerdings auch relevante Nebenwirkungen, weshalb sie immer wieder abgesetzt werden mussten. Auch ein Therapieversuch mit Valproat angesichts des pathologischen EEG-Befunds war entsprechend erfolgreich aber mit nicht tolerierbaren Nebenwirkungen behaftet.

Schließlich wurde angesichts der Hashimoto-Thyreoiditis und des diskreten Liquor- bzw. EEG-Befundes unter der Annahme einer möglichen Hashimoto-Enzephalopathie ein Therapieversuch mit 500 mg Methylprednisolon IV über fünf Tage begonnen. In der Folge wurde dies auf 100 mg pro Tag über sieben Tage umgesetzt und über drei Monate ausgeschlichen. Die zu diesem Zeitpunkt bestehende medikamentöse Therapie mit 400 mg Amisulprid, 450 mg Lithium, 20 mg Pipamperon und 100 µg L-Thyroxin wurde unverändert fortgesetzt.

Unter dieser Therapie kam es erstmalig seit sechs Jahren zu einer Vollremission nicht nur der akuten psychotischen Symptomatik, sondern auch des chronischen Wahns. Nachdem der Patientin in diesem Zusammenhang klar wurde, wie bizarr ihr Wahn vor dem Hintergrund eines nicht-wahnhaften Denkens wirken musste, kam es zu einer kurzen schamhaft-depressiven Reaktion sowie zu einer »Trauerreaktion« wegen der »vergeudeten Jahre«, die aber bald wieder verging. Auch zwei Monate nach Therapiebeginn waren sämtliche psychotischen Symptome stabil verschwunden und die neuropsychologischen Testergebnisse hatten sich auf breiter Front verbessert. MRI und EEG zeigten sich unverändert. In der Liquoruntersuchung fanden sich nun unauffällige Werte, d. h. keine weiteren Hinweise auf eine Störung der Blut-Hirn-Schranke. Die erhöhten Schilddrüsenautoantikörper hatten sich ebenfalls normalisiert.

Bei einer Nachuntersuchung nach einem halben Jahr war die Patientin immer noch symptomfrei. Das Amisulprid konnte auf 50 mg reduziert und das Pipamperon abgesetzt werden. Lithium und die T4 Schilddrüsenhormone wurden vorerst weitergegeben.

Rückblickend muss diese Geschichte einer Patientin mit einer klassischen Schizophrenie als steroid responsive Hashimoto Enzephalopathie bewertet werden (SREAT).

Was aber ist nun eine Hashimoto-Enzephalopathie? Der Begriff Hashimoto weist in dieser Konstellation darauf hin, dass bei ensprechenden Patienten Antikörper gegen Schilddrüsengewebe in den Blutuntersuchungen identifiziert werden können. Konkret handelt es sich dabei um Antikörper gegen die Thyreoperoxidase (TPO) und/oder das Thyreoglobulin (TG). Der Begriff Enzephalopathie meint, dass es sich um ein organisches Hirnleiden handelt, wobei unspezifiziert bleibt, welcher Natur die Gehirnfunktionsstörung genau ist.

Nach S1-Leitlinien der Deutschen Gesellschaft für Neurologie wird eine immunvermittelte Enzephalopathie dabei folgendermaßen definiert (Bien 2012, Bien und Bauer 2013):

1. Es liegen akute oder subakute kognitive Defizite vor,
2. plus wenigstens ein weiteres der folgenden Syndrome:

- neuropsychiatrische Symptome wie Wahn, Halluzinationen, Ich-Störungen, oder Depression
- Myoklonus
- Gran Mal Anfälle
- Fokale Anfälle
- Fokal neurologisches Defizit
3. Im Blut, Urin oder Liquor keinen Hinweis auf toxischen, metabolischen, infektiösen oder neoplastischen Krankheitsprozess
4. Bildgebung: keine vaskuläre, neoplastische oder andere strukturelle Läsion, die die Enzephalopathie erklären würde

Da die meisten psychischen Störungen und insbesondere Depressionen nun mit kognitiven Symptomen wie z. B. Aufmerksamkeits-, Konzentrations- oder Gedächtnisstörungen einhergehen, könnte nach diesen Kriterien wiederum und in Analogie zum oben beschriebenen Konzept der möglichen immunologischen Enzephalitis bei einer großen Anzahl von Menschen mit psychischen Störungen die eigentlich neurologische Diagnose einer Enzephalopathie gestellt werden.

Wenn man sich nun darüber hinaus vergegenwärtigt, dass solche Schilddrüsenantikörper sich sehr häufig finden und nach Lehrbuchmeinung bei etwa 14 % der gesunden Männer und etwa 26 % der gesunden Frauen der Allgemeinbevölkerung auftreten (Friese und Magnus 2012), so wird klar, in welche Schwierigkeit sich die wissenschaftliche Psychiatrie mit diesen Erkenntnissen hineinmanövriert. Sollte etwa bei allen Menschen mit Depressionen oder Psychosen und Schilddrüsenantikörpern ein Kortisonstoßtherapieversuch erwogen werden? Das erscheint übertrieben. Denn die meisten dieser Antikörperträger leiden unter keinen relevanten psychischen Störungen oder Hirnsymptomen. Insofern können die Antikörper allein nicht der Schlüssel für die Erklärung von Fällen wie die vorgestellten Kasuistiken (► Kasuistik 12, ► Kasuistik 13, ► Kasuistik 14, ► Kasuistik 15 und ► Kasuistik 16) sein.

In dieser schwierigen Situation kann es helfen, sich die Symptome von Menschen zu betrachten, die erwiesenermaßen an einer Hashimoto-Enzephalopathie leiden. In einer großen Fallserie an 85 Patienten mit einer Hashimoto-Enzephalopathie (69 Frauen, 16 Männer, mittleres Alter 44 Jahre) untersuchen Chong et al. die klinischen Charakteristika solcher Fälle (Chong et al. 2003). Sie konnten zeigen, dass das klinische Bild in der Regel sehr vielgestaltig war. Bei 27 % fanden sich Schlaganfallähnliche Symptome, 66 % der Patienten hatten epileptische Anfälle, immerhin 38 % litten an Psychosen, 78 % wiesen erhöhte Eiweißwerte im Liquor auf und 98 % (82 von 85 Patienten) hatten EEG Auffälligkeiten, die sich aber oft diffus und unspezifisch darstellten. Die Stoffwechsellage seitens der Schilddrüse war uneinheitlich mit sowohl hyper- als auch hypo- oder euthyreoten Zuständen, wobei sich am häufigsten ein diskreter Hypothyreoidismus fand (30 Patienten (35 %)). Auffälligkeiten in der Kernspinuntersuchung des Gehirns fanden sich nur (!) in 60 % der Fälle. Eine Behandlung mit Steroiden führte aber in 96 % der Fälle zu einer Verbesserung der klinischen Symptomatik.

In einer jüngst veröffentlichten neuen Untersuchung zur selben Thematik an nunmehr 251 Patienten konnten sehr ähnliche Befunde erhoben werden (Laurent et al. 2016). Während die meisten Patienten mit einer Symptomatik präsentierten, die sofort an eine hirnorganische, enzephalopathische Genese denken lassen würde (Krampfanfälle 47 %, Verwirrtheitszustände 46 %, Sprachstörung 37 %, Gedächtnisstörung 43 %, Gangstörung 27 %) wies auch eine relevante Untergruppe psychotische Syptome in Form von einem Verfolgungswahn auf (25 %). Immmerhin 10 % der Betroffenen präsentierten mit einer rein psychiatrischen Symptomatik. Die Erhebung ist auch insofern von hoher klinischer Bedeutung, als dass gezeigt wurde, dass in dieser größeren Stichprobe immmerhin 18 % der Patienten ein normales EEG und 48 % ein unauffälliges MRT des Gehirns aufwiesen. Dies illustriert anschaulich, dass ein unauffälliges EEG und MRT eine Hashimoto-Enzephalopathie als Ursache einer psychischen Symptomatik nicht ausschließen können.

> Unauffällige MRT- und EEG-Befunde können eine Hashimoto-Enzephalopathie nach aktuellem Kenntnisstand nicht ausschließen.

Es zeigt sich also, dass eine Hashimoto-Enzephalopathie nur in seltenen Fällen allein mit psychotischen oder depressiven Symptomen einhergeht. Typischerweise präsentiert sie dagegen mit einem bunten Bild aus neurologischen und psychischen Symptomen. Die sensitivsten Zusatzuntersuchungen scheinen das Elektroenzephalogramm und die Liquoruntersuchung nicht etwa eine MRT Untersuchung des Gehirns zu sein.

Allerdings zeigen die Befunde auch, dass – wenn auch in einer Minderzahl von etwa 10 % der Fälle – eine Hashimoto-Enzephalopathie eben nicht im Sinne des typischen »bunten Bildes« einer organischen psychischen Störung« präsentieren muss, sondern wie ein klassischer primärpsychiatrischer Fall daherkommen kann. Dies sei durch einen weiteren kürzlich veröffentlichten Fall aus der Freiburger Klinik veranschaulicht.

Kasuistik 14 (Endres et al. 2016b): Hashimoto Enzephalopathie oder Depression

Die bei Aufnahme 50-jährige Patientin hatte eine subakute Depression entwickelt, die so gravierend war, dass sie nicht mehr arbeiten konnte. Nachdem es ambulant nicht zu einer Besserung der Sympotmatik gekommen war, wurde sie zur weiteren Diagnostik und Therapie stationär zugewiesen. Die klassische antidepressive Behandlung der vergangenen zwei Jahre beinhaltete sowohl ambulante als auch stationäre psychotherapeutische Interventionen in Form der kognitiven Verhaltenstherapie sowie verschiedene pharmakologische Maßnahmen – allerdings ohne durchgreifenden Erfolg. Diagnostisch war der neurologische Untersuchungsbefund völlig unauffällig. In den Laboruntersuchungen fanden sich erhöhte Antikörper gegen die Thyreoperoxidase (TPO) und das Thyreoglobulin (TG). In der Untersuchung des Gehirnwassers fanden sich als unspezifische Hinweise auf mögliche entzündliche Prozesse erhöhte Eiweißwerte sowie ein erhöhter Albumin-Quotient. Das MRT des Gehirns wies diskrete Befunde in Form von unspezifischen Läsionen der weißen Substanz und einer sehr diskreten frontalen Atrophie auf. Das

EEG – eigentlich eine der sensitivsten Untersuchungen im Hinblick auf eine Hashimoto-Enzephalopahtie – war unauffällig. Die neuropsychologischen Leistungstests zeigten Beeinträchtigungen der Aufmerksamkeitsleistungen, die aber oft bei Depressionen zu finden sind. Zusammenfassend waren abgesehen von dem Liquorbefund alle anderen Auffälligkeiten nicht besonders spektakulär und hätten sicher in den meisten Konstellationen die Diagnose einer depressiven Störung nicht infrage gestellt. Angesichts der bislang erfolglosen Therapie entschieden wir uns gemeinsam mit der Patientin trotz des langen Verlaufs von über zwei Jahren zu einem Kortisonstoßtherapieversuch mit Ausschleichen der Steroide über drei Wochen, unter der Vorstellung, dass möglicherweise eine Hashimoto-Enzephalopathie die Symptomatik erklären könnte. Diese führte zu einer gravierenden Verbesserung aller Symptome. Nach Entlassung aus dem Krankenhaus konnte die Patientin zur Arbeit zurückkehren. Bei einer neuropsychologischen Nachuntersuchung 6,5 Monate nach Beginn der Kortisonstoßtherapie konnten keine kognitiven Defizite mehr festgestellt werden.

Der Fall illustriert auf eindrückliche Art und Weise, dass eine Steroid responsive Enzephalopathie bei Antikörpern gegen die Thyroidea (Schilddrüse) (SREAT) sich klinisch wie eine typische depressive Episode präsentieren kann, ohne das typische neurologische Begleitsymptome wie epileptische Anfälle, Myoklonien, Bewusstseinsstörungen oder fokal-neurologische Defizite wie Lähmungen oder Gefühlsstörungen vorhanden sein müssen. So erfreulich die Erfahrungen in Kasuistik 14 (▶ Kasuistik 14) für die Patientin wie das Ärzteteam waren, so machen sie doch die klinische Entscheidungssituation nicht leichter. Was bedeuten diese Beobachtungen für die Praxis der klinischen Diagnostik und Therapie? Sollte wirklich bei allen Menschen, die sich mit Depressionen und/oder Psychosen präsentieren und Schilddrüsen-Antikörper aufweisen – trotz der hohen Rate entsprechender Antikörper in der gesunden Allgemeinbevölkerung – bei Therapieresistenz auf klassische Therapieverfahren ein Kortisonstoßtherapieversuch durchgeführt werden?

Diese Frage ist nicht leicht zu beantworten. Um hier mehr Klarheit zu gewinnen, wurde an der Freiburger Klinik retrospektiv die Gehirnwasseruntersuchungen bei 125 Patienten mit Depressionen und 180 Patienten mit schizophrenen Psychosen untersucht. Dabei konnten wir nachweisen, dass sich bei über 19 % der Patienten mit Depressionen (Endres et al. 2016a) und über 20 % der psychotischen Patienten (Endres et al. 2015a) ähnliche Befundkonstellationen wie bei der Patientin aus Kasuistik 14 (▶ Kasuistik 14) fanden. Damit stellt sich die bislang noch ungelöste Frage, ob es in der Tat eine relevant große Untergruppe von Patienten mit schizophrenen, aber auch depressiven Störungen geben könnte, bei denen eine unterschiedlich verursachte milde Entzündungsreaktion des Gehirns zu den psychotischen oder depressiven Syndromen führt.

Die Kasuistik der folgenden 2016 diagnostizierten Patientin der Freiburger Klinik macht den Sachverhalt sogar noch spannender.

> **Kasuistik 15: Ein demenzielles Syndrom, welches auf Plasmapherese anspricht**
>
> Bei der bei Aufnahme 59-jährigen Patientin war es seit einigen Monaten zu einer dramatischen Wesensänderung gekommen. Innerhalb kurzer Zeit hatte sie das Interesse an allen Aktivitäten verloren, konnte sich an nichts mehr freuen, hatte sich zusehens zurückgezogen und schließlich einen Stupor entwickelt, d. h. einen Zustand, in dem sie sich wie eingefroren präsentierte, kaum noch Initiative entwickelte, sich kaum noch bewegte und meist still und unbeweglich vor sich hinstarrte. Zu einem geordneten dialogischen Gespräch zeigte sie sich auch auf Aufforderung hin nicht in der Lage. Allenfalls konnte sie Fragen mit 1- oder 2-Wort-Sätzen allerdings auch dann mit sehr langen Antwortlatenzen von mehreren Sekunden beantworten. Dagegen war sie nach Angaben des Ehemanns zuvor eine lebenslustige und kontaktfreudige Person gewesen, die gerne mit ihren Mitmenschen eine Zigarette rauchte und dabei die kleinen und großen Dinge des Lebens »bekakelte«. Seit Beginn der Symptomatik waren Schlaf und Appetit gemindert und sie hatte 15 kg an Gewicht verloren.
>
> Bei Aufnahme in unserer Klinik im September 2016 sahen wir das klinische Bild wie beschrieben. Es zeigte sich eine bemerkenswerte Gleichgültigkeit und Indifferenz den eigenen schweren Einschränkungen gegenüber. Halluzinationen oder Wahnsymptome wurden glaubhaft verneint. Dagegen fanden sich auffällige Frontalhirnzeichen wie etwa ein spontaner Schnauzreflex und grotesk schlechte Ergebnisse im Luria-Handkantentest.
>
> Die Familienanamnese war ebenso wie die psychiatrische Vorgeschichte unauffällig. Die Liquor- und MRT-Untersuchungen erbrachten keinen richtungweisenden Befund. Die Tumorsuche inklusive Ganzkörper-PET/CT-Untersuchung fanden keine diesbezüglichen Auffälligkeiten. In den nuklearmedizinischen Untersuchungen (FDG-PET, FP-CIT-SPECT) fand sich eine Befundkonstellation mit beidseits frontaler Minderaktivität, die radiologischerseits am ehesten als Ausdruck einer frontotemporalen Demenz gedeutet wurde.
>
> Bereits in dem lokalen psychiatrischen Krankenhaus sowie einer neurologischen Klinik war wegen der bemerkenswerten Symptomatik und einer bereits dort diagnostizierten Hashimoto-Thyreoiditis die Verdachtsdiagnose einer Hashimoto-Enzephalopathie gestellt und ein Therapieversuch mit hochdosiertem Kortison allerdings ohne Erfolg durchgeführt worden. Ferner waren in den vergangenen sieben Monaten folgende Medikamente ohne erkennbaren Erfolg versucht worden: Venlafaxin 150 mg, Amisulprid bis 400 mg, Akineton 2 mg, L-Thyroxin 100 ug, Quetiapin bis 200 mg/d, Risperidon bis 4 mg/d für 4 Wochen, Aripiprazol 15 mg, Flupentixol 3 x 0,5 mg, Lorazepam bis 5 mg/d, Citalopram bis 20 mg).
>
> In dieser Situation wurde mit der Patientin und den Angehörigen diskutiert, ob unter Annahme einer Hashimoto-Enzephalopathie trotz des schlechten Ansprechens auf Kortison ein weiterer immunologischer Therapieversuch mit einer Plasmapherese angesichts positiver entsprechender internationaler Berichte von insgesamt neun Fällen unternommen werden solle (Cook et al. 2015). Nachdem

8.3 Schizophrene Syndrome als Ausdruck entzündlicher Prozesse

> alle einen solchen Heilversuch befürwortet hatten, wurde eine fünfmalige Plasmapherese durchgeführt. Darunter kam es zu einer deutlichen Besserung sämtlicher Symptome. Aktuell wird die weitere Entwicklung der Symptomatik klinisch verfolgt.

Der Fall ist deshalb bemerkenswert, weil die klinische Symptomatik der Patientin am ehesten als frontotemporale Demenz alternativ als schwerstes, gehemmt-depressives Zustandbild syndromal einzuordnen wäre. Die Besonderheit und klinische Bedeutung dieses Falles liegt darin, dass sie anschaulich die Schwierigkeit illustriert, vor der Kliniker stehen, wenn sie sich fragen, wie intensiv eine mögliche autoimmunologische Enzephalitis immunmodulatorisch behandelt werden sollte. Denn bislang werden zumindest an der Freiburger Klinik meist Therapieversuche mit Kortison durchgeführt. Wenn diese Therapie der ersten Wahl nicht überzeugend wirkt, würde nur bei klinisch definitiver limbischer Enzephalitis nach Graus et al. (2016) eine immunmodulatorische Therapie der zweiten Wahl mit Plasmapherese oder anderen immunmodulatorischen Therapien etwa mit IV-Antikörpern, Rituximab oder Cyclophosphamid erwogen. In diesem Zusammenhang ist es auch wichtig, darauf hinzuweisen, dass all diese immunmodulatorischen Therapieverfahren durchaus auch ihre Risiken haben. Im konkreten Fall von Kasuistik 15 (▶ Kasuistik 15) standen wir allerdings vor dem Problem, dass der klinische Zustand der Patientin dramatisch war und wir allenfalls anbieten konnten, sie ohne weitere Therapie nach Hause zu entlassen und ihrem weiteren Verfall zuzusehen. Vor diesem Hintergrund wurde der Therapieversuch in Form einer Plasmapherese erwogen und schließlich mit Erfolg durchgeführt. Die Schwierigkeit, die sich daraus für den Kliniker ergibt, ist die, dass nun überlegt werden muss, ob in ähnlich gelagerten Fällen etwa von Patienten mit frontotemporaler und anderer Demenz, sofern Schilddrüsenantikörper vorhanden sind, entsprechende Heilversuche durchgeführt werden sollten. Angesichts der hohen Häufigkeit (Prävalenz) solcher Schilddrüsenantikörper würde das bedeuten, dass – ohne dass entsprechende Studien ein solches Vorgehen empirisch untermauern würden – entsprechende Verfahren sehr häufig experimentell als individuelle Heilversuche durchgeführt werden müssten.

Darüber hinaus zeigen einige Kasuistiken (▶ Kasuistik 12, ▶ Kasuistik 13, ▶ Kasuistik 14, ▶ Kasuistik 15, ▶ Kasuistik 16), dass der Pathomechanismus der Hashimoto-Enzephalopathie keineswegs spezifisch ist für irgendeine bestimmte neurologische oder psychiatrische Symptomatik. Sie ist damit nicht nur im Hinblick auf schizophrene Syndrome, sondern hinsichtlich aller möglichen Hirnfunktionsstörungen von Bedeutung. Die Relevanz für die Schizophrenie sei aber hier abschließend anhand einer letzten Kasuistik illustriert.

> **Kasuistik 16 (Haider et al. 2016): Schizophrenie oder Hashimoto Enzephalopathie**
>
> Die bei Diagnosestellung 52-jährige Patientin hatte seit 15 Jahren unter phasischen psychischen Störungen mit Angst, paranoiden Wahnvorstellungen und

anderen psychotischen Störungen gelitten, wegen derer sie immer wieder in psychiatrische Krankenhäuser auch gegen ihren Willen unter der Diagnose einer Schizophrenie eingewiesen worden war. Zeitgleich zu diesen psychotischen Dekompensationen hatte sie häufig einen Hautausschlag entwickelt, weswegen Ssie sich überzeugt zeigte, an einer Porphyrie oder einer Neuroborreliose zu leiden. De facto wurde im Rahmen intensiver dermatologischer und infektiologischer Untersuchungen aber nur eine Neurodermitis diagnostiziert, die offensichtlich zeitgleich mit ihrer Psychose zum Ausbruch kam. Während einer dieser psychotischen Episoden war die Patientin in einem verlassenen Haus von der Polizei aufgegriffen worden, während sie sich mit einer Pistole selbst schlug. Während der psychotischen Episoden fühlte sich die Patientin immer wieder von Dritten u. a. der Mafia verfolgt, hatte aber nie ein offensives fremdaggressives Verhalten gezeigt. Vielmehr hatte sie über die Jahre gelernt, sich in solchen Episoden zurückzuziehen, damit es nicht zu komplizierten Zusammenstößen oder Zwangseinweisungen kam. Auch hatte sie gelernt, immer wieder stereotyp zu wiederholen »Ich bin keine Bedrohung für mich oder andere!«, um so einer Zwangsunterbringung zu entgehen. Solche Episoden waren während der letzten 15 Jahre mit einer Frequenz von etwa 1 pro Jahr aufgetreten, wobei die Tendenz leicht zunehmend war. Die paranoiden Ideen waren in den psychotischen Episoden vor allem bezogen auf Familienmitglieder. So glaubte sie immer wieder, Fremde wollten sie hypnotisieren und ihr Mann wolle sie umbringen. Außerhalb der psychotischen Episoden gab es offensichtlich keine interpersonellen Probleme innerhalb der Familie. Während der Episoden pflegte die Patientin darüber hinaus häufig zu Blinzeln, was sie damit erklärte, dass sie sich damit gegen Hypnotisierungsversuche wehrte. Dieses Blinzeln war für den Sohn ein Frühwarnzeichen dafür, dass bald wieder eine neue Episode beginnen würde.

Auch außerhalb der psychotischen Episoden war die Patientin davon überzeugt, an einer organischen psychischen Störung wie etwa einer Neuroborreliose oder einer Porphyrie zu leiden, was aber im Rahmen einer intensiven Diagnostik nie belegt werden konnte. Allerdings waren Anti-Yo-Antikörper gefunden worden, die zum Anlass einer intensiven Tumorsuche inklusive CT-, MRT-, PET-Scans, einer Mammografie und einer prophylaktischen Hysterektomie (Uterusentfernung) wurden (▶ Tab. 8.1), ohne dass ein Tumor gefunden werden konnte. Auch alle anderen intensiv durchgeführten Laboruntersuchungen inklusive Bakteriologie, Virologie, Rheumatologie, Endokrinologie und Vitamin- sowie Spurenelementuntersuchungen waren allesamt unauffällig gewesen.

Im Rahmen der letzten Phase fand sich ein diskret erhöhter positiver ANA-Titer (1:160, speckled), als unspezifischer Hinweis auf ein Autoimmungeschehen. Das MRT zeigte ein bekanntes kleines Menigeom sowie einen kleinen alten lakunären Infarkt in den rechten Basalganglien, die radiologischerseit als nichtrichtungweisend eingestuft wurden. Das EEG erbrachte ebenfalls keinen richtungweisenden Befund. Die Liquoruntersuchung war auch unauffällig. Bei erhöhten Schilddrüsenautoantikörpern (TPO = 1:1600 und TG = 1:80) entschieden sich die behandelnden Ärzte zu einer immunmodulatorischen Therapie mit hochdosiertem Kortison. Darunter kam es innerhalb von einer Woche zu einer vollen Ausheilung sämtlicher psychotischer Symptome. Die Diagnose wurde daraufhin revidiert. Anstatt einer phasisch-remittierenden, paranoiden Schizophrenie wurde nun eine steroid-responsive Enzephalopathie mit Antiköpern gegen die Schilddrüse (SREAT) diagnostiziert. Nicht nur die erfolgreiche Therapie, sondern auch das neue diagnostische Konzept waren sowohl für die Patientin als auch ihre Familie von sehr hoher Bedeutung.

Einige Kasuistiken (▶ Kasuistik 12, ▶ Kasuistik 13, ▶ Kasuistik 14, ▶ Kasuistik 15, ▶ Kasuistik 16) sind für die Psychiatrie von besonderer Bedeutung. Sie haben gemein, dass es sich um klinische Bilder handelt, die auch als klassische, primär-psychiatrische Syndrome sprich als depressive Störung, paranoide Schizophrenie oder Demenz eingeordnet werden könnten. Viele vergleichbare Fälle werden aktuell weltweit sicher nicht mit einer ähnlichen Intensität diagnostiziert oder im Sinne eines individuellen Heilversuchs auch probatorisch immunsuppressiv behandelt. Da gleichzeitig die Prävalenz von Schilddrüsenantikörpern zweifelsohne auch in der neurologisch und psychiatrisch gesunden Allgemeinbevölkerung sehr hoch ist (14–26 %; Friese und Magnus 2012) müssten also auch rein zufällig 14–26 % der Menschen mit Depressionen, Schizophrenien und Demenzen solche Antikörper aufweisen. Sie alle entsprechend intensiv zu diagnostizieren und zu therapieren, könnte auch zu einer unangemessenen Überversorgung sowie zu unnötigen Nebenwirkungen führen. Gleichzeitig muss betont werden, dass die genaue Bedeutung der Schilddrüsenantikörper unklar ist (Graus et al. 2016). Da es keinen direkten Zusammenhang zwischen der Konzentration dieser Antikörper und den neuropsychiatrischen Symptomen gibt (Chong et al. 2003; Cook et al. 2015), spielen sie wahrscheinlichen keine direkte kausale Rolle, sondern zeigen nur die globale Wahrscheinlichkeit an, dass im vorliegenden Fall Immunprozesse eine Rolle spielen könnten. Auch ist die Stoffwechsellage der Schilddrüse – also die Frage, ob eine Schilddrüsenüber- oder -unterfunktion besteht – nicht entscheidend im Hinblick auf eine etwaig damit verbundene psychische Symptomatik. Steroid-responsive Enzephalopathien können in allen entsprechenden Konstellationen auftreten (Chong et al 2003; Laurent et al. 2016), worauf schon früh in der Literatur hingewiesen wurde (Peschen-Rosin et al. 1999). Neuesten Untersuchungen zufolge können weder die klinische Symptomatik noch die Ergebnisse der Zusatzuntersuchungen klar voraussagen, ob Patienten auf eine Steroidtherapie ansprechen oder nicht (Mattozzi et al. 2020), sodass auch das Konzept der Hashimoto-Enzephalopathie als echte Krankheitsentität an sich infrage gestellt wird (Tyler und Rüegg 2020). Allerdings steht auch in dieser Konstellation außer Frage, dass es Patientengruppen z. B. mit akuten psychotischen Syndromen gibt, die auf eine Behandlung mit Kortison ansprechen. Nur die Einheitlichkeit des dahinterstehenden Konzepts der Hashimoto-Enzephalopathie wir infrage gestellt (Tyler und Rüegg 2020).

Nach meiner Auffassung sollte vor dem Hintergrund dieser neuen Erkenntnisse eine Hashimoto-Enzephalopathie nur dann diagnostiziert werden, wenn zuvor andere Ursachen der auffälligen Symptome, etwa in Form der etablierten neuronalen Antikörper ausgeschlossen wurden.

Würde die klinische Relevanz der Hashimoto-Antikörper jedoch auch als unspezifisches Hinweissignal auf eine mögliche immunologische Ursächlichkeit einer atypischen psychotischen Syndromatik aufgegeben, würde die Frage nach einer möglichen Steroidtherapie für die Neuropsychiatrie aber sogar umso drängender. Denn in dieser Konstellation würde aus der Beobachtung der oben beschriebenen Fälle folgern, dass eine Kortisontherapie bei fast allen solcher Fälle erwogen werden könnte. Denn die Hashimoto-Konstellation als Prädiktorsignal für das gute Ansprechen in den klinisch ja unzweifelhaften Fällen mit überzeugender Kortsionresponse würde schließlich wegfallen.

Offensichtlich besteht hier ein sehr großer und klinisch dringlicher Forschungsbedarf gerade aus Patientenperspektive. Klinisch entscheidend dabei ist die aktuell noch offene Antwort auf die Frage: Bei welchen Patienten mit psychotischen Syndromen sollte bei unzureichender Wirkung der etablierten Neuroleptika an alternative Therapiestrategien z. B. mit Kortison gedacht werden? Leider scheitern bislang auch in diesem Bereich Studienpläne z. B. der Freiburger Klinik an einer Finanzierung durch die etablierten Institutionen der Forschungsförderung. Da es bisher aber noch keine großen sytematischen Studien im primärpsychiatrischen Feld gibt, wird es auf absehbare Zeit eine klinische Einzelfallentscheidung bleiben müssen, wie weit Diagnostik und Therapieversuche im konkreten Fall gehen sollen.

> In einigen Einzelfällen entlarvt sich eine klassische schizophrene, depressive oder demenzielle Symptomatik als Steroid-responsive Hashimoto-Enzephalopathie. EEG-, MRT-, PET-, Liquor- und Laborbefunde sowie klinische Randbeobachtungen können nach aktuellem Wissensstand auf eine solche Konstellation hinweisen, ohne sie aber sicher anzuzeigen.

8.3.3 Die autoimmunen Psychosen

Die oben beschriebenen Entwicklungen haben in der Zwischenzeit auch im Bereich der Psychiatrie dazu geführt, dass sich Netzwerke von interessierten Klinikern und Forschern sowohl auf nationaler Eben (z. B. das Netzwerk Generate-Psych; https://generate-net.de/) als auch auf internationaler Ebene (ECNP; https://www.ecnp.eu/research-innovation/ECNP-networks/List-ECNP-Networks/Immuno-NeuroPsychiatry) formieren, die genau der hier skizzierten Fragestellung nachgehen. Dabei stellt sich die klinische Situation der Psychiatrie in den verschiedenen Ländern der Welt ganz unterschiedlich dar. Vielerorts ist es im Kontext der real existierenden Psychiatrie extrem schwer, Untersuchungen wie z. B. ein EEG oder eine Liquoruntersuchung für psychiatrische Patienten zu organisieren, während dies in Deutschland aktuell in vielen Kliniken ohne größere Probleme möglich ist. Widerstände gegen umfassende klinische Untersuchungen bei psychotischen oder anderen psychischen Syndromen werden dabei oft genau mit dem in diesem Buch kritisierten, falschen Verständnis der Schizophrenie als echter Krankheit im engeren Sinne der Definition begründet. So wird etwa argumentiert: »Dieser Mensch hat doch eine Schizophrenie! Wieso sollen wir da eine EEG-Untersuchung/Liquoruntersuchung/MRT-Untersuchung/teure Laboruntersuchungen machen?« Einer solchen Argumentation liegt dann genau die hier hinterfragte Überzeugung zugrunde, dass schizophrene Syndrome aufgrund der klinischen Symptomatik als primär-idiopathische Störungsbilder begriffen werden müssen. Dies sei anhand einer weiteren Kasuistik illustriert.

> **Kasuistik 17: Katatone Schizophrenie oder immunologische Psychose (Endres et al. 2020)**
>
> Der bei Vorstellung 40-jährige Patient war zuvor unter der Diagnose einer paranoiden bzw. katatonen Schizophrenie sowohl ambulant als auch stationär behandelt worden. Die Kontaktaufnahme zu unserer Klinik erfolgt über einen Verwandten mit Bitte um Aufnahme zur zweiten Meinung. Bei ambulanter Vorstellung zeigte sich eine geradezu klassische Katalepsie. D. h. der Patient präsentierte sich mutistisch, sagte kein Wort und bewegte sich spontan gar nicht. Er musste von Verwandten durch den Raum geschoben werden. Er ließ alles ohne erkennbare emotionale Regung mit sich geschehen. Bei der Frage nach kataleptischen Symptomen warf seine Mutter die Arme des Sohnes in die Luft. Dort blieben sie in einer Position hoch über den Kopf bewegungslos stehen, ohne dass der Patient über Minuten Anstalten machte, eine andere Haltung einzunehmen. Solche Zustände bestanden nach Angaben der Angehörigen seit über einem Jahr. Aber schon einige Zeit davor habe sich eine Änderung im Verhalten bemerkbar gemacht. Ihr Sohn habe sich mehr und mehr zurückgezogen, haben kaum noch gesprochen, kaum gegessen und sich nicht mehr adäquat um sich gekümmert. Er sei auch kurz in einer universitären psychiatrischen Klinik behandelt worden, wo die Diagnose einer katatonen Schizophrenie gestellt worden sei. Im Rahmen einer Begutachtung seitens des Arbeitgebers sei eine paranoide Schizophrenie diagnostiziert worden.
>
> In der nach stationärer Aufnahme durchgeführten Diagnostik zeigten sich im der MR-Bildgebung des Gehirns einige unspezifische Läsionen der weißen Substanz. Das EEG war unauffällig bei visueller Befundung. In der automatisierten Auswertung (der sogenannten »independent component analysis«, ICA) fanden sich seltene intermittierende rhythmische langsame Wellen (»intermittent rhythmic delta activity«, IRDA). Die Gehirnwasseruntersuchung wies eine normale Zellzahl, normale Eiweißwerte und keinerlei Hinweis auf entzündliche Prozesse in Form sogenannter oligoklonaler Banden (OKB) auf (Zellzahl: 1/µL, Albumin Quotient: 4.1, keine OKBs). Auch fanden sich keine Hinweise auf neuronale Zelloberflächenantikörper (NMDA-R/AMPA1-R/AMPA2-R/GABA-B-R/DPPX/LGI1/CASPR2) oder intrazelluläre Antikörper (Hu/Yo/Ri/CV2[CRMP5]/amphiphysin/Ma1/Ma2/SOX1/GAD65/Tr[DNER]/Zic4). Auch die Suche nach rheumatologischen oder anderen immunologischen Auffälligkeiten blieb ergebnislos (antinukleäre AKs, antineutrophile, cytoplasmatische AKs, Schilddrüsen AKs). Ebenso blieb die Suche nach viralen oder bakteriellen Erregern ergebnislos. Aufgrund der eindrücklichen Symptomatik und einer unauffälligen Familienanamnese, die gegen die Interpretation im Sinne einer primär-idiopathischen Störung sprach, wurde eine [18F] Fluorodeoxyglukose Positronemissionstomografie (FDG-PET) durchgeführt, die ein irreguläres metabolisches Muster mit umschriebenen

Arealen eines relativen Glukoseminderverbrauchs im linken orbitalen, dorsolateral frontalen, inferior temporalen, inferior parietalen und okzipitalen Kortex sowie im Striatum objektivieren konnte. Der Befund wurde seitens der Nuklearmediziner als hochgradig verdächtig im Sinne einer Enzephalitis bewertet. In einer ergänzenden Ganzkörper-PET Untersuchung fanden sich keine Hinweise auf ein tumoröses Geschehen.

In einer ergänzenden Untersuchung im Hinblick auf noch unbekannte neuronale AKs in einem Forschungsspeziallabor in Berlin auf unfixierten nativen Maushirnschnitten zeigte sich ein starkes Signal gegen Zilien auf hippocampalen granulären Zellen im Serum, aber nicht im Gehirnwasser.

Der Patient wurde nach Aufnahme zunächst klassisch neuroleptisch behandelt mit Haloperidol (10 mg/Tag über 1,5 Wochen und Ausschleichen über sieben Tage). Zwei Tage nach Therapiebeginn war eine Kommunikation wieder möglich. Nach Eingang des PET-Befunds sowie des Befunds der bislang unbekannten neuronalen Antikörper wurde darüber hinaus mit 1.000 mg Methylprednisolone pro Tag über fünf Tage und konsekutivem Ausschleichen über Wochen behandelt. Darunter kam es zu einer weiteren Verbesserung des Zustands, obwohl der Patient keine Neuroleptika mehr einnahm. Da ein Kontroll-PET drei Wochen später unveränderte pathologische Befunde zeigte, wurde eine Plasmapherese mit fünf Zyklen angeschlossen, die zu einer weiteren klaren Besserung des psychopathologischen Befundes, insbesondere der Kognitionen, führte. Weitere drei Monate nach Therapiebeginn konnte ein stabiler Verlauf ohne katatone Symptome festgehalten werden, obwohl der Patient keine Neuroleptika mehr einnahm.

Dieser Fall ist deshalb bemerkenswert, weil sich selbst nach ausführlicher Untersuchung mit Routine MRT, EEG und Liquoruntersuchung zunächst keine richtungsweisenden Befunde ergaben, die die Diagnose einer sekundären Psychose hätten begründen können. Erst die PET-Untersuchung und die Untersuchung von Liquor und Serum in einem Speziallabor auf bislang unbekannte neuronale Antikörper erbrachten hier Hinweise auf eine immunologische Psychose. Solche Untersuchungen sind aber auch heute noch bei Wiederauflage dieses Buches eher unüblich selbst in universitären Psychiatrien, sodass sich die Frage stellt, ob ähnliche Konstellationen möglicherweise aktuell immer wieder auch übersehen werden.

Um in diesem Bereich mehr diagnostische und therapeutische Verhaltenssicherheit zu schaffen, hat sich daher eine internationale Initiative von Expertinnen und Experten gefunden, um konsensbasierte Empfehlungen im Hinblick auf die Diagnose und Therapie von immunologischen Psychosen zu formulieren (Pollak et al. 2020, 2020a). Demnach sollte an eine *mögliche immunologische Psychose* gedacht werden, wenn folgende Bedingungen erfüllt sind:

Der Patient leidet an einer psychotischen Episode mit abruptem Beginn (rasche Entwicklung innerhalb < 3 Monaten) mit wenigstens einem der folgenden Auffälligkeiten:

8.3 Schizophrene Syndrome als Ausdruck entzündlicher Prozesse

- Gegenwärtig oder kürzlich diagnostizierte Tumorerkrankung
- Bewegungsstörung (Katatonia oder Dyskinesie)
- Nebenwirkungen auf Neuroleptika, die den Verdacht auf ein malignes neuroleptisches Syndrom aufkommen lassen (Rigor, Hyperthermie, oder erhöhte Kreatinkinase)
- Schwere oder unverhältnismäßige kognitive Dysfunktionen
- Bewusstseinsstörungen
- Epileptische Anfälle, die nicht durch eine bekannte Epilepsie erklärt sind
- Klinisch relevante autonome Funktionsstörungen (auffällige oder auffällig fluktuierende Blutdrücke, Temperatur, oder Pulsrate)

Wenn nach diesen Kriterien eine mögliche autoimmune Psychose diagnostiziert werden kann, sollten gemäß Konsensempfehlungen folgende Untersuchungen durchgeführt werden: EEG (Elektroenzephalografie), MRT des Gehirns, Suche nach Serum Autoantikörpern, Gehirnwasseruntersuchung (CSF; inklusive Auto-AK Suche).

Auf der Grundlage der dabei produzierten Ergebnisse sollte dann die Diagnose einer klinisch wahrscheinlichen oder sicheren autoimmunen Psychose gestellt oder zurückgewiesen werden. Dabei ist eine klinisch *wahrscheinliche autoimune Psychose* folgendermaßen operationalisiert:

Der Patient leidet an einer möglichen autoimmunen Psychose und wenigstens eine der beiden folgenden Konstellationen trifft zu:

- Einer der folgenden Befunde:
  - Zellzahlerhöhung im Liquor (> 5 Leukozypten/μL)
  - Bilaterale Läsionen in der T2-gewichteten FLAIR-MRT-Bildgebung in den Temporallappen
- Zwei der folgenden Befunde:
  - EEG-Auffälligkeiten (z. B. Spikes, Spike-wave Aktivität, oder rhythmische langsame Aktivität (intermittent rhythmic delta oder theta Aktivität) fokale Auffälligkeiten oder das Phänomen des sogenannten »extreme delta brush«
  - Oligoklonale Banden im Liquor ode ein erhöhter IgG Index
  - Antineuronale Antikörper im Serum im Analyseverfahren der sogenannten «cell-based assays»
- Ausschluss plausibler anderer Diagnosen

Eine *sichere autoimmune Psychose* wird nur dann diagnostiziert, wenn darüber hinaus im Gehirnwasser antineuronale IgG Antikörper nachgewiesen werden können. Im Falle einer sicheren autoimmunen Psychose sollte nach Konsensstatement eine Immuntherapie z. B. in Form einer Kortisonstoßbehandlung, einer Plasmapherese oder einer immunmodulatorischen Behandlung z. B. mit Medikamenten wie Rituximab erfolgen. Bei möglicher autoimmuner Psychose kann eine solche Therapie abhängig von der genauen klinischen Präsentation und Befundkonstellation ebenfalls erwogen werden (Pollak et al. 2020).

In diesem Zusammenhang ist es bemerkenswert, dass im Fall des Patienten aus Kasuistik 17 zwar die Kriterien einer möglichen autoimmunen Psychose erfüllt waren, weil er an einer Katatonie litt. Die Kriterien einer wahrscheinlichen autoimmunen Psychose erfüllte er aber nur bedingt. Denn er wies zwar diskrete EEG-Auffälligkeiten auf, jedoch waren die Untersuchungen im Rahmen der Standardbestimmung neuronaler Antikörper unauffällig und nur in der forschungsbasierten Untersuchung des Serums mit Fokus auf bislang unbekannte neuronale Antikörper fand sich ein auffälliger Befund. Dagegen fand sich ein pathologischer PET-Befund, dessen Bedeutung im Rahmen der Konsensempfehlungen noch nicht in einem operationalisierenden Sinne bearbeitet wurde. Der Grund dafür ist der, dass PET-Untersuchungen an den meisten Orten der Welt in der psychiatrischen Diagnostik praktisch nicht zur Verfügung stehen.

Dieses Beispiel zeigt, wie dynamisch sich dieses Forschungsfeld im klinischen Alltag entwickelt und dass hier permanent neue Erkenntnissse den Weg in die klinische Versorgung finden. Leider stehen aktuell noch nicht genügend Forschungsmittel zur Verfügung, um hier einen noch schnelleren klinischen Fortschritt zu organisieren, der vielen Patienten und ihren Angehörigen nur zu wünschen wäre.

> Die Operationalisierung autoimmuner Psychosen stellt einen ersten Schritt dahingehend dar, das hier beschriebenen Forschungsfeld im klinischen Alltag zu verankern. Zukünftige Forschungsinitiativen werden hier sicher weitere Innovationen bringen, kranken aktuell aber leider noch an einer unzureichenden Finanzierung.

8.4 Schizophrene Syndrome als Ausdruck einer Normvariante?

»Alle Gene sind gut.«

In den ersten drei Abschnitten dieses Kapitels wurden klinische Fälle in den Blick genommen, in denen die schizophrene Symptomatik Ausdruck einer anderen, meist sehr seltenen hirnorganischen bzw. enzephalopathischen Ursächlichkeit war. Wurden die dort abgehandelten seltenen Ursachen oder Pathomechanismen des schizophrenen Syndroms nicht korrekt erkannt, so wurde in der Vergangenheit fälschlicherweise die Diagnose einer Schizophrenie gestellt. Allerdings hätte in solchen Fällen auch nach ICD oder DSM Kriterien keine Schizophrenie diagnostiziert werden dürfen, da dort ja jeweils ausdrücklich organische Hirnerkrankungen als Ursache einer Schizophrenie ausgeschlossen werden. Allerdings illustrieren diese Beispiele sehr anschaulich, dass eine derartige Definition der Schizophrenie keine prinzipielle Gültigkeit (Validität) besitzt, sondern stark auf das Wissen der Zeit bezogen ist. Denn so, wie noch vor 15 Jahren die limbischen Enzephalitiden und immunologischen Psychosen als solche wegen des Wissensstands und der Technik nicht erkannt werden konnten, und ein klinisches Bild nach damaligem Kenntnis-

8.4 Schizophrene Syndrome als Ausdruck einer Normvariante?

stand damit korrekt als Schizophrenie eingeordnet worden wäre, so kann es natürlich auch für viele heutige Fälle ganz ähnlich sein. Diesem Prinzip folgend ist die Schizophrenie eine Restkategorie all jener paranoid-halluzinatorischer, hebephrener oder katatoner Syndrome, bei denen Ätiologie und Pathogenese noch nicht bekannt sind – aber irgendwann vielleicht bekannt sein werden. Ob es gerechtfertigt erscheint, diese wahrscheinlich sehr uneinheitliche Restkategorie mit durchaus heterogener klinischer Symptomatik mit einem einheitlichen Krankheitsbegriff »Schizophrenie« zu belegen, wird im folgenden Kapitel diskutiert.

An dieser Stelle soll noch einmal jene nach klinischer Erfahrung nicht kleine Gruppe von Patienten in den Blick genommen werden, bei denen sich keinerlei der oben beschriebenen Auffälligkeiten etwa im Sinne von EEG-, MRT-, Liquor oder Laborauffälligkeiten finden, dennoch aber eine positive Familienanamnese identifiziert werden kann (▶ Kap. 7.6, ▶ Kasten 6.1 und ▶ Tab. 7.1). Die Frage, die ich dabei hier bedenken möchte, ist die, ob in Analogie zur Konstellation beim Autismus und ADHS (Tebartz van Elst 2018) auch bei den Schizophrenien eine primäre multigenetische Variante erkannt werden kann, bei der eine Veranlagung zur Entwicklung schizophrener Kernsymptome wie Halluzinieren oder wahnhaftem Denken multigenetisch im Sinne einer Normvariante begriffen werden kann. Das würde bedeuten, dass die Veranlagung für die Entwicklung psychotischer Erlebensweisen wie in Tabelle 7.1 (▶ Tab. 7.1; mittlere Spalte) illustriert durch eine Vielzahl von Genen mit jeweils kleiner Effektstärke repräsentiert würde. Die so repräsentierte genetische Veranlagung kann dann aber nicht mehr in einem kategorialen Sinne wie eine klassische Erbkrankheit begriffen werden. Entsteht also durch die Tatsache, dass sehr viele Gene – wahrscheinlich mehrere Hundert (Gandal et al. 2016) – mit jeweils kleinen Effektstärken zusammenwirken bei einer Untergruppe der Schizophrenien eine dimensionale Genetik, die wie bei den extremen Körpergrößen als Normvariante begriffen werden muss?

Die Analogie zur Genetik der Körpergröße finde ich persönlich zur Veranschaulichung der Bedeutung multigenetischer Vererbungsmuster in der Psychiatrie deshalb wichtig, weil sie den meisten Menschen vertraut ist und mit viel weniger impliziten Ängsten und Stigmatisierungen verbunden ist als – zumindest nach meiner Wahrnehmung – das allgemeine genetische Denken im Kontext psychischer Erkrankungen. Denn hier wirkt wahrscheinlich bei vielen Menschen noch das eugenische Denken des späten 19. und frühen 20. Jahrhunderts nach, welches auch heute noch in der Alltagssprache seinen Widerhall findet, etwa, wenn von guten oder schlechten Genen die Rede ist. Die Vorstellung Gene seien gut oder schlecht, gesund oder krank, mag einen gewissen Sinn machen, wenn man an monogenetische Erkrankungen denkt oder *Copy Number Variants* – also strukturellen Variationen der DNA (▶ Kasten 6.1). Bei einem mulitgenetischen Vererbungsmuster, bei dem mehrere Hundert Gene in individuell unterschiedlicher Kombination zusammenwirken, um einen bestimmten Phänotyp, wie Körpergröße, oder ein Eigenschaftscluster, wie eine autistische Persönlichkeitsstruktur, oder die Veranlagung zu psychotischen Erlebensweisen zu begründen, ist dieses Denken in gute oder schlechte Gene, gesunde oder kranke Gene dann aber unangemessen. Vielmehr muss die Tatsache, dass die vielen hundert Gene, die die Wahrscheinlichkeit für psychotische Erlebensweisen jeweils diskret erhöhen, so häufig bei den Menschen aller Ethnien vertreten sind, gerade aus evolutionärer Perspektive als Indiz dafür gewertet werden, dass sie auch positive Eigenschaften vermitteln. Denn würden sie nur nachteilige psychobiologische Phänotypen bewirken, so wäre schlichtweg unverständlich, wieso sie in der Evolution nicht verloren gegangen sind.

Und so konnten auch jüngste empirische Befunde belegen, dass eine multigenetisch, aber auch eine nicht-genetisch bedingte Veranlagung zu psychotischen Erfahrungen in der Allgemeinbevölkerung im Sinne eines transdiagnostischen Phänomens verankert ist (Kessler 2015; van Os und Reininghaus 2016). Solche nichtschizophrenen psychotischen Erfahrungen können – müssen aber nicht – mit einer subjektiven psychosozialen Belastung einhergehen. Häufig treten sie aber im Zusammenhang mit anderen psychischen Störungen wie etwa Depressionen auf. In 80 % der Betroffenen sind solche psychotischen Erlebensweisen nur vorübergehend vorhanden, während 20 % chronische psychotische Phänomene berichten wie in Kasuistik 7 (▶ Kasuistik 7). Nur 7 % der Betroffenen entwickeln eine psychotische, schizophrene Störung (van Os und Reininghaus 2016). Die Autoren sprechen in diesem Zusammenhang ganz im Sinne des hier vorgetragenen Gedankengangs von einer multigenetischen Veranlagung für psychotische Erlebensweisen, die bei den meisten Betroffenen nur vorrübergehend besteht (die psychotischen Erlebensweisen nicht die Veranlagung), bei einer weiteren relevanten Untergruppe von 7 %, aber im weiteren Verlauf in eine schizophrene, psychotische Störung übergeht.

> Die Neurobiologie der multigenetischen Vererbung ist die Grundlage der normalen Varianz von dimensionalen Eigenschaften der Körper von Lebewesen. Psychotische Erlebensweisen können sowohl Ausdruck monogenetischer Erkrankungen (z. B. 22q11-Syndrom, Niemann-Pick Typ C) als auch erworbener Krankheiten (z. B. epileptische oder paraepileptische Psychosen, autoimmune Psychosen) sein. Sie können aber auch Folge einer multigenetischen Vererbung jeweils im Zusammenwirken mit Umweltfaktoren sein. Während erstere Mechanismen eher kategorial und im Sinne einer technischen Norm verstanden werden können, müssen letztere als dimensional strukturiertes Phänomen – als Normvarianten – begriffen werden.

Nun mag es manchem Leser sicher seltsam erscheinen, dass das Halluzinieren von Stimmen oder ein paranoider Wahn als dimensionale Phänomene begriffen werden sollen. Während es eventuell noch halbwegs nachvollziehbar erscheinen mag, das Ausmaß, wie sehr misstrauisch-paranoid oder gutgläubig-naiv ein Mensch strukturiert ist, als dimensional aufgespanntes Eigenschaftscluster zu verstehen (▶ Abb. 2.2), so erscheint dies doch vor allem im Hinblick auf das Halluzinieren von dialogisierenden und kommentierenden Stimmen wenig überzeugend. Ein bisschen Stimmen-Hören scheint auf den ersten Blick ebenso wenig möglich zu sein wie ein bisschen schwanger-sein. Entweder ist es der Fall oder nicht. Halluzinationen scheinen also ein klassisches Beispiel für ein kategoriales Phänomen zu sein, ähnlich dem Vorhandensein epileptischer Anfälle. Entweder hat ein Mensch einen epileptischen Anfall oder nicht. Zwar mag es schwer sein, einen Anfall richtig zu erkennen, doch neurophysiologisch ist er gegeben oder nicht.

8.4 Schizophrene Syndrome als Ausdruck einer Normvariante?

Diesem Einwand gegenüber einem dimensionalen Verständnis der multigenetischen Verursachung der Veranlagung zum Halluzinieren würde ich zustimmen. Gleichzeitig halte ich das Beispiel der epileptischen Anfälle als Verstehensmodell für die Veranlagung zum Halluzinieren für durchaus hilfreich. Denn so wie bei familiären Epilepsien, die im multigenetischen Bereich wahrscheinlich ähnlich komplex von einer zur nächsten Generation weitergegeben werden, die vielen Gene die durchaus dimensional zu begreifende Krampfschwelle eines Individuums mehr oder weniger verschieben können, so könnten in Analogie dazu die vielen hundert Gene bei der Veranlagung zum Halluzinieren, die »Halluzinationsschwelle« dimensional mehr oder weniger verschieben. Ob die Schwelle dann in einem individuellen Leben vor dem Hintergrund der gegebenen multigenetischen Empfindlichkeit (Vulnerabilität) tatsächlich überschritten wird und es damit zu einem Anfall/zum Halluzinieren kommt, hängt sicher auch von umweltbedingten Randvariablen wie etwa Schalfentzug, Alkohol- oder Drogenkonsum, Stress etc. ab. Dass der menschliche Körper das Phänomen »epileptischer Anfall« oder »Halluzinieren« überhaupt so phänotypisch einheitlich entwickeln kann, liegt dabei wahrscheinlich nicht an irgendwelchen kranken Genen, sondern an der Art und Weise wie das Organ Gehirn physiologisch organisiert ist. So kann wahrscheinlich ausnahmslos jeder Mensch – egal wie hoch seine Krampfschwelle multigenetisch bedingt liegt – einen Krampfanfall entwickeln und analog wahrscheinlich auch halluzinieren, etwa wenn dies mit genügend hoch dosierten Drogen oder halluzinogenen Substanzen getriggert würde. Wo die individuelle »Krampfschwelle« oder »halluzinatorische Schwelle« bei einem einzelnen Menschen dann aber konkret liegt, hängt eben auch entscheidend von den vielen Hundert diesbezüglich kritischen Genen ab, die er von seinen Eltern ererbt hat. Dies ist aber – und darum geht es mir an dieser Stelle gerade im Hinblick auf das Selbstverständnis und Selbstbild der Betroffenen – nicht ein wie auch immer gearteter krankhafter Prozess, sondern die normale, weil durchschnittliche Physiolgie der Vererbung vielfältiger Stärken und Schwächen von der Elterngeneration auf die Kindergeneration.

> Halluzinationen sind phänomenologisch ein kategoriales Phänomen. Multigenetisch wird diesbezüglich wahrscheinlich eher eine kritische halluzinatorische Schwelle vererbt. Paranoide Strukturen können dagegen auch nach phänomenologischer Analyse durchaus überzeugend dimensional weitergegeben werden.

Gerade die hier entwickelte Sichtweise, dass bei einer großen Untergruppe von Menschen mit schizophrenen Symptomen diese multigenetisch im Sinne einer Normvariante vererbt werden, passt gut zu den bereits vorgestellten (▶ Kasten 6.1) empirischen Befunden, nach denen psychotische Symptome und insbesondere Halluzinationen bei 6–7 % der Normalbevölkerung zumindest einmal im Leben vorkommen (Johns et al. 2004; Saha et al. 2011; Linscott und van Os 2013; McGrath et al. 2015; McGrath et al. 2016). Auch die Feststellung, dass solche Halluzinationen ohne Krankheitswert ein Risikofaktor für das spätere Auftreten ganz allgemein von psychischen Störungen (Werbeloff et al. 2012), schizophrenen Störungen (Kelleher und Cannon 2011), Depressionen (Varghese et al. 2011) oder Suizidalität (Nishida et al. 2010) darstellen, fügt sich gut in dieses Verständnis ein.

> Das Halluzinieren von Stimmen findet man bei 6–7 % der Menschen der Allgemeinbevölkerung. Dies ist wahrscheinlich Ausdruck einer multigenetisch bedingten diesbezüglichen Veranlagung, die dimensional im Sinne einer Normvariante organisiert ist.

8.5 Die Problematik Einzelfall-basierter Forschung

In den ersten Abschnitten dieses Kapitels ging es mir vor allem darum, gerade auch anhand von Einzelfällen zu verdeutlichen, dass klinische Syndrome, die noch vor wenigen Jahren als Schizophrenie klassifiziert worden wären, heute vor dem Hintergrund umfassenderer Untersuchungsergebnisse aus medizinischer Perspektive ganz anders gedeutet werden.

An dieser Stelle soll nun abschließend aber noch zur Vorsicht bei der Interpretation solcher Einzelfälle geraten werden. Der große Vorteil von Einzelfallbetrachtungen ist ihre Anschaulichkeit. In diesem Punkt unterscheiden sich Ärzte, Patienten und Angehörige kaum voneinander. Die Erfahrungen, die wir alle im Einzelfall mit bestimmten Fällen und Konstellationen machen, prägen unser Denken und Verhalten meist viel weitreichender als die Lektüre von Studien. Und doch ist die Verallgemeinbarkeit von Einzelfällen ein großes Problem. Denn natürlich kann nicht von einem Einzelfall eines individuellen Patienten mit schizophrener Symptomatik und Schilddrüsenantikörpern auf andere geschlossen werden. Und auch an der Freiburger Klinik wurden in den letzten Monaten und Jahren bei vielen Menschen Kortisonstoßtherapien oder andere Immuntherapien durchgeführt, ohne dass es dabei zu solch eindrücklichen Ergebnissen gekommen wäre wie etwa bei den Kasuistiken 3 und 11–16 (▶ Kasuistik 3, ▶ Kasuistik 11, ▶ Kasuistik 12, ▶ Kasuitsik 13, ▶ Kasuistik 14, ▶ Kasuistik 15 und ▶ Kasuistik 16). Inwieweit entsprechende Untersuchungen und Therapieversuche also sinnvoll erscheinen, kann letztendlilch nur im Einzelfall und nicht grundsätzlich entschieden werden. Sicher ist es auch noch zu früh, um bei allen Menschen mit psychotischen Episoden allgemein derart umfassende Untersuchungsmaßnahmen zu empfehlen, wie sie an der Freiburger Universitätsklinik möglich sind.

Was aber nicht nur die Fälle, in denen eine zuvor als Schizophrenie gedeutete Symptomatik unter Immuntherapie besser wurde, gemein haben mit Fällen, in denen eine zuvor diagnostizierte Schizophrenie viel plausibler als paraepileptisches Geschehen erklärt werden kann, oder solchen, in denen sich eine Schizophrenie schlussendlich als genetisches 22q11-Syndrom oder als behandelbare Niemann-PickTyp C Krankheit herausstellt, ist, dass sich die zuvor gestellte Diagnose einer Schizophrenie – zumindest wie sie von den meisten Menschen in unserer Zeit verstanden wird – im Nachhinein als falsch herausstellt. Damit stellt sich die Frage nach der Sinnhaftigkeit des Schizophrenie-Begriffs und -konzepts, die im folgenden Kapitel diskutiert werden soll.

9 Vom Ende der Schizophrenie

In diesem Kapitel soll das Für und Wider der Abschaffung des Schizophrenie-Begriffs und – wichtiger noch in meinen Augen – des Schizophrenie-Konzepts diskutiert werden. Auch wenn ich mich selber schlussendlich in dieser Diskussion klar positionieren werde, so möchte ich doch von vorne herein klarmachen, dass es hier nicht um eine weltanschauliche oder moralische Frage gehen sollte, sondern – soweit möglich – um ein rein wissenschaftliches Abwägen, ob der Begriff und das dahinterstehende Konzept in der aktuellen Lebenswirklichkeit von Patienten, Ärzten und Wissenschaftlern mehr nutzt als schadet. Dazu soll der Gedankengang im Folgenden möglichst systematisch entwickelt werden.

9.1 Ist die Schizophrenie eine Krankheit?

Schaut man sich aktuelle Publikationen in den höchstrangigen wissenschaftlichen Fachzeitschriften an, so scheint diese Frage schnell beantwortet. So eröffnet etwa die Zusammenfassung zu einem 2016 in Nature Neuroscience erschienenen Fachartikel mit dem Satz: »Schizophrenia is a devastating psychiatric illness with high heritability.« (»Die Schizophrenie ist eine verheerende psychiatrische Krankheit mit hoher Erblichkeit.«) (Franke et al. 2016). Diese Aussage lässt eigentlich keinen großen Spielraum für Interpretationen. Namhafte Kliniker und Wissenschaftler aus aller Welt sind Koautoren dieses Fachartikels und auch die Reviewer und Editoren der renommierten Fachzeitschrift haben sich offensichtlich nicht an diesem zentralen, weil ersten Satz der Zusammenfassung (des Abstracts) gestört. Damit scheinen der Fall klar und der in diesem Buch vertretene Gedankengang randständig, vielleicht sogar esoterisch oder antipsychiatrisch?

Dies ist nur auf den ersten Blick der Fall. Denn bei genauerer Betrachtung würden wahrscheinlich die meisten der Koautoren dieses Fachartikels der Aussage zustimmen, dass die Schizophrenie keine einheitliche Krankheit ist, sondern der Name bzw. Begriff für eine Gruppe von unterschiedlichen, aber irgendwie doch ähnlichen und verwandten Krankheits- oder Störungsbildern. Wenn die intensive Schizophrenie Forschung der vergangenen 100 Jahre ein überzeugendes Ergebnis erbracht hat, dann das, dass die stille Hoffnung, dass sich hinter den vielen verschiedenen Symptomen und Verläufen, die mit dem Schizophrenie-Konzept erstmalig von Kraepelin zusammengefasst wurden, ähnlich wie bei der Neurosyphilis eine klar verstehbare, erste Kausalursache verbergen würde, dass diese Hoffnung angesichts der tausenden von Studien und Artikeln mit uneinheitlichen Befunden nicht begründet war und ist.

Damit sind die herausgearbeiteten Krankheitskriterien (▶ Kap. 5) im Falle der Schizophrenie überwiegend nicht erfüllt. Weder – und das ist der zentrale Punkt – konnte eine erste Kausalursache für die Besonderheiten und Auffälligkeiten, die wir mit dem Schizophrenie-Begriff zusammenfassen, gefunden werden, noch sind diese Auffälligkeiten an sich einheitlich, noch unterscheiden sie sich zwingend von ähnlichen Auffälligkeiten bei anderen Krankheiten oder Syndromen, noch sind die Verläufe einheitlich, noch die Therapie und schlussendlich können sowohl Halluzinationen als auch ein wahnhaft eingeengtes Denken und Erleben als auch negative Symptome und kognitive Defizite bei Gesunden festgestellt werden.

Und so kann mit dem renommierten Psychiater und Wissenschaftler Insel festgehalten werden: »...Es wird die Herausforderung der nächsten Dekade sein, die Auswirkungen neuer genetischer und entwicklungsbedingter Erkenntnisse in einer komplett neuen Blaupause der Risikostruktur dieses Syndroms [...der Schizophrenie...] zu integrieren. Dies sollte zu einer neuen Taxonomie führen, die die vielen Störungen innerhalb des Sammelbegriffs, den wir heute Schizophrenie nennen, hoffentlich durch eine Reihe präziserer pathophysiologischer Diagnosen ersetzt...« (Insel 2010; übersetzt durch den Verfasser).

Auf ähnliche Probleme weist der Autor Keshavan hin, wenn er zur Frage, ob das Schizophrenie-Konzept eine tatsächlich bestehende Krankheit beschreibt (Validität), folgendes bemerkt: »...Der Mangel an Validität bleibt die kritische Limitation des aktuellen Psychose-Konzepts, die den Fortschritt in unserem Feld gegen unsere Schwesterdisziplinen verblassen lässt.... Das Validitätsproblem mag zumindest zum Teil verursacht sein durch unser gegenwärtiges Konstrukt der Schizophrenie als einheitliche Krankheit...« (Keshavan 2013; übersetzt durch den Autor).

Und so kann mit den Worten von Heinz Häfner et al., die zu den führenden deutschen Schizophrenie-Forschern gehören, festgehalten werden: »Das Konstrukt einer Krankheitseinheit Schizophrenie des frühen Emil Kraepelin lässt sich nicht erfolgreich verteidigen. [...]. Die Vielgestaltigkeit des Krankheitsgeschehens nährt Zweifel auch an einer präzise definierbaren Krankheit Schizophrenie.« (Häfner et al. 2013a)

Das Problem, dass Schizophrenie-Begriff und -Konzept keine einheitliche Krankheit bezeichnen, wird also inzwischen von den meisten Experten und Wissenschaftlern anerkannt. Die Tatsache, dass dennoch sowohl an dem Begriff als auch an dem Konzept festgehalten werden, hat dabei überwiegend praktische, pragmatische Gründe, die etwa in der Stellungnahme von Heckers et al. zum Ausdruck kommt, die an der Überarbeitung des weltweit führenden Klassifikationssystems für die Definition und Einteilung psychischer Störungen, dem Diagnostischen und Statistischen Manual psychischer Störungen (5. Auflage) (oder kurz DSM-5) an zentraler Stelle beteiligt waren: »...Die Schizophrenie-Spektrum-Störungen wecken ein großes Interesse bei Klinikern, Forschern und der Laienöffentlichkeit. Während die diagnostischen Merkmale der Schizophrenie seit über 100 Jahren unverändert blieben, blieben auch die Krankheitsmechanismen schleierhaft. Eine wachsende Evidenz deutet darauf hin, dass die kategoriale Diagnose Schizophrenie [...] zu diesem Mangel an Fortschritt beiträgt. Die 5. Auflage des diagnostischen und statistischen Manuals psychischer Störungen (DSM-5) wird die kategoriale Klassifikation psychischer Störungen [dennoch] beibehalten, da die Forschung, die zur Etablierung einer neuen Nosologie [Krankheitslehre, Anmerkung des Autors] mit gleicher oder besserer Validität führt, fehlt.« (Heckers et al. 2013; Übersetzung durch den Autor).

Damit werden entscheidende Argumente angesprochen, die für eine Beibehaltung der Schizophrenie sprechen, nämlich die Tatsache, dass sich die Diagnose etabliert hat und im medizinischen Alltag praktisch ist. Zwar bezeichnet sie keine Krankheit, aber sie hilft, das praktische Handeln involvierter Ärzte, Therapeuten, des Gesundheitssystems, der Angehörigen usw. zu strukturieren und zu kanalisieren. Ganz Ähnliches spricht der oben schon zitierte Heinz Häfner an, wenn er im abschließenden Kapitel seines Buches »Das Rätsel Schizophrenie. Eine Krankheit wird entschlüsselt« resümierend festhält: »Die Abtrennung einer Krankheit ›Schizophrenie‹ nach internationalen Diagnosekriterien von den leichteren Störungsmustern ist künstlich, aber praxisrelevant. Die Konstruktion der Krankheit ›Schizophrenie‹ ist durch die Orientierung am Ausmaß der Störung und durch den praktischen Zweck gerechtfertigt: Prognose und Therapie.« (Häfner 2005; S. 421).

Kasten 9.1: Zur Definition der Pragmatik

Pragmatische Gründe für die Beibehaltung der Schizophrenie: Was ist Pragmatik?[12]

Der Begriff Pragmatik ist in aller Munde. Amerikaner gelten als ausgesprochen pragmatische Menschen, von der deutschen Kultur wird das nicht unbedingt angenommen. Autistischen Menschen wird eine mangelnde Sprachpragmatik nachgesagt. Und führende Wissenschaftler plädieren für eine Beibehaltung der Schizophrenie aus pragmatischen Gründen. Aber was bedeuten diese Begriffe in diesen Kontexten überhaupt?

Etymologisch leitet sich das Wort aus dem Griechischen her, wo pragma (πρᾶγμα) so viel bedeutet wie »Handlung« oder »Sache«.

In der Philosophie ist der Pragmatismus eine Denkrichtung, die in erster Linie auf eine Reihe amerikanischer Philosophen des 19. Jahrhunderts wie Charles Sanders Peirce (1839–1914), William James (1842–1910) und John Dewey (1859–1952) zurückgeführt wird. Inhaltlich wird für die Inhalte und Formen des Denkens der daraus resultierende praktische Nutzen betont. Zugespitzt könnte die Grundidee folgendermaßen formuliert werden: »Wahr ist, was unserem Interesse dient« (Skirbekk und Gilje 1993; S. 693 f.). Diese Grundidee, dass es keine Wahrheit gibt, die unabhängig ist von den Interessen der denkenden Menschen, findet z. B. auch in der Wahrheitstheorie von Habermas ihren Widerhall (Habermas 1984, S. 127–183). Sie erklärt, wieso im kommunikativen Diskurs postmoderner Mediengesell-

---

12 Vgl. hierzu die Buchpublikation Tebartz van Elst L (2016) Autismus und ADHS. Stuttgart: Kohlhammer.

schaften so heftig und mit manipulativen Mitteln in Form der Propaganda um die öffentliche Wahrnehmung und Meinung gerungen wird, oft auch ohne dass dies den durchaus gebildeten Diskursteilnehmern in angemessener Art und Weise bewusst zu sein scheint (Herman und Chomsky 1994).

Aber auch jüngere Vorschläge, Erkenntnisse als adaptive Prozesse zu verstehen, in deren Kontext sowohl aus der Perspektive der Evolution (Phylogenese) als auch der individuellen Entwicklungsgeschichte (Ontogenese) eine adaptive Komplexitätsreduktion der individuellen Informationsverarbeitung stattfindet (Tebartz van Elst 2003), greifen implizit auf den Grundgedanken zurück, dass das pragmatische Element der »Bewährung im Handeln« für die Inhalte des Denkens eine wichtige Rolle spielt.

Der linguistische Begriff der Sprachpragmatik hat sich aus der pragmatischen Philosophie entwickelt und meint all die Aspekte von Sprache, die über die wörtliche Bedeutung von Begriffen hinausgehen. Damit wird also Bezug genommen auf Sprache nicht als theoretisches oder situationsunabhängiges abstraktes Phänomen, sondern auf die konkrete in den verschiedenen Situationen des Alltags gesprochene Sprache. In der Linguistik werden demnach die drei thematischen Bereiche Syntax, Semantik und Pragmatik unterschieden. Die Syntax beschreibt, nach welchen allgemeinen Regeln und Gesetzmäßigkeiten in einer Sprache Begriffe miteinander verknüpft werden dürfen (z. B. in Form der Grammatik). Der Begriff Semantik bezieht sich dagegen auf das inhaltlich Gemeinte eines Begriffs (begriffliches Lexikon). Beide Bereiche thematisieren ihren Gegenstand aber jeweils unabhängig von der konkreten Sprechsituation.

Auf genau diesen Bereich der Funktionalität sprachlicher Begriffe im Alltag zielen die oben angeführten Argumente von Häfner (2005) und Heckers et al. (2013) ab, wenn sie dafür plädieren, den Schizophrenie-Begriff nicht aufzugeben. Denn die praktisch ordnende Funktion, die dieser Begriff im Handeln der relevanten Akteure im Gesundheitssystem (Patienten, Ärzte, Therapeuten, Kliniken, Heime) und im gesamtgesellschaftlichen System (Sozialämter, Stadtverwaltungen, Krankenversicherungen, Rentenversicherung, Polizei, Richter, Justiz, Forensik etc.) habe, sei unverzichtbar, solange es keine geeigneteren funktionierenden Begriffe und Konzepte für die mit dem Sammelbegriff Schizophrenie zusammengefassten Phänomene, Erlebens- und Verhaltensweisen gäbe.

Als entscheidende Punkte für die Beibehaltung des Schizophrenie-Konzepts wählen also sowohl Häfner als auch Heckers et al. pragmatische Argumente (▶ Kasten 9.1). Mit diesem Eingeständnis geben sie aus rein theoretischer Perspektive allerdings den Standpunkten von Psychiatriekritikern wie Foucault (1961) und Szasz (1976) zumindest ein Stück weit Recht. Denn diese – der antipsychiatrischen Bewegung zugerechnet – hatten immer die funktionale Bedeutung der Schizophrenie hervorgehoben (▶ Kap. 10).

In den folgenden Abschnitten dieses Kapitels sollen genau diese pragmatischen Aspekte der Schizophrenie diskutiert werden. Dabei soll nicht bestritten werden, dass der Begriff Schizophrenie unabhängig von seiner Bedeutung (Semantik, das was Gemeint ist) und Validität (ob das Gemeinte auch zutrifft) solche pragmatisch funktionalen Aspekte hat (das was eine Person denkt, fühlt und tut, wenn sie den Begriff hört). Andere medizinische Begriffe haben ebenso pragmatische Aspekte, seien es nun syndromale Begriffe wie Bluthochdruck oder Adipositas oder echte Krankheitsbegriffe wie Syphilis oder Bronchialkarzinom. All diese Begriffe ordnen das Denken, Fühlen und Handeln der damit konfrontierten Menschen, seien sie nun Patienten, Angehörige, Pfleger, Ärzte oder Therapeuten. Dieser funktionalen, pragmatischen Dimension kann sich sicher kein Begriff entziehen. Wenn aber schon akzeptiert wird, dass die Schizophrenie kein Begriff ist, der eine eigentliche Krankheit bezeichnet, so stellt sich die Frage, ob die für diesen Begriff etablierte Pragmatik für alle Beteiligten hilfreich und förderlich ist mit umso größerer Dringlichkeit.

9.2 Für und Wider Schizophrenie

In diesem Kapitel soll nun aus verschiedensten Perspektiven analysiert werden, wie sich die Verwendung des Schizophrenie-Begriffs und -konzepts im praktischen Denken und Handeln des Alltags auswirkt.

9.2.1 Die theoretische (nosologische) Perspektive

> »…Das Konstrukt einer Krankheitseinheit Schizophrenie des frühen Emil Kraepelin lässt sich nicht erfolgreich verteidigen […]. Die Vielgestaltigkeit des Krankheitsgeschehens nährt Zweifel auch an einer präzise definierbaren Krankheit Schizophrenie.« (Häfner et al. 2013a)

Die theoretische Perspektive wurde bereits oben weitgehend besprochen. Aktuell besteht weitgehende Einigkeit darüber, dass es die Krankheit der Schizophrenie im Sinne der entwickelten Kriterien (▶ Kap. 5) nicht gibt. Und die Hoffnung der Kliniker und Forscher des frühen 20. Jahrhunderts, mit der Schizophrenie werde es so sein wie mit der Neurosyphilis, dass innerhalb kurzer Zeit eine einheitliche Kausalursache entdeckt werde, die das bunte Bild der komplexen klinischen Symptome und Verläufe erklären könne (▶ Kasten 3.1), hat sich de facto leider nicht erfüllt.

Die Schizophrenie im Sinne einer einheitlichen Krankheit gibt es nach dem aktuellen Stand der Forschung nicht.

Wenn der Begriff nun aber keine einheitliche Krankheit beschreibt, ist es umso wichtiger zu analysieren, wie er in den verschiedenen Teilbereichen des Gesundheitssystems, der Wissenschaft und Forschung funktioniert.

9.2.2 Die Perspektive der praktischen Wissenschaft

Die wissenschaftliche Problematik des Schizophrenie-Begriffs ist in meinen Augen eng verbunden mit dem o. g. von Thomas Insel pointiert formulierten Problem (▶ Kap. 9.1). Zwar wird auf der einen Seite einer zunehmenden Anzahl von Wissenschaftlern und Ärzten klar, dass es eine einheitliche Krankheit Schizophrenie nicht gibt, aber dennoch werden – wie die Entwicklungen in DSM-5 und ICD-11 zeigen – weder Konzept noch Begriff aufgegeben. Das führt dazu, dass nach wie vor Forschung zur Schizophrenie betrieben wird. Wenn nun aber die Grundannahme stimmt, dass der Begriff Schizophrenie ein Sammelbegriff ist für viele unterschiedliche Krankheiten, die nur auf der oberflächlichen, psychopathologischen Beschreibungsebene gewisse Ähnlichkeiten aufweisen, dann macht es aber natürlich gar keinen Sinn, diese unterschiedlichen Krankheiten z. B. in gruppenbasierten Fall-Kontroll-Studien zu beforschen. Denn die Grundannahme, dass in der Fallgruppe von z. B. 100 Schizophrenie-Patienten alle eine gleiche oder zumindest ähnliche Kausalität im Hinblick auf die Gruppen-definierenden Symptome (etwa Halluzinationen oder Wahn) aufweisen, wäre in diesem Fall falsch. Wenn die in der Studiengruppe eingeschlossenen Patienten mit schizophrenen Symptomen aber aufgrund unterschiedlicher Ursachen an diesen Symptomen leiden, dann können entsprechende Studien zwangsläufig gar keine einheitlichen Erkenntnisse hervorbringen.

Und so wundert es nicht, dass trotz der enormen methodischen Fortschritte der Hirnforschung der letzten Jahrzehnte, etwa im Bereich der MR-Bildgebung oder der genetischen Forschung, praktisch keine einheitlichen und sicheren Erkenntnisse gewonnen werden konnten. Die Annahme, dass das Problem der Uneinheitlichkeit entsprechender Forschungsergebnisse darin begründet ist, dass das gruppendefinierende Konstrukt »Schizophrenie« falsch ist, erklärt plausibel, wieso trotz der enormen finanziellen und persönlichen Anstrengungen hier in den letzten Dekaden praktisch kein relevanter Erkenntnisgewinn erarbeitet werden konnte.

Mit Stephan Heckers kann man in dieser Hinsicht also zusammenfassend festhalten:

> »Es ist wahrscheinlich, dass wir mehrere Mechanismen und Ursachen der Schizophrenie identifizieren werden. Es ist auch wahrscheinlich, dass gemeinsame Mechanismen und Ursachen für klinische Symptome identifiziert werden, die die [aktuellen] diagnostischen Kategorien überschreiten. Beide dieser Ergebnisse – multiple Krankheitspathomechanismen für eine diagnostische Kategorie und gemeinsame Pathomechanismen für übergreifende [verschiedene] diagnostische Kategorien – werden Kraepelin's Dogma widerlegen, dass verschiedene Forschungslinien einheitliche [psychiatrische] Krankheitseinheiten entdecken werden.« (Heckers 2008; übersetzt vom Autor)

> Das Schizophrenie-Konzept behindert die Forschung. Denn es suggeriert eine einheitliche Kausalität hinter den schizophrenen Symptomen, die es aber nicht gibt. Daher kann eine entsprechende Schizophrenie-Forschung keine einheitlichen Erkenntnisse generieren.

An dieser Stelle sei aber einschränkend darauf hingewiesen, dass diese Kritik nicht alle Bereiche der Schizophrenie Forschung betrifft. Wenn etwa neue sozialpsychiatrische oder psychotherapeutische Interventionen bei Patienten mit Schizophrenie beforscht werden, oder wenn im Rahmen der Stigma Forschung untersucht wird, wie sich eine Schizophrenie Diagnose auf das Denken, Fühlen und Verhalten der Betroffenen, ihrer Angehörigen und Dritter auswirkt (Rüsch 2021), so macht diese Forschung natürlich dennoch Sinn. Denn sie bezieht sich nicht auf die neurobiologischen Ursachen schizophrener Symptome, sondern auf deren Folgen. Da psychoreaktive Folgen der Erfahrung des Stimmen-Hörens aber weitgehend unabhängig von der Frage sind, wieso ich solche Halluzinationen habe, ist eine solche Forschung natürlich weniger betroffen von dem oben geschilderten Problem.

Kritisch betroffen von diesem Problem ist dagegen die pharmakologische Forschung. Diese war zwar auf der einen Seite in den vergangenen Dekaden insofern erfolgreich, als das mittlerweile eine Reihe von gut wirksamen und mehr oder weniger gut verträglichen Medikamenten zur Verfügung gestellt werden konnte (v. a. die Neuroleptika). Jedoch hat es in den letzten Jahren kaum noch Innovationen gegeben. Und insgesamt ist den allermeisten Neuroleptika gemein, dass sie antidopaminerg wirken und damit die psychotische Erregung dämpfen (▶ Abb. 7.6). Sie wirken damit als symptomatische Medikamente in vielen Fällen sehr überzeugend. Analogien zur Allgemeinmedizin wären z. B. die Wirkung der Blutdruck senkenden Medikamente bei arterieller Hypertonie oder die Kopfschmerzmittel bei Kopfschmerzen. Wissenschaftlich gesprochen beeinflussen sie die pathogenetische Endstrecke des psychotischen Geschehens, ohne damit aber die Verzweigungen der verschiedenen zuführenden Ursachenwege kausal zu beeinflussen. Die Tatsache, dass in Form der Schizophrenie als Sammelbegriff unterschiedlich verursachte kausale Untergruppen mit einer gewissen Ähnlichkeit in der klinischen Präsentation gemeinsam pharmakologisch beforscht wurden, hat dazu geführt, dass de facto in den letzten 20 Jahren vom Ergebnis her nicht viel Neues produziert werden konnte. Möglicherweise wurden auf diese Art und Weise aber auch vielversprechende Substanzen regelrecht »abgeschossen«, nämlich dann, wenn sie denkbarer Weise für eine kleine kausale Untergruppe schizophrener Syndrome gut gewirkt hätten, dies in der Großgruppe der kausal bunt zusammengewürfelten schizophrenen Syndrome aber im Gruppeneffekt nicht signifikant herauskam. Inzwischen scheint diese Erkenntnis allerdings auch bei der forschenden Industrie angekommen zu sein, etwa, wenn erste Firmen sich neuerdings eher auf kleine, aber kausal gut verstandene Untergruppen neuropsychiatrischer Krankheiten wie der Niemann-Pick Typ C Erkrankung fokussieren, anstatt neue Medikamente für die ganze Großgruppe der schizophrenen Syndrome zu suchen (▶ Kasten 7.2).

> Erste Pharmafirmen haben die Schwäche des Schizophrenie-Konzepts als Sammelbegriff erkannt und fokussieren ihre Forschung auf kleine kausale Untergruppen, die mit einem schizophrenen Syndrom einhergehen wie etwa dem 22q11-Syndrom oder der Niemann-Pick Typ C Erkrankung.

9.2.3 Die didaktische Perspektive

Die Schwierigkeit, die mit dem Schizophrenie-Konzept aus der Perspektive des Lernens und Lehrens verbunden ist, wird jedem klar, der versucht, anderen Menschen die Schizophrenie zu erklären. An dieser Stelle wurde schon ein ganzes Buch aus dem Versuch zu klären, was eine Schizophrenie ist und was sie nicht ist. Wenn ich versuche, Medizinstudenten die Schizophrenie zu veranschaulichen, beginne ich meist, wie in diesem Buch, mit Fallbeispielen von Menschen mit Halluzinationen oder Wahnvorstellungen. Wenn ich dann später erkläre, dass 6–7 % der Gesunden Halluzinationen haben können und das Denken und Erleben im Rosenkrieg oder Nachbarschaftskonflikt durchaus wahnhaft paranoide Ausmaße annehmen kann, lasse ich meist die armen Studenten völlig verwirrt zurück oder ich werde mit der Frage konfrontiert, wie sie denn gesund sein können, wenn sie doch Halluzinationen haben. Wenn ich dann aushole und – wie in diesem Buch geschehen – die Wissenschaftsgeschichte des Konzepts erkläre oder die Kriterien einer Störung nach DSM und ICD erläutere, haben die meisten gelangweilt das Handtuch geworfen. Natürlich liegt ein Teil dieser Schwierigkeit in der Komplexität der Sache begründet. Psychische Leistungen, aber eben auch psychische Störungen repräsentieren nun einmal die komplexesten Sachverhalte, die die Biologie hervorbringen kann. Aber dennoch ist diese Schwierigkeit eben auch darin begründet, dass der Begriff der Schizophrenie sprachpragmatisch daherkommt, als würde er eine Krankheit beschreiben. Und dies wird eben nicht nur in der alltäglichen Laiensprache untermauert, sondern wie oben skizziert, auch in der Fachliteratur. Immer wieder ist von »der Schizophrenie«, »der Genetik der Schizophrenie«, »der Neurobiologie der Schizophrenie« usw. die Rede, wobei implizit immer mitschwingt, dass es sich dabei um eine einheitliche Krankheit handelt. Das ist aber – wie erläutert wurde – nicht der Fall. Und so wundert es nicht, dass Lehrende und Lernende sich gleichermaßen schwertun, zu erklären bzw. zu verstehen, dass es sich hier eben nur um einen Sammelbegriff handelt. Und wenn man das A-Kriterium der DSM-5 Definition der Schizophrenie (▶ Tab. 2.1) wirklich ernst nehmen würde, so würde ein Mensch, der an einem umfassenden und anhaltenden Wahnsystem leidet oder langfristig halluziniert, aber gleichzeitig keines der anderen der insgesamt fünf kritischen Symptome aufweist (1. Wahn. 2. Halluzinationen. 3. Desorganisierte Sprechweise. 4. Grob desorganisiertes oder katatones Verhalten. 5. Negativsymptome) offensichtlich nicht an einer Schizophrenie leiden. Denn laut neuester Definition im DSM-5 müssen wenigstens zwei Symptome der fünf Gruppen vorhanden sein. Die Frage der Medizinstudenten, was diese Person denn dann stattdessen für eine Diagnose bekommen soll, kann der Dozent dann nur hilflos ignorieren.

> Aufgrund der fehlenden Bezugnahme zu Kausalursachen und der überkomplexen, formalisierten Definition der Schizophrenie in DSM und ICD bleibt das Konzept dieses Sammelbegriffs bei scharfem Nachdenken für Lehrende wie Lernende verschwommen und unklar.

9.2.4 Die psychopathologische Perspektive

Ein klinisch wichtiges Problem des Schizophrenie-Konzepts liegt auch darin, dass der Begriff gar nicht benennt, welche Symptome bei dem betroffenen Menschen im Vordergrund stehen. Leidet er an einem phasisch remittierenden, paranoid-halluzinatorischen Syndrom wie in Kasuistik 16 (▶ Kasuistik 16) oder vielmehr an katatonen Zuständen wie in Kasuistik 3 (▶ Kasuistik 3)? Handelt es sich um eine phasisch remittierende Symptomatik wie in Kasuistik 10 (▶ Kasuistik 10), bei der sich Phasen mit schwersten Beeinträchtigungen abwechseln mit langen Zuständen völliger Symptomfreiheit? Oder aber habe ich es mit einem chronischen Zustand mit plötzlichem Beginn und stetiger Verschlechterung zu tun wie in Kasuistik 3 (▶ Kasuistik 3)? All diese Informationen sind von größter Bedeutung, nicht nur für den Patienten, sondern auch im Hinblick auf die Einschätzung der Ursächlichkeit der Symptomatik. Insofern als dass das Schizophrenie-Konzept, aber bereits von Kraepelin (1913) als Sammelbegriff konzipiert wurde, in der damals noch begründeten Hoffnung, eine einheitliche Ursache dafür zu finden, kann es natürlich zwingend die im Einzelfall führenden psychopathologischen Symptome gar nicht benennen. Für den Kliniker führt das dazu, dass er gar nicht weiß, was der Patient mit Schizophrenie in der konkreten Situation wirklich hat, wenn er die Diagnose hört oder liest.

> Da der Schizophrenie-Begriff als Sammelbegriff konzipiert ist, beschreibt er nicht die Symptomatik, unter der der konkrete Patient leidet. Diese kann im Detail von Patient zu Patient erheblich voneinander abweichen.

9.2.5 Die etymologische Perspektive

Diese Situation wird durch die Begriffswahl, die sich historisch bedingt durchgesetzt hat, nur noch verschärft. Der von Eugen Bleuler (1911) gewählte Begriff leitet sich von den griechischen Wörtern σχίζειν (s'chizein), was so viel bedeutet wie spalten, zerspalten, zersplittern, und φρήν (phren), was so viel heißt wie Geist, Seele, Gemüt, Zwerchfell ab. Ein gespaltener Geist oder eine zersplitterte Seele lassen Studenten heutzutage aber am ehesten ans Disapparieren oder die Horkruxe Lord Voldemorts im Roman Harry Potter denken, denn an eine Gruppe von unterschiedlichen psychischen Störungen, die sich wie ein paranoid-halluzinatorisches Syndrom, ein hebephrenes Syndrom oder eine Katatonie präsentieren.

Die Tatsache, dass darüber hinaus der Begriff »Schizo« in den Alltagssprachen unserer Zeit fast schon transkulturell zu einem umfassenden und schweren Schimpfwort geworden ist, liegt sicher nicht nur – aber eben auch – an der Begriffswahl. Denn obwohl es durchaus der Fall sein könnte, dass eine Dissoziation bzw. eine fehlende Integration der hochkomplexen bewussten Informationsverarbeitung eine wichtige Rolle beim Zustandekommen von Halluzinationen spielen, so erinnert das Wort »spalten« zumindest mich persönlich doch eher an eine Axt. Und wie ich die Begriffe »gespaltene Seele« oder »gespaltener Geist« mit der bereits beschriebenen (▶ Kap. 2) unterschiedlichen Symptomatik schizophrener Syndrome in Einklang bringen soll, lässt auch mich immer wieder ein wenig ratlos zurück.

> Der Begriff Schizophrenie bedeutet ethymologisch so viel wie »gespaltener Geist« oder »zersplitterte Seele« und erinnert damit heutzutage eher an Lord Voldemort aus Harry Potter denn an eine medizinisch-wissenschaftliche Krankheitsbezeichnung.

9.2.6 Die Perspektive der Betroffenen

Es gibt kaum eine medizinische Diagnose, die von den Betroffenen und ihren Angehörigen mehr gefürchtet und gehasst wird als die Diagnose einer Schizophrenie. Eine Ausnahme mögen hier Krebserkrankungen oder andere rasch zum Tode führende Krankheiten bilden. Andererseits sind den Betroffenen bei einer fatalen Krebsdiagnose zumindest das Mitleid und die Anteilnahme ihrer Mitmenschen sicher. Dies stellt sich bei einer Schizophrenie-Diagnose deutlich komplizierter dar. Denn hier mischen sich in die Anteilnahme die Verunsicherung, das Misstrauen, die Angst und das Stigma – und dies nicht nur in Form einer Stigmatisierung durch die Gesellschaft, sondern v. a. auch durch eine Selbst-Stigmatisierung (Cavelti et al. 2012; Rüsch et al. 2015; Xu et al. 2016; Rüsch 2021). Viele betroffene Menschen sehen es nach Diagnosestellung selbst so, dass sie nicht eine Schizophrenie haben – etwa wie andere Bluthochdruck oder einen Tinnitus haben – sondern, dass sie »Schizophrene« sind. »Ich bin ein Schizophrener« dieser Satz ist mehr als eine Krankheitsbezeichnung, es ist die umfassende Einordnung der eigenen Person und Existenz in einen Sonderbereich der Gesellschaft, der nichts Gutes verheißt. Und so rate ich es kaum einem meiner Patienten mit schizophrenen Psychosen, diese Diagnose leichtfertig zu offenbaren. Zu schwer berechenbar erscheint mir da die Reaktion Dritter wie z. B. potenzieller Arbeitgeber.

Dies gilt natürlich ebenso für andere psychiatrische Diagnosen wie z. B. Depressionen. Aber zum einen hat sich nach meiner Wahrnehmung im Bereich der Depressionen in den letzten Dekaden vieles zum Besseren gewendet. Darüber hinaus ist die Schizophrenie-Diagnose im Hinblick auf die damit verbundene Verunsicherung und Angst gerade auch Dritter – »Ist es vielleicht gefährlich, diesen Menschen einzustellen? Könnte er aggressiv werden und Mitarbeiter tätlich angehen?« – ungleich stärker ausgeprägt als etwa bei der Depressionsdiagnose. Bei aller Kritik an den teilweise doch deutlich überzogenen Positionen des Psychiatriekritikers Thomas Szasz (1976, 2010), der die Schizophrenie als »sakrale Krankheit der Psychiatrie« bezeichnet hat, möchte ich ihm in diesem Punkt schon Recht geben, nämlich, dass das Schizophrenie-Konzept ebenso wie der -Begriff gerade wegen ihrer nebulösen Unbegrenztheit etwas Sakrales, Verborgenes, fast schon Mystisches haben. Und dieses nebulös Mystische macht es den Patienten v. a. dann, wenn sie es verinnerlichen, nicht leichter, ihre wie auch immer verursachte Veranlagung zum psychotischen Erleben und Wahrnehmen zu akzeptieren und eine angemessene Umgangsweise damit für ihr Leben zu entwickeln.

Gerade in der Auseinandersetzung mit einer anderen psychiatrischen Diagnose, nämlich dem Autismus bzw. dem Asperger-Syndrom, konnte ich in den letzten Jahren erleben, wie eine psychiatrische Diagnose an sich nicht in ein Schubladendenken bei Betroffenen und Dritten führt, sondern als Diagnose sogar sehr hilfreich sein kann für die Entwicklung eines angemessenen und von Akzeptanz getragenen Selbstbildes, welches die eigenen Schwächen und Stärken klar analysiert, erkennt, akzeptiert und in die Zukunfts- und Lebensplanung aktiv einbindet. Eine solche Diagnose – wenn korrekt – kann helfen, eine positive, weil angemessene Identität zu entwickeln. Und sie wird von den wenigsten Patienten abgelehnt, sondern oft mit großer Dankbarkeit angenommen, manchmal geradezu eingefordert (Tebartz van Elst 2018). Den Grund für diese für einen Psychiater eher seltene Erfahrung, dass eine psychiatrische Diagnose von Betroffenen aktiv gesucht und gewollt wird, sehe ich darin, dass die Betroffenen in der Diagnose gerade eine Chance sehen, die offensichtlichen Schwierigkeiten, Probleme und Erfahrungen des Scheiterns, die sie in ihrem Leben erdulden mussten, zu verstehen und erklären zu können, ohne dabei auf psychodynamische Erklärungen – die fast immer den Schuldgedanken im Schlepptau führen – zurückgreifen zu müssen. Eigentlich könnte dies für weite Bereiche schizophrener Syndrome ganz ähnlich sein. Aber ich bin mir sicher, dass die meisten Ärzte aus ihrer alltäglichen Erfahrung bestätigen können, dass eine Schizophrenie-Diagnose von kaum einem Patienten aktiv gesucht, gewollt oder mit großer Erleichterung aufgenommen wird.

Nun ist »Beliebtheit bei den Betroffenen« sicher kein akzeptables Kriterium für eine medizinisch-wissenschaftliche Diagnose. Ginge es danach, würden fast alle Menschen den Kopf vor einer unbeliebten Krebsdiagnose in den Sand stecken. Und welche Krankheit ist schon beliebt? Wenn das Schizophrenie-Konzept nach wissenschaftlichen Kriterien (nosologisch, ätiologisch, pathogenetisch, im Hinblick auf Verlauf und Prognose, therapeutisch) also eine klare Krankheit darstellen würde, so wäre das Argument ihrer Unbeliebtheit bei den Patienten sicher irrelevant. In einer Situation wie der gegebenen, in der der Begriff ein Sammelbegriff für eine Gruppe unterschiedlicher Symptome und Syndrome mit unterschiedlichen Ursächlichkeiten, unterschiedlichen Verläufen, unterschiedlichen Therapien und unterschiedlichen Prognosen darstellt, fällt es in meinen Augen aber in der Tat sogar schwer ins Gewicht, ob ein derartiges Konzept und ein derartiger Begriff für einen oft chronischen Zustand es den Betroffenen schwerer oder leichter macht, damit ein gutes Leben aufzubauen.

> Die Diagnose Schizophrenie macht es den Betroffenen meist schwerer, damit ein positives Selbstbild aufzubauen.

9.2.7 Die Perspektive der Angehörigen

Die Perspektive der Angehörigen deckt sich in vielerlei Hinsicht mit der der Betroffenen, sodass das meiste im vorherigen Abschnitt festgehaltene auch auf sie zutrifft. An dieser Stelle möchte ich noch einmal auf den für Angehörige und Familien oft wichtigen Aspekt der Erblichkeit eingehen.

Dazu möchte ich noch einmal den oben zitierten ersten Satz in einem prominent veröffentllichen Fachartikel in Nature Neuroscience in Erinnerung rufen: »Schizophrenia is a devastating psychiatric illness with high heritability.« (»Die Schizophrenie ist eine verheerende psychiatrische Krankheit mit hoher Erblichkeit.«) (Franke et al. 2016). Ich bin mir sicher, dass den meisten der vielen prominenten Koautoren dieses Fachartikels bewusst ist, dass es sich bei der Schizophrenie nicht um eine einheitliche Krankheit handelt. Sie mögen mit guten Gründen zu den Verteidigern der Schizophrenie gehören (▶ Kap. 9.2.11). Aber sie werden sicher wissen, dass es ›die Schizophrenie‹ so nicht gibt. Dennoch wird in der Pragmatik des alltäglichen Sprechens so geredet als gäbe es sie, wohl wissend, dass die meisten Gesprächspartner im wissenschaftlichen Diskurs auf der Höhe der Zeit sind. Das Problem ist jedoch in meinen Augen, dass in der Laienpresse ebenso geredet wird. Und Patienten und Angehörige können nun einmal unmöglich auf der Höhe des wissenschaftlichen Diskurses sein.

Was aber denken und fühlen Angehörige, wenn sie hören, dass ihr Familienmitglied an einer verheerenden psychiatrischen Krankheit mit hoher Erblichkeit leidet? Werden sie Angst entwickeln, bald selbst an einer verheerenden psychiatrischen Erkrankung zu leiden? Werden sie das Leiden ihres Angehörigen verschweigen in der Sorge, Dritte könnten meinen in der Familie grassiere eine verheerende Erbkrankheit? Werden sie sich gegen Familie und Kinder entscheiden, weil sie Sorge haben, ihren Nachkommen könne dasselbe Schicksal drohen wie ihrem geliebten Angehörigen (▶ Kasuistik 4)?

Das undifferenzierte Sprechen über die Schizophrenie und gerade auch die Erblichkeit der Schizophrenie führt nach meiner Wahrnehmung zu nichts Gutem. So sind bei weitem die meisten Fälle der Schizophrenie trotz der hohen Erblichkeitsziffern eben doch sporadisch und folgen eben nicht einem erblichen Muster (▶ Kap. 7.6). Und sofern eine genetische Komponente erkannt werden kann, so sollte diese genauer betrachtet werden. Handelt es sich um eine echte monogenetische Erbkrankheit, etwa im Sinne einer Copy Number Variant (CNV)? Und könnte es sein, dass dies eine Neumutation ist? Dann ist das genetische Risiko der Familie gar nicht erkennbar erhöht (▶ Kap. 7.6, ▶ Kasten 6.1)! Oder handelt es sich um eine multigenetische Variante wie wahrscheinlich in der Mehrzahl solcher familiärer Fälle? Dann ist zwar von einer gewissen familiären Veranlagung im multigenetischen Sinne auszugehen, diese sollte aber nicht wie eine Erbkrankheit begriffen werden, weil das schlichtweg die falsche Vorstellung ist. Vielmehr muss in so einem Fall verstanden werden, dass die Disposition zu bestimmten Erlebens- und Denkweisen neben Umweltfaktoren auch durch eine Vielzahl von wahrscheinlich mehreren Hundert Genen mitbeeinflusst wird, ohne dass die klassisch Mendel'sche Begrifflichkeit der »Erbkrankheit« dafür angemessen wäre. Vielmehr hat man es mit der normalen Biologie der Weitergabe von körperlichen und psychischen Eigenschaften – Stärken wie Schwächen – zu tun. Und die Tatsache, dass Verwandte mit bei genauer Analyse recht ähnlichen – weil eben verwandten – Stärke-Schwäche-Clustern ihr Leben gut meistern, kann bei einem solchen Verständnis von »normaler multigenetischer Vererbung« die sakral-mystische Angst vor der »wissenschaftlich undifferenziert angedrohten« hohen Erblichkeit der angeblich verheerenden psychiatrischen Krankheit Schizophrenie nehmen (▶ Kasuistik 6).

Somit erwächst auch im Hinblick auf die Perspektive der Angehörigen nach meiner Analyse aus der Pragmatik der Schizophrenie nicht viel Gutes.

> Das undifferenzierte Reden über die hohe Erblichkeit der vermeintlichen psychiatrischen Krankheit Schizophrenie induziert bei Angehörigen im Einzelfall oft unnötige Ängste, falsche Vorstellungen und Fehlschlüsse im Hinblick auf ihre eigene Lebensplanung.

9.2.8 Die Perspektive der Ärzte

Ganz ähnlich undifferenziert wirkt sich die Schizophrenie im medizinischen Alltag aus. So kann man immer wieder beobachten, dass, wenn bei einem Patienten die Diagnose Schizophrenie gestellt wurde, das medizinisch-wissenschaftliche Denken aussetzt. Viele Haus- aber durchaus auch Fachärzte meinen eben im Stillen doch, dass bei einem Patienten mit Schizophrenie organmedizinisch eigentlich nicht mehr viel zu tun sei. Den S3-Leitlinien folgend wird meist noch eine MRT-Bildgebung des Gehirns durchgeführt (DGPPN 2019). Wenn dabei jedoch nichts Richtungweisendes herauskommt, so ist in den Köpfen vieler Ärzte die differenzialdiagnostische Suche nach möglichen anderen Ursachen der Symptome abgeschlossen. Der Begriff Schizophrenie fungiert in solchen Situationen als »Pseudoerklärung«. Die vermeintliche Krankheit Schizophrenie erklärt die vorliegenden Symptome und – da viele Ärzte am Ende doch nur eine nebulöse Vorstellung davon haben, was eine Schizophrenie schlussendlich wirklich ist – auch noch die dollsten weiteren Auffälligkeiten. So ist es in unserer psychiatrischen Ambulanz eine nicht seltene Erfahrung, dass Menschen mit typischen Symptomen für einen Herzinfarkt, eine Lungenembolie oder einen Schlaganfall erst einmal in die Psychiatrie eingewiesen werden, sofern beim medizinischen oder paramedizinischen Personal die Vordiagnose einer Schizophrenie bekannt war. Die sicher nicht böse gemeinte, aber vom Ergebnis her manchmal wirklich verheerende Assoziation der einweisenden Kollegen ist folgende: »Dieser Mensch hat ja eine Schizophrenie. Da gehören diese seltsamen Herzschmerzen, Lungenstiche, Gefühlstörungen, Sprachstörungen sicher zu diesem Krankheitsbild!«. Es ist in solchen Fällen also gerade die Mischung aus einem gut bekannten, weil weit verbreiteten und alltagssprachlich fest verankertem Konzept (Schizophrenie) und dessen nebulöse Ungenauigkeit, die hier wiederum zu einer Pseudoerklärung mit gelegentlich medizinisch schlimmen Folgen führt.

> Die Pragmatik der Schizophrenie im allgemeinmedizinischen Alltag führt dazu, dass sowohl bei der differenzialdiagnostischen Abklärung schizophrener Symptome an sich als auch bei der Beurteilung medizinisch-neurologischer Begleiterkrankungen das wissenschaftlich-medizinische Denken aussetzt und stattdessen alle möglichen Auffälligkeiten mit der Schizophrenie erklärt werden.

9.2.9 Die Perspektive der Juristen

Eine Abschaffung bzw. Differenzierung des Schizophrenie-Konzepts hätte für die Jurisprudenz, soweit für mich erkennbar, keine gravierenden negativen Folgen. Denn Gesetzgeber wie Juristen sind und waren schon immer scharfe Denker und haben es von jeher vermieden, sich in ihren grundlegenden Erwägungen und Gesetzgebungen auf konkrete medizinische Fachbegriffe oder klassifikatorische Konzepte festzulegen. Vielmehr ist in den kritischen Gesetzen von Begriffen wie »krankhafter seelischer Störung«, »Einsichtsfähigkeit« oder »Steuerungsfähigkeit« die Rede, ohne dass diese durch zeitgebundene klassifikatorische Begriffe wie etwa »Schizophrenie« spezifiziert wurden. Insofern würde eine Neuordnung der schizophrenen Störungen im Bereich der Gesetzgebung, soweit für mich erkennbar, zu keinen Problemen führen.

> Ein differenzierterer Sprachgebrauch im Hinblick auf die schizophrenen Störungsbilder hätte wahrscheinlich keine negativen Auswirkungen auf die Gesetzgebung und Rechtsprechung.

9.2.10 Die Perspektive der interessierten Öffentlichkeit

In der interessierten Öffentlichkeit wurde der Abschied vom Schizophrenie-Konzept und -Begriff nach meiner Wahrnehmung bereits eingeläutet. Gerade die Entdeckung der autoimmunologischen Enzephalitiden und immunologischen Psychosen trifft in der Öffentlichkeit auf ein sehr großes Interesse. Die Erkenntnis, dass – zumindest in Einzelfällen – Menschen, die noch vor wenigen Jahren als »Schizophrene« stigmatisiert und ausgegrenzt wurden, nun plötzlich an einer versteh- und behandelbaren neuropsychiatrischen Erkrankung leiden, wird sich nach meiner Einschätzung zum »Totengräber der Schizophrenie« auswachsen.

Denn sie veranschaulicht, dass paranoid-halluzinatorische Syndrome als Folge z. B. einer autoimmunologischen Enzephalitis jeden Menschen akut oder subakut komplett aus seinem Leben reißen können (Cahalan 2013). Und mit einem angemessenen neuropsychiatrischen Verständnis dessen, was da geschieht, kann nicht nur die nebulös-mystische Schizophrenie-Diagnose zurückgewiesen werden, sondern in vielen Fällen können überzeugende und kausalere immunologische Therapieangebote gemacht werden. Gleichzeitig ist allen Beteiligten sehr wohl bewusst, dass noch vor 10–20 Jahren nach allen Regeln der wissenschaftlichen Psychiatrie die korrekte Diagnose gar nicht erkannt werden konnte und damit eine kausalere Therapie nicht angeboten werden konnte. D. h., dass all die Patienten, die nun, wie in Kapitel 8 geschildert, als immunologische Gehirnerkrankungen oder paraepileptische Syndrome erkannt werden können, noch vor kurzer Zeit völlig lege artis die Schizophrenie-Diagnose erhielten. Dies lässt dann im nächsten Schritt naheliegend die Frage aufkommen, wie es denn bei all den Menschen mit Schizophrenie ist, bei denen wir heute auch nach sorgfältiger Diagnostik keine kausalen Ursachen für die Symptome finden. Wie können wir wissen, dass sie nicht an ähnlich klar benennbaren neuropsychiatrischen Krankheitsbildern leiden, die wir nur aktuell noch nicht kennen?

> Im Rahmen des großen Interesses an den klinischen Neurowissenschaften besteht in der interessierten Öffentlichkeit eine erkennbare Offenheit gegenüber einer differenzierteren Sichtweise der Schizophrenien.

9.2.11 Die Perspektive der Verteidiger der Schizophrenie

Eine große Anzahl von Klinikern, Forschern und Experten auf dem Gebiet der Schizophrenie wird meine Position, dass Konzept und Begriff der Schizophrenie abgeschafft werden sollten, sicher nicht teilen. Wie würden sie argumentieren?

Nun, ich denke es würden folgende Einwände vorgebracht werden:

1. Der ganze Vortrag ist nicht neu:
Diesem Einwand ist sicher zuzustimmen. Insbesondere im 19. und frühen 20. Jahrhundert wurden intensive Diskussionen darüber geführt, wie die komplexen Phänomene, die später unter dem Begriff der Schizophrenie zusammengefasst wurden, zu verstehen und zu erklären seien. Insbesondere ist auch darauf hinzuweisen, dass der Namensgeber der Schizophrenie, Eugen Bleuler, selbst in seinem richtungsweisenden Buch gar nicht von »der Schizophrenie«, sondern von »den Schizophrenien« sprach (Bleuler 1911). Das bedeutet, dass zumindest Bleuler selbst gar nicht von einer einheitlichen Krankheit, sondern von einer Gruppe von Krankheiten ausging, wobei er das vereinheitlichende Prinzip anders als etwa bei den Epilepsien nicht benennen konnte. Für zahlreiche andere Zeitgenossen war dagegen das Syphilis-Modell der Schizophrenie im Sinne einer einheitlichen Krankheit, wie in Kasten 3.1 (► Kasten 3.1) vorgestellt, überzeugender.

Auch wurde gerade in der deutschen Psychiatrie immer recht klar zwischen körperlich-begründbaren, organischen oder symptomatischen Psychosen und endogenen, körperlich (noch) nicht begründbaren Psychosen z. B. in Form der Schizophrenie unterschieden (Huber 2005). Und auch in ICD und DSM wird explizit der Ausschluss einer organischen Verursachung gefordert, bevor die Diagnose einer Schizophrenie gestellt werden kann.

Diese Einwände sind nicht von der Hand zu weisen. Aber die Tatsache, dass ein Argument nicht neu ist, besagt natürlich nicht, dass es falsch ist. Und die oben vorgetragene Kritik an der Schizophrenie bezog sich fast in allen Punkten auf die Pragmatik des Konzepts, d. h. die Analyse, wie dieser Begriff im praktischen Handeln der Akteure im Gesundheitssystem wirkt. Damit stellt sich in meinen Augen eher die Frage, ob die oben vorgetragenen Einwände überzeugend sind und nicht so sehr, ob sie erstmalig vorgetragen wurden oder bereits von anderen Autoren vertreten wurden oder werden.

2. Die organischen Psychosen waren nie eine Schizophrenie:
Auch dies ist sicher richtig. Wie oben erwähnt, fordern auch ICD und DSM den Ausschluss organischer Hirnerkrankungen, bevor eine Schizophrenie diagnostiziert

werden kann. Dies macht die Schizophrenie aber zwingend zu einer Restkategorie, die je nach Stand der Wissenschaft und Forschung immer kleiner wird. Waren demnach z. B. limbische Enzephalitiden oder immunologische Psychosen mit paranoid-halluzinatorischer Klinik vor 20 Jahren noch eine Schizophrenie, so sind sie es heute nicht mehr. Und vielen Menschen, denen man nach diesen Prinzipien heute noch korrekt die Diagnose Schizophrenie gibt, würden sie in zehn Jahren aus Gründen, die wir heute noch nicht kennen, vielleicht nicht mehr bekommen. Dieser Einwand weist darauf hin, dass das aktuelle System der Vergabe der Schizophreniediagnose in sich schlüssig ist. Das würde ich auch nicht bestreiten. Die Frage, die ich in den Raum stellen will, ist vielmehr, ob das aktuelle System hilfreich ist, oder – wie ich meine – ob es nicht mehr schadet als nutzt?

3. Es gibt doch eine »einheitliche Restkategorie« im Sinne einer Schizophrenie:
Dieser Einwand zielt darauf ab, dass die Gesamtgruppe der aktuellen Schizophrenie Patienten durch einen Erkenntniszugewinn in den kommenden Dekaden zwar vielleicht kleiner werden wird, aber immer noch eine große Gruppe mit »endogenen« oder »konstitutionellen Schizophrenien« (Huber 2005, S. 153) übrig bleibt. Möglicherweise wird sich in der Zukunft für diese Untergruppe doch zumindest ein einheitlicher Pathomechanismus evtl. vor dem Hintergrund der glutamatergen Hypothese der Schizophrenie finden lassen (► Kap. 7.5). Und ich halte es in der Tat auch für denkbar, dass sich in einigen Dekaden die Situation bei den schizophrenen Störungen ähnlich darstellt wie bei den Entwicklungsstörungen. Möglicherweise sind dann einige hundert Gene bekannt, welche alle mit geringer Effektstärke die Funktionalität der glutamatergen NMDA-Rezeptoren modulieren und so eine dimensional organisierte, mehr oder weniger stark ausgeprägte Empfindlichkeit für psychotisches Erleben bedingen. Aber wäre das dann eine Krankheit? Müsste es nicht vielmehr in Analogie zu den Entwicklungsstörungen z. B. dem Autismus gesehen werden? Dort werden zunehmend multigenetisch primäre Varianten unterschieden von mono- oder oligogenetisch bedingten und erworbenen sekundären Varianten (Tebartz van Elst et al. 2014, Tebartz van Elst 2018). In dieser Konstellation würde ich es allerdings für entscheidend halten, dass ein differenzierteres Verständnis von Genetik entwickelt wird als dass dies aktuell allgemein der Fall ist. Denn diese multigenetische Variante der Verursachung von körperlichen und psychischen Eigenschaften muss als Normvariante des psychobiologischen So-Seins von Menschen betrachtet werden und kann allenfalls – sofern aus dem So-Sein ein erheblicher Leidensdruck resultiert – nach psychiatrischem Verständnis als Störung, nicht aber als Krankheit gesehen werden. Gerade angesichts der stigmatisierenden Gewalt des Schizophrenie-Begriffs ist es in meinen Augen sehr wichtig, an dieser Stelle genau zu sein und sich nicht auf ein oberflächliches genetisches Denken einzulassen.

4. Es gibt noch keine vernünftige Alternative:
Dies ist die Position der Autoren der aktuellsten Version von DSM und ICD, die in dem bereits oben aufgeführten Zitat von Heckers zum Ausdruck kommt: »… Eine wachsende Evidenz deutet darauf hin, dass die kategoriale Diagnose Schizophrenie […] zu diesem Mangel an Fortschritt beiträgt. Die 5. Auflage des diagnostischen und statistischen Manuals psychischer Störungen (DSM-5) (und ICD-11 ebenfalls, An-

merkung des Autors) wird die kategoriale Klassifikation psychischer Störungen (dennoch) beibehalten, da die Forschung, die zur Etablierung einer neuen Nosologie (Krankheitslehre, Anmerkung des Autors) mit gleicher oder besserer Validität führt, fehlt.« (Heckers et al. 2013; Übersetzung durch den Autor). Ob es tatsächlich keine vernünftigen Alternativen zur Schizophrenie gibt, soll im kommenden Kapitel thematisiert werden.

> Die Verteidiger der Schiziophrenie weisen darauf hin, dass viele der genannten Einwände nicht neu sind. Auch wird betont, dass sich die alte Hoffnung, eine kausale Erklärung der Schizophrenie zu finden, vielleicht doch noch irgendwann erfüllen könnte. Dann hätte sich die Kritik an der Schizophrenie als Sammelbegriff, zumindest für die »übrig-gebliebene Restgruppe« als falsch erwiesen.

9.3 Die Alternative – die Schizophrenien im nächsten Jahrhundert

Im vergangenen Kapitel wurde das Für und Wider der Schiozphrenie abgewogen und die Position entwickelt, dass das gegenwärtige Schizophrenie-Konzept mehr Nachteile als Vorteile beinhaltet. An dieser Stelle soll daher der Frage nachgegangen werden, welche Alternativen es denn gäbe, will man das gegenwärtige Konzept der Schizophrenie verlassen.

9.3.1 Die Umbenennung der Schizophrenie (die japanische Lösung)

Weniger wegen der hier vorgetragenen grundsätzlichen Bedenken zur Validität des Schizophrenie-Konzepts, sondern vielmehr wegen der ausgeprägten gesellschaftlichen Stigmatisierung schizophrener Patienten, besteht in Fachkreisen schon seit längerer Zeit ein intensiver Diskurs darüber, ob der Begriff nicht abgeschafft oder ausgetauscht werden sollte (Sartorius et al. 2014). In Japan wurde dieser Kritik bereits 2002 Rechnung getragen, indem der alte Begriff »Seishin-Bunretsu-Byo« (= Mind-Split Disease oder eben Schizophrenie) durch den neuen Begriff »Togo-Shitcho-Sho« (= Integration Disorder oder auf Deutsch Integrationsstörung) ersetzt wurde (Sato 2006). Nach ersten Untersuchungen traf dies auf eine große Akzeptanz bei Ärzten und Patienten. Ferner war dies nach einigen Untersuchungen mit einer Reduktion des daraus resultierenden gesellschaftlichen Stigmas verbunden (Takahashi et al. 2009; Ellison et al. 2015; Koike et al. 2016), was Stigma-Forscher aber teilweise darauf zurückführen, dass bei entsprechenden Umfragen der neue Begriff überhaupt noch nicht bekannt war (Rüsch 2021). Dennoch scheinen mir Begriffe wie »desintegrative Bewusstseinsstörung« oder »Salienzstörung« (van Os 2009) im Hinblick auf das klinisch Gemeinte näherliegend zu sein als die aktuelle, für meine Begriffe etwas mystisch-obskure Bezeichnung Schizophrenie.

> In Japan wurde die Schizophrenie 2002 in »Integrationsstörung« umbenannt. Ersten empirischen Untersuchungen zufolge hat sich die Stigmatisierung damit etwas verbessert. Das Schizophrenie-Konzept wurde dabei aber nicht aufgegeben.

9.3.2 Dimensionale statt kategoriale Klassifikation (die NIMH Lösung)

Dass die Schizophrenie als Pseudokategorie ein wesentliches Hemmnis für die Forschung darstellt, ist – wie oben ausführlich diskutiert – schon lange keine exotische Positon mehr (Insel 2010). Am National Institute for Mental Health (NIMH) wurde daher als Alternative zu den ICD- und DSM-basierten Pseudokategorien in Form der Störungsdiagnosen wie Schizophrenie oder Depression das sogenannte Research Domain Criteria (RDoC) System entwickelt. Es muss betont werden, dass dies nur zu Forschungszwecken und nicht für die klinische Anwendung erarbeitet wurde. Die Grundidee des RdoC-Systems besteht darin, dass psychische Störungen nicht mehr als Kategorien betrachtet werden (entweder vorhanden oder nicht), sondern als Dimensionen (bestimmte Eigenschaften sind mehr oder weniger ausgeprägt vorhanden). Dabei werden folgende fünf Domänen als kritische Funktionsbereiche des menschlichen Geists identifiziert (Cuthbert und Insel 2010; Insel 2014):

1. Das negative Valenz-System:
   Dazu werden Phänomene wie Furcht, Angst, Verlusterlebnisse und Belohnungsfrustrationen (erwartete Belohnung bleibt aus) gezählt.
2. Das positive Valenz-System:
   Das positive Valenzsystem soll Phänomene wie Lernen durch Belohnung, die Evaluation von Belohnungen, aber auch Gewohnheiten und ritualisierte Verhaltensweisen umfassen.
3. Das kognitive System:
   Unter der Überschrift des kognitiven Systems sollen Phänomene wie Aufmerksamkeit, Wahrnehmung, Kurz- und Langzeitgedächtnis und die kognitive Kontrolle zusammengefasst werden.
4. Das System für soziale Prozesse:
   Bindungsverhalten, die soziale Kommunikation, Selbstwahrnehmung und Selbstwertgefühl sowie kogntive Empathie und Mentalisierungsfähigkeiten werden unter der Überschrift »soziale Prozesse« beforscht.
5. Das Vigilanz-System (»arousal modulatory system«):
   Schließlich werden Phänomene wie Vigilanz, zirkadiane Rhythmen, und die Schlaf-Wach-Regulation unter der Überschrift des Vigilanz- bzw. Aktivierungs-Systems erforscht.

9.3 Die Alternative – die Schizophrenien im nächsten Jahrhundert

Die Auflistung macht auch dem Laien klar, dass unter den Überschriften zwar weitläufig verwandte, sicher aber nicht in allen Fällen, einheitliche psychobiologische Leistungen zusammengefasst werden. Die Ausrichtung ist dabei erkennbar an der Tierforschung orientiert, in der grundlegende neurobiologische Leistungen höherer Lebewesen überwiegend untersucht werden. Inwieweit dabei Phänomene, wie sie in der Forschung an Ratten oder Mäusen abgebildet werden, tatsächlich auf die deutlich komplexere psychobiologische Wirklichkeit von Menschen übertragen werden können, wird leider nur am Rande diskutiert. Allerdings weisen auch die Autoren dieses neuen Forschungskonzepts darauf hin, dass sie diese fünf Domänen als vorläufige Vorschläge verstanden wissen wollen, die im weiteren Forschungsprozess noch modifiziert werden können (Cuthbert und Insel 2010; Insel 2014).

Das übergeordnete Ziel dieser Forschungsinitiative ist es dabei, die klinischen und Grundlagenwissenschaften enger zusammen zu bringen, da eine Fokussierung auf die genannten Domänen es Tierforschern und klinischen Forschern erlaubt, an ähnlichen Konzepten zu arbeiten. Dieses Ziel greift dabei ein großes Problem der aktuellen Hirnforschung auf, nämlich, dass ein Großteil der Forschung an Tieren stattfindet. Dabei werden etwa durch Genmanipulationen oder durch gezieltes Stressen der Tiere durch Trennung von den Muttertieren Konstellationen hergestellt, die psychiatrische Krankheiten simulieren sollen. Dabei bleibt es aber das zentrale Problem solcher Tierforschung, dass die mentalen Leistungen von Ratten und Mäusen nur bedingt mit den ungleich komplexeren Fähigkeiten von Menschen verglichen werden können. Und so bleibt es nicht nur für interessierte Laien, sondern auch für Forscher nach wie vor ein viel diskutiertes Rätsel, was das überhaupt sein soll »eine schizophrene Maus« bzw. »eine schizophrene Ratte«.

Dennoch scheint mir das RDoC Projekt insofern überzeugend, als dass mit dieser Forschung grundsätzliche und Art-übergreifende Prinzipien der neuronalen Verarbeitung und Organisation von Phänomenen wie Affektmodulation, Impulsivität, Aggressivität, Schlaf-Wachregulation usw. erforscht werden können. Im Hinblick auf die klinische Psychiatrie scheint mir dieses Konzept aber zu kurz gesprungen zu sein. Denn es blendet die bereits jetzt in Ansätzen erkennbare nosologische Struktur psychischer Störungen aus und bleibt damit weit hinter der jetzt schon erkennbaren Komplexität psychischer Krankheiten und primärer Seinsweisen zurück. Theoretisch scheint das RDoC-Konzept aber aus metawissenschaftlicher Perspektive durchaus dazu geeignet, neurophysiologische Korrelate primärer multigenetischer psychischer Syndrome zu erhellen. Denn insofern, als dass bestimmte psychische klinische Syndrome sehr häufig in Form von vergesellschafteten Symptomclustern auftreten (paranoid-halluzinatorisches Syndrom, depressives Syndrom, autistisches Syndrom etc.), muss davon ausgegangen werden, dass einem solchen Syndrom mit Wahrscheinlichkeit eine ähnliche pathogenetische Endstrecke zugrunde liegt (Tebartz van Elst et al. 2016). Zumindest dieser Ausschnitt aus der dann wahrscheinlich meist multigenetisch bedingten Physiologie des Halluzinierens, des paranoiden Denkens bzw. des Depressiv-Seins müsste mit dem RDoC-Ansatz erhellbar sein. Wichtig erscheint es mir an dieser Stelle aber noch einmal darauf hinzuweisen, dass dies dann nichts Krankhaftes ist. Das bedeutet, mit diesem Ansatz würde theoretisch nicht die Pathologie des Halluzinierens, sondern eben die Physiologie des Halluzinierens erhellt. D. h. eine entsprechende Forschung würde erklären, wie die Hirne von Menschen organisiert sind, dass sie prinzipiell Halluzinieren können, unabhängig davon, ob das in einem bestimmten Leben tatsächlich vorkommt oder nicht.

> Im sogenannten RDoC Projekt des amerikanischen National Institute of Mental Health wurde das Schizophrenie-Konzept aufgegeben zugunsten eines dimensionalen Verständnisses einzelner Symptome wie z. B. dem Halluzinieren, der sozialen Kompetenz, dem Antrieb usw. Dieses Konzept entfernt sich aber in wichtigen Bereichen von der klinischen Wirklichkeit der de facto auftretenden Syndrome und Krankheiten.

9.3.3 Die Abschaffung der Schizophrenie (die neuropsychiatrische Lösung)

In diesem Kapitel möchte ich meine persönliche Sichtweise auf die Schizophrenie entwickeln. Welche Alternative zur Schiziophrenie würde ich persönlich bevorzugen?

Die im Folgenden vorgeschlagene Sichtweise möchte ich gerne als neuropsychiatrische Lösung beschreiben. Ich persönlich bin davon überzeugt, dass die »Peak-Schizophrenie« – um diesen Modebegriff aus der Ökonomie zu gebrauchen – schon lange hinter uns liegt. Die Schizophrenie wird es nach meiner Einschätzung in 100 Jahren nicht mehr geben bzw. nur noch als Reminiszenz an die Medizin- und wissenschaftsgeschichliche Vergangenheit, so wie heute der Begriff der »*dementia praecox*« noch einigen bekannt ist, ohne, dass er wirklich gebraucht wird.

Wie aber sollte dann von den Phänomenen gesprochen werden, die heute unter dem Sammelbegriff der Schizophrenie geführt werden?

Sollte bei gleicher inhaltlicher Bedeutung ein anderer Begriff gewählt werden, etwa wie in Japan die Integrationsstörung? Das halte ich deshalb für nicht zielführend, weil der eine Sammelbegriff in dieser Variante nur durch den anderen ersetzt würde und alle oben aufgeführten Nachteile nach wie vor wirksam wären bzw. sich mit der Zeit wahrscheinlich wieder entwickeln würden.

Sollte nur noch von einzelnen Symptomen gesprochen werden nach dem Motto: »Der Patient halluziniert und er hat eine Antriebsstörung und er ist impulsiv und er hat einen Verfolgungswahn, aber keine Negativsymptome«. Diese Aufzählung von Symptomen wäre zwar präzise und informativ, die Auflistung aller Symptome wäre aber unpraktisch, weil all diese Symptome de facto bei den meisten Menschen als Symptomcluster im Sinne der bereits geschilderten Syndrome (▶ Kap. 2) auftreten (halluzinatorisches Syndrom, paranoid-halluzinatorisches Syndrom, katatones Syndrom, hebephrenes Syndrom, Negativsyndrom). Außerdem werden in den nächsten Dekaden aller Wahrscheinlichkeit nach die beschriebenen (▶ Kap. 8) Kausalursachen, zumindest für einige der paranoid-halluzinatorischen, katatonen, depressiven oder hebephrenen Syndromen zumindest in Ansätzen identifiziert werden. Könnte die weitere Forschung etwa positiv belegen, dass das Modell der paraepileptischen Pathomechanismen zutrifft, so wäre diese Erkenntnis klinisch von großer Bedeutung. Man würde in diesem Fall von einer paraepileptischen Katatonie sprechen, weil diese Information von unmittelbarer therapeutischer Bedeutung wäre. Ähnlich würde man von einer NMDA-Rezeptor-Enzephalitis mit paranoid-halluzinatorischem Syndrom sprechen, wobei sowohl die Ursächlichkeit als auch die Symptomatik in dem zugegebenermaßen etwas längeren Begriff als Schizophrenie angesprochen wäre. Dies wäre aber nach meiner Analyse für alle Beteiligten sinnvoll und hilfreich, weil fast alle der oben geschilderten Nachteile vermieden werden könnten.

Eine neuropsychiatrische Klassifikation von psychischen Phänomenen, die aktuell unter dem Begriff Schizophrenie zusammengefasst werden, würde also folgenden Prinzipien folgen:

1. Eine wo möglich kausale Parzellierung würde etwa zu folgenden echten Krankheitsdiagnosen führen:
    a. VGKC-Enzephalitis mit halluzinatorischen Symptomen (▶ Kasuistik 11)
    b. NMDAR-Enzephalitis mit katatonen Symptomen (▶ Kasuistik 3)
    c. Steroid-responsive Enzephalopathie bei Hashimoto-Thyreoiditis und depressivem Syndrom (▶ Kasuistik 14)
    d. paraepileptisches paranoides Syndrom (▶ Kasuistik 5)
    e. fragiles X-Syndrom mit autistisch, paranoidem Syndrom
    f. 22q11-Syndrom mit ADHS und paranoid-halluzinatorischem Syndrom
    g. NPC mit Blickparese und halluzinatorischem Syndrom (▶ Kasuistik 9a, ▶ Kasuistik 9b)
    h. …
2. Wenn keine Kausalursachen erkannt werden, können syndromale Beschreibungen erfolgen:
    a. Primär-idiopathische Wahrnehmungsstörung
    b. Primär-idiopathische Reizfilterstörung
    c. Primär-idiopathisches akustisch-halluzinatorisches Syndrom
    d. Primär-idiopathisches familiäres katatones Syndrom
    e. …

Tabelle 9.1 (▶ Tab. 9.1) veranschaulicht, dass diese neuropsychiatrische Neuklassifikation schizophrener Krankheiten und Phänomene zu einer deutlichen begrifflichen Komplexitätszunahme in der Psychiatrie führen würde. Denn zum einen würden aus dem jetzigen Sammelbegriff der Schizophrenie zunächst einmal die kausal-begründbaren Krankheiten im engeren Sinne herausparzelliert. Dies wird erkennbar in den nächsten Jahrzehnten zu einer dramatischen Diversifizierung der psychiatrischen Krankheitslehre (Nosologie) führen. Denn ähnlich wie z. B. aktuell schon im Themenbereich Autismus erkennbar, wird es eine Vielzahl von genetischen strukturellen Variationen geben wie etwa dem fragilen-X-Syndrom oder dem 22q11-Syndrom, die u. a. auch mit der Entwicklung einer schizophrenen Symptomatik einhergehen. Diese sollten aber natürlich nicht unter der Kategorie Schizophrenie geführt werden, sondern unter dem angemesseneren kausalen Begriff.

Desweiteren werden zunehmend erworbene Krankheiten wie die vorgestellten limbischen Enzephalitiden (▶ Kap. 8) oder immunologischen Psychosen erkannt werden, die ebenfalls auch heute schon nicht unter dem Titel einer Schizophrenie, sondern nach ICD unter dem Begriff einer organischen oder sekundären schizophrenen Störung geführt werden sollten. Wichtig ist in diesem Zusammenhang zu erkennen, dass alle genannten Beispiele noch vor 10–20 Jahren dem damaligen Stand der Forschung entsprechend völlig angemessen als Schizophrenie diagnostiziert – und entsprechend behandelt – wurden. Dies illustriert, dass sich auch für diejenigen Ärzte, die mein Vorschlag nicht überzeugt, zunehmend mehr Patienten aus dem Bereich der Spalte 4 von Tabelle 9.1 (▶ Tab. 9.1, aktuell Schizophrenie: ICD-10 F20.x) in die Spalten 1 und 2 verschieben werden (ICD-10, organische schizophrene Störung: ICD-10 F06.2).

Darüber hinaus ist es mir persönlich, aber auch ein Anliegen, erneut darauf hinzuweisen, dass gerade auch der primär-idiopathische Bereich schizophrener Störungen genau analysiert werden muss. Hier würde ich konzeptuell eine Zweiteilung vorschlagen. Auf der einen Seite gibt es eine große Gruppe von Betroffenen, bei denen sich eine schizophrene Symptomatik vor dem Hintergrund einer erkennbar positiven Familienanamnese findet. In diesem Zusammenhang muss noch einmal darauf hingewiesen werden, dass nach aktuellem Stand der Forschung bereits über 100 Gene identifiziert werden konnten, die signifikant aber mit überwiegend kleiner Effektstärke das Schizophrenierisiko erhöhen (Schizophrenia Working Group of the Psychiatric Genomics Consortium 2014). Diese biologische Konstellation, in der zahlreiche Gene mit jeweils kleiner Effektstärke zur dimensionalen, d. h. mehr oder weniger stark ausgeprägten Manifestation einer Eigenschaft beitragen, ist – wie mehrfach diskutiert – gut bekannt bei der neurobiologischen Determination der Körpergröße (Lettre 2011; Wood et al. 2014). Diese Analogie ist mir deshalb wichtig, weil sie veranschaulicht, dass nicht jede körperliche bzw. psychobiologische Eigenschaft eines Körpers, die eine hohe Erblichkeit (genetische Konkordanz) aufweist – in den Worten der Alltagssprache also genetisch bedingt ist – deshalb im Sinne einer Erbkrankheit begriffen werden darf. Und so halte ich es mittlerweile entgegen meiner ursprünglichen eigenen Intuition doch für möglich – wenn nicht sogar für wahrscheinlilch – dass gerade die Menschen, die in der rechten Spalte der folgenden Tabelle (▶ Tab. 9.1) aufgelistet werden, eine multigenetisch bedingte Veranlagung zu einem schizophrenen Erleben und Denken aufweisen, die am ehesten im Sinne einer Normvariante begriffen werden muss. Wenn aus einer solchen Veranlagung etwa zum Halluzinieren kein relevanter subjektiver oder objektiver Leidendruck resultiert, muss diese Konstitution aus der Perspektive der theoretischen Medizin als Normvariante begriffen werden. Diese Sichtweise passt gut zu der in Kasten 6.1 (▶ Kasten 6.1) zusammengefassten hohen Häufigkeit von psychotischen Symptomen in der Allgemeinbevölkerung von 6–7 %. Diese 6–7 % stellen also ein psychobiologisches Extrem dar bezüglich der dimensionalen Verfasstheit menschlicher Körper im Hinblick auf das Halluzinieren oder das Vorkommen anderer psychotischer Symptome.

Gleichzeitig ist es mir wichtig, zu betonen, dass die Wirklichkeit eben komplex ist, und dass das dimensionale Verständnis des mehr oder weniger »Psychose-nah Gebaut-Seins« des eigenen Körpers eben nicht alle Phänomene der klinischen Wirklichkeit abbildet. So gibt es daneben eben auch psychotischen Syndrome, die wie echte kategoriale Krankheiten im Sinne der linken Spalte von Tabelle 9.1 (▶ Tab. 9.1) zu verstehen sind. Dieses Faktum ist auch der Grund dafür, weshalb sich das RDoC-System des amerikanischen NIMH nach meiner Überzeugung in der klinischen

Wirklichkeit nicht durchsetzen wird. Denn es ist rein forschungsorientiert konzipiert und bildet die Wirklichkeit der Phänomene in der alltäglichen Realität nicht angemessen ab.

Tab. 9.1: Prinzipien einer denkbaren, zukünftigen, klinisch-neuropsychiatrischen Klassifikation schizophrener Störungen.

Bisherige Bezeichnung	Neuropsychiatrische Neuklassifikation schizophrener Syndrome			
	Schizophrenie			
Nosologischer Status	Krankheiten		Normvariante bzw. Störung (je nach Schweregrad und Leidensdruck)	
Kausaler Status	Sekundäre, symptomatische psychotische Syndrome; Ursache bekannt		Primäre, idiopathische psychotische Syndrome Ursache unbekannt	
Normativer Status	Funktionale bzw. kategoriale Norm		Dimensionale bzw. statistische Norm	Normativer Status noch unklar
Genetisches Muster	Klare Genetik erkennbar/benennbar	Erworbene Klinik / Genetik unklar	Familiäre Veranlagung, wahrscheinlich multigenetisch	Idiopathisch Genetik unklar
Beispiele	22q1 1Syndrom	Limbische Enzephalitis (NMDAR, VGKC, AMPA, LGI1 ...)	Familiäre Halluzinosen	Halluzinatorisches Syndrom
	Niemann-Pick Typ C	Hashimoto-Enzephalopathien	Familiäre Katatonien	Paranoid-halluzinatorisches Syndrom
	akut-intermittierende Prophyrie	Paraepileptische Syndrome	Familiäre paranoid-halluzinatorische Syndrome	
	...	...	...	...

Erst diese umfassende neuropsychiatrische Sichtweise der Verschiedenartigkeit psychotischer Syndrome, die sowohl dimensional im Sinne einer Normvariante als auch kategorial im Sinne eines Eigenschafts- bzw. Stärke-Schwäche-Clusters verstanden werden können, erlaubt es, der individuellen Wirklichkeit eines konkreten Patienten gerecht zu werden. Nach meiner klinischen Erfahrung ist die möglichst nüchterne, möglichst wissenschaftliche Einordnung der gegebenen psychischen Symptome und Besonderheiten dabei die beste Voraussetzung dafür, dass Patienten und ihre Angehörigen sich verstanden fühlen und die ärztliche Diagnose auch als Hilfestellung für die Akzeptanz des eigenen So- und oft Anders-Seins akzeptieren und annehmen können. Dieser möglichst wissenschaftliche, neuropsychiatrische Blick auf die komplexe Wirklichkeit und Bedingtheit psychotischer Erlebens- und Denkweisen, erlaubt es nach meiner Erfahrung, der Schizophrenie ihre sakrale Besonderheit zu nehmen, indem man sie sowohl als Begriff als auch als Konzept abschafft.

Das bedeutet aber eben nicht, dass die de facto existierende Besonderheit und nicht selten extreme Qual halluzinatorischer oder paranoider Erlebensweisen geleugnet, negiert oder verniedlicht werden soll. Auch dies würde den nicht wenigen, leidenen Menschen, den Patienten, die den Terror kommentierender oder imperativer Stimmen erdulden müssen, nicht gerecht werden. Um sich das Ausmaß der Belastung dieser psychobiologischen Wirklichkeit zu veranschaulichen, mag jeder Leser sich an seinen schlimmsten Alptraum erinnern, und sich vorstellen, dass dieser bei hellem Tagesbewusstsein besteht und kein Ende nehmen will. Gerade die Qual, die aus dieser existenziellen Wirklichkeit psychotischen Erlebens für viele Betroffene oft resultiert, erklärt die hohe Suizidgefahr, die mit psychotischem Erleben einhergehen kann. Denn diesen Zustand auszuhalten, ist nicht leicht. Aber ebenso, wie der Alptraum Ausdruck einer Hirnerkrankung sein kann, ist es doch meist ein Phänomen, welches jeder gesunde Mensch mehr oder weniger oft in seinem Leben erleben wird, ohne ernsthaft krank zu sein. Er ist – höchstwahrscheinlich wie das Halluzinieren oder der Wahn – als Möglichkeit Folge der Art und Weise, wie der menschliche Körper und insbesondere das Gehirn nun einmal gebaut und organisiert ist.

Aus der neuropsychiatrischen Perspektive ist das Phänomen an sich – sei es das Halluzinieren, das Wähnen oder das Alpträumen – also nur ein Phänomen und keine Krankheit. Es kann Ausdruck einer Krankheit sein, angeboren oder erworben, oder aber auch der psychobiologischen strukturellen Besonderheit des eigenen Körpers im Sinne eines Stärke-Schwäche-Clusters. Beides ist möglich. Was im individuellen Fall zutrifft, kann nicht immer abschließend geklärt werden. Auf der Grundlage einer umfassenden psychobiologischen Diagnostik können aber oft für Arzt wie Patient sehr überzeugende Diagnosen gestellt werden. Dabei dürfen der Begriff und das Konzept der Schizophrenie angesichts der alltagssprachlichen Wirklichkeit, wie sie aktuell noch gegeben ist, nicht gemieden werden. Dennoch sind beide – Begriff wie Konzept – meiner Meinung nach zusammenfassend mehr Last als Hilfe, weshalb ich dafür plädiere, sie zu verlassen.

9.4 Neuropsychiatrische Diagnostik, Deutung und Therapie schizophrener Syndrome im 21. Jahrhundert

Da ich in zahlreichen Vorträgen zu dieser Thematik die Erfahrung gemacht habe, dass dieses Thema nicht nur Ärzte und Therapeuten, sondern auch Betroffene und Angehörige manchmal geradezu brennend interessiert, weiß ich auch, dass sich für viele die Frage stellt, was all das Gesagte und Vorgestellte nun ganz praktisch für die neuropsychiatrische Diagnostik und Therapie schizophrener, psychotischer Syndrome bedeutet. Daher sollen die entsprechenden Prinzipien, wie sie aktuell an der Freiburger Klinik praktiziert werden, hier abschließend kurz illustriert werden. Ich möchte aber einleitend betonen, dass es sich hierbei ausschließlich um die Vorgehensweise der Freiburger Klinik handelt. Ich möchte ganz ausdrücklich darauf hinweisen, dass sowohl die hier skizzierte Diagnostik als auch die Therapie bzw. die Therapieversuche teilweise ganz erheblich hinausgehen über das, was etwa in den aktuellen S3-Leitlinien zur Schizophrenie empfohlen wird (DGPPN 2019). Auch will ich keinesfalls die Behauptung aufstellen, dass all die Untersuchungen, die aktuell in der Freiburger Klinik angeboten werden, als Standard betrachtet werden können oder sollten. Es kann also sicher nicht davon ausgegangen werden, dass eine Diagnostik, die nicht ähnlich weit gehen würde wie hier praktiziert, deshalb unangemessen oder nicht fachgerecht wäre. Vielmehr muss ausdrücklich betont werden, dass die Diagnostik und die Therapieversuche, die auf der Grundlage der erhobenen Befunde auch in den in diesem Buch geschilderten Kasuistiken durchgeführt wurden, sich teilweise weit jenseits des aktuell empirisch belegbaren Wissens bewegen. Sie basieren zwar auf logisch nachvollziehbaren und vernünftigen Überlegungen, sind aber noch nicht durch groß angelegte empirische Untersuchungen allgemeingültig belegt und haben damit weitgehend den Status individueller Heilversuche.

9.4.1 Die Anamnese

In der *aktuellen Anamnese* sollte die Phänomenologie der psychopathologischen Besonderheiten möglichst detailliert festgehalten werden. Wichtig ist dabei vor allem, wie akut sich die Symptomatik entwickelt hat. Ein akuter bzw. subakuter Beginn einer psychotischen Symptomatik über wenige Wochen oder Monate kann etwa für eine limbische Enzephalitis oder Hashimoto-Enzephalopathie sprechen. Bei der Befragung sollte das Augenmerk dabei nicht nur auf die klassischen psychotischen Symptome, sondern auch auf Bewegungsstörungen, Anfallsereignisse, Verwirrtheitszustände, Schwindel, Gleichgewichtsstörungen, kognitive Störungen, aber auch auf andere internistische Besonderheiten wie etwa fieberhafte Erkrankungen, Entzündungen der Gelenke oder der Haut oder andere immunologische Symptome (Colitis, Arthralgien, Myalgien, Dermatitis, Iridozyklitis etc) gerichtet werden.

> Es ist dabei wichtig, sich immer wieder klar zu machen, dass psychische Symptome körperliche Symptome sind und somit in das neurophysiologische Gesamtgeschehen des menschlichen Körpers als dessen komplexeste psychobiologische Leistungen eingebettet sind.

Bei der Erhebung der *psychiatrischen Vorgeschichte* liegt das Augenmerk auf dem Langzeitverlauf. Gab es früher schon einmal ähnliche Symptome? Handelt es sich um einen phasisch-remittierenden Verlauf etwa wie bei klassisch manisch-depressiven Bildern (bipolare Störung) oder eher um einen primär-chronischen Verlauf? Es war Kraepelins Verdienst, die pathogenetische Bedeutung des Verlaufs herauszuarbeiten. Denn natürlich macht es aus der hirnphysiologischen Perspektive einen wichtigen Unterschied, ob Symptome phasisch remittierend gegeben sind und damit also de facto ausheilen können oder aber nicht. Leider wurde diese wichtige Erkenntnis später von Bleuler verwässert. Die Verlaufsanalyse erlaubt aus neuropsychiatrischer Perspektive Rückschlüsse auf die Dynamik des physiologischen Prozesses, der den interessierenden Symptomen zugrunde liegt. Entweder handelt es sich um einen Zustand, der offensichtlich remittieren kann (phasisch-remittierend) oder aber nicht (chronisch). Wichtig bei der Analyse der Vorgeschichte ist auch, ob es etwa bei einem Menschen mit einem phasisch-remittierenden, paranoid-halluzinatorischem Syndrom früher einmal manische oder hypomane Phasen gegeben hat. Denn dies könnte ein Hinweis auf einen bipolaren Pathomechanismus sein. Dies hat therapeutische Konsequenzen, da in einem solchen Fall z. B. an Lithium gedacht werden könnte, auch zur Therapie psychotischer Symptome.

Die *somatische Vorgeschichte* ist deshalb von Bedeutung, weil sie erhellt, in welchen gesundheitlichen Gesamtzusammenhang die fragliche psychotische Symptomatik eingebettet ist. Gab es etwa Schwangerschafts- oder Geburtskomplikationen oder eine perinatale Asphyxie, so könnte dies auf eine Beeinträchtigung v. a. von Hirnstamm- und Basalganglienfunktionen hinweisen, da diese perinatal wegen ihrer vergleichsweisen hohen Aktivität besonders empfindlich auf eine Minderversorgung mit Sauerstoff reagieren. Dies könnte z. B. in einem Kausalzusammenhang mit Tics, ADHS oder eben auch psychotischen Symptomen gebracht werden. Perinatale Anfälle oder Fieberkrämpfe könnten auf ein epileptisches oder paraepileptisches Geschehen hinweisen. Gleiches gilt für stattgehabte Hirnentzündungen (Enzephalitiden) oder Hirnhautentzündungen (Meningitiden). Relevante Schädel-Hirn-Traumata (SHT) könnten zu diskreten Hirnblutungen geführt haben, die direkt über Zellschädigungen oder über eine anfallssteigernde Wirkung epileptische oder paraepileptische Auswirkungen auf die Hirnfunktion haben könnten. Ähnliches gilt für relevante Infektionen z. B. nach Zeckenbiss mit Neuroborreliose oder anderen neurogenen Viren oder Bakterien. Schließlich ist auf systemische Erkrankungen aus dem rheumatischen Formenkreis (Streptokokkeninfektionen, rheumatisches Fieber, rheumatoide Arthritis) oder immunologische Erkrankungen (wie z. B. Lupus erythematodes, Riesenzellarteriitis etc.) zu achten, da fast alle systemischen Erkrankungen sich auch auf das Gehirn auswirken können.

Bei der *Medikamentenanamnese* sollte nicht nur daran gedacht werden, dass bestimmte Medikamente wie z. B. die antibiotischen Gyrasehemmer (*floxacine) direkt psychotische Symptome induzieren können, sondern z. B. auch wie in Kasuistik 8 (► Kasuistik 8) andere genetische Erkrankungen wie z. B. eine akut-intermittierende Porphyrie triggern können und somit als indirekte Auslöser eines psychotischen Syndroms fungieren können. Vor allem bei älteren Menschen muss immer daran gedacht werden, dass die oft zahlreichen Medikamente auch in ihrer Interaktion zu deliranten oder psychotischen Syndromen führen können. Bei jüngeren Menschen muss an dieser Stelle vor allem an einen Substanz- und Drogenkonsum gedacht werden. Vor allem bei Menschen mit einer multigenetischen Vulnerabilität können auch die heutzutage oft verharmlosten Drogen wie Cannabis und THC durchaus klassisch schizophrene Syndrome triggern.

Drogenerfahrungen sind aus neuropsychiatrischer Perspektive auch deshalb wichtige Informationsquellen, weil sie Informationen über das kybernetische Setup des individuellen neurophysiologischen Systems des Patienten liefern. Sie können theoretisch wie ein Stimulationstest, wie etwa in der Neurologie bei einem L-Dopa-Test, bei einem fraglichen Morbus Parkinson verstanden werden. Reagierte ein Mensch etwa in der Vergangenheit mit psychosenahen Dekompensationen bereits auf kleine Mengen halluzinogener Substanzen wie etwa Cannabis, so kann daraus geschlossen werden, dass das zerebrale System des betreffenen Patienten möglicherweise multigenetisch im Sinne einer Normvariante »psychosenah« organisiert ist. In diesem Fall sollte extrem vorsichtig mit propsychotischen Substanzen wie Stimulantien oder etwa Ketamin auch im Off-Label Heilversuch umgegangen werden. Führte dagegen der Konsum von dopaminergen Substanzen wie Kokain, Speed oder Partydrogen zu einer Beruhigung und gedanklichen Ordnung, so kann dies als Hinweis auf eine individuelle Veranlagung im Sinne einer ADHS verstanden werden, was im weiteren Verlauf für Medikationsversuche mit Stimulantien sprechen würde. Solche Informationen sollten unbedingt wahrgenommen und analytisch verarbeitet werden, um im Sinne einer personalisierten neuropsychiatrischen Therapieplanung die besten Konzepte für den individuellen Patienten zu entwickeln.

Die *Familienanamnese* ist deshalb von Bedeutung, weil sie vor allem dann, wenn viele Familienmitglieder vorhanden sind, eine Abschätzung des familiär-genetischen Risikos erlaubt. Augenmerk sollte dabei auch auf möglicherweise subsyndromal vorhandene Persönlichkeitsstrukturen gelegt werden. An dieser Stelle ist es wieder wichtig, zwischen der klassisch Mendel'schen Vererbung monogenetischer Erkrankungen (z. B. fragiles-X-Syndrom, 22q11-Syndrom) und der multigenetischen Vererbung zu unterscheiden. Eine hilfreiche Frage gerade auch im Hinblick auf die deutlich häufigere multigenetische, dimensionale, familiäre Vererbung ist dabei die, ob irgendjemand in der Familie ähnlich strukturiert sei. Das muss natürlich nicht bedeuten, dass diese Familienmitglieder deshalb eine psychische Krankheit haben. Die klinische Erfahrung zeigt aber, dass Familienmitglieder von Indexpatienten mit schizophrenen, autistischen oder ADHS-artigen Besonderheiten beruflich und in ihrem sozialen Leben oft sehr erfolgreich sein können, obwohl sie erkennbar ähnliche Stärke-Schwäche-Muster aufweisen, wie ein Index-Patient.

Die *Biografische und Entwicklungsanamnese* ist der Ort, an dem das Vorhandensein von Entwicklungsstörungen wie Autismus, ADHS oder etwa Tic-Störungen geklärt werden muss. All diese Entwicklungsstörungen sind sowohl in ihrer sekundär-erworbenen Form als auch im primär-multigenetischen Sinne mit einem klinisch gut erkennbaren und empirisch auch gut belegten erhöhten Risiko für psychotische Dekompensationen verbunden. Gerade bei autistisch strukturierten Menschen kommt es im Kontext von psychosozialen Stresssituationen immer wieder zu Dekompensationen, die durchaus auch mit psychotischen Phänomenen wie Stimmen-Hören, wahnhaftem Einengen auf überwertige Themen oder aber extremen Reizüberflutungssituationen (Over-Load) einhergehen können. Solche Dekompensationen können im Querschnitt einem klassischen paranoid-halluzinatorischen und damit schizophrenen Syndrom entsprechen (Tebartz van Elst 2018). Ich persönlich würde sie vor allem dann, wenn die psychotische Symptomatik nach Therapie und Rekompensation wieder vollständig verschwindet, nicht als schizophrene Störung diagnostizieren, sondern als psychotische Dekompensation bei Autismus-Spektrum-Störung – ein Vorgehen, welches im Übrigen auch durch die ICD-10-Klassifikation gedeckt ist (WHO 1991). Das Vorhandensein solcher Entwicklungsstörungen zeigt sich dabei bei der genauen Exploration der Entwicklungsanamnese. Wie gestaltete sich die frühe Entwicklung beim Laufen- und Sprechen-Lernen? Gab es Besonderheiten der Feinmotorik und der Entwicklung der neuropsychologischen Teilleistungen wie Lesen, Schreiben, Sprechen, Sprache? Wie entwickelte sich die soziale Wahrnehmung und Kognition? Gab es Probleme mit dem Sozialverhalten in Kindergarten, Grundschule und den weiterführenden Schulen? Wann genau in der Entwicklung können erste Besonderheiten identifiziert werden? Ohne eine genaue Analyse der Entwicklungsanamnese ist insbesondere die Abgrenzung der schizophrenen von den Autismus-Spektrum-Störungen oft nicht sicher möglich. Außerdem zeigt sich dabei, wie möglicherweise schon früh vorhandene, aber lange verborgene psychotische Symptome wie das Hören von Stimmen, sich auf das Leben und Sozialverhalten von betroffenen Jugendlichen und jungen erwachsenen Menschen ausgewirkt hat. Denn die Stigmatisierung der Schizophrenie führt nicht selten dazu, dass Menschen, die Stimmen-Halluzinieren, auch gegenüber engsten Angehörigen und Freunden sowie gegenüber Ärzten Angst haben, sich mit diesen Symptomen zu offenbaren, weil sie – nicht ganz zu unrecht – befürchten, abgestempelt, ausgegrenzt und nicht mehr ernst genommen zu werden.

Im Rahmen eines *systemischen Überblicks* sollten schließlich die Kopf-bezogenen Funktionen (Riechen, Sehen, Hören, Schmecken, Schlucken) sowie die klassischen Symptome des kardiovaskulären (Herzschmerzen, Belastungsdyspnoe, Palpitationen), respiratorischen (Husten, Auswurf, Blut im Sputum, Asthma), gastrointestinalen (Bauchweh, Durchfälle, Verstopfung, Blut im Stuhl), urogenitalen (Probleme oder Schmerzen beim Wasser lassen, Blut im Urin, Verfärbung des Urins, Erektionsstörungen, Dyspareunie, Libidoverlust, Besonderheiten der Regel), lokomotorischen (Muskel oder Gelenkbeschwerden) und neurologischen Systems (Gefühlsstörungen, Lähmungen, Gleichgewichtsstörungen, Schwindel) abgefragt werden, um sicherzustellen, dass nicht relevante Randsymptome übersehen wurden. Auch auf seltene Hautsymptome sollte geachtet werden, da sie z. B. den entscheidenen auf metabolische Systemerkrankungen wie etwa bei einem Morbus Fabry (Fibrome im Badehosenbereich) oder genetische Erkrankungen wie bei den Phakomatosen (Café-au-lait-Flecken bei Vitamin-B12-Mangel oder Neurofibromatose) liefern können.

9.4.2 Die klinischen Zusatzuntersuchungen

In Rahmen der klinischen Untersuchungen sollte nicht nur der psychopathologische Befund erhoben werden, sondern auch eine orientierende neurologische und internistische Untersuchung durchgeführt werden. Viele der hier zu erhebenden Befunde können bereits im Rahmen des oben geschilderten systemischen Überblicks erfragt werden. Auch dieses umfassende Untersuchungsgeschehen ist der Erkenntnis geschuldet, dass psychotische Symptome letztendlich psychobiologische und damit körperliche Symptome sind, die nicht entkoppelt werden können von der gesamtgesundheitlichen Situation des menschlichen Körpers. Denn schlussendlich ist das

9.4 Neuropsychiatrische Diagnostik, Deutung und Therapie im 21. Jahrhundert

Gehirn auch nur eines von vielen Organen des Körpers, welches der systemischen Gesundheit oder Krankheit eines Körpers nicht entzogen ist. Daher ist es auch wichtig, im Rahmen dieser Untersuchungen auf etwaige Symptome einer Mangelernährung, Überernährung oder möglicher Vitaminmangelerscheinungen bei nicht selten zu beobachtenden einseitigen Ernährungsgewohnheiten zu achten.

In der klinischen Praxis stellt sich dann die immer schwer zu beantwortende Frage, wie weit eine organische Abklärung einer psychotischen Symptomatik im Einzelfall gehen sollte. Dazu werden in Tabelle 9.2 die verschiedenen aktuell diskutierten, praktizierten und empfohlenen Herangehensweisen zusammengefasst (▶ Tab. 9.2). Es muss dabei erneut betont werden, dass sich das Forschungsgebiet in ständigem Fluss befindet, sodass sich hier auch in kurzer Zeit weitgehende relevante Änderungen ergeben können. Darüber hinaus wird das an der Freiburger Klinik etablierte Protokoll zur Basisdiagnostik möglicher organischer Ursachen psychotischer Störungen (Endres et al. 2020a) im Detail im Anhang (▶ Anhang 1) dargestellt. Es wird deshalb dieser Buchpublikation beigefügt, weil immer mehr diesbezügliche Anfragen an die Freiburger Klinik gestellt werden, die mangels Zeit und Refinanzierung leider inzwischen anders als ursprünglich nicht mehr individuell beantwortet werden können.

An dieser Stelle sei aber erneut ausdrücklich darauf hingewiesen, dass es sich dabei um ein diagnostisches Protokoll einer spezialisierten universitären Klinik handelt, welches weit über die gemäß S3-Leitlinien etablierten Standards hinausreicht und damit nicht als Referenz für eine allgemeine adäquate Diagnostik psychotischer Störungen verwendet werden kann. Auch werden die Laborparameter, die über diese allgemein etablierte diagnostische Routine hinausgehen fortwährend im Sinne einer klinischen Forschung auf ihre Sinnhaftigkeit und Effizienz analysiert und gegebenenfalls angepasst, sodass sich im Laufe der Jahre immer wieder auch weitere Anpassungen in die eine oder andere Richtung ergeben können.

Tab. 9.2: Empfehlungen und diagnostische Protokolle bei Verdacht auf organische Psychosen (modifiziert nach Tebartz van Elst und Endres 2020)

Modalität	Konsens-Empfehlung (nach Pollak et al. 2020)	S3-Leitlinien (DGPPN 2019)	Freiburger Protokoll (Endres et al. 2020a)	Anmerkungen
EEG	Keine Spezifikation	Keine Spezifikation	32-Kanal klinisches Routine EEG	
MRT	FLAIR Sequenzen	T1, T2, FLAIR Sequenzen, bei Auffälligkeiten weiterführende Diagnostik mit Kontrastmittel-MRT (bei nicht Verfügbarkeit oder Kontraindikationen	FLAIR axial + FLAIR coronar »hippocampal view«, T2 coronar, DWI axial und coronar, T2* axial oder SWI, T1-MPRAGE (1x1x1 mm); bei spezifischem Verdacht mit Kontrastmittel	Eine CT Untersuchung erscheint nicht geeignet, um immunologische Prozesse mit hinreichender Sicherheit zu beurteilen

Tab. 9.2: Empfehlungen und diagnostische Protokolle bei Verdacht auf organische Psychosen (modifiziert nach Tebartz van Elst und Endres 2020) – Fortsetzung

Modalität	Konsens-Empfehlung (nach Pollak et al. 2020)	S3-Leitlinien (DGPPN 2019)	Freiburger Protokoll (Endres et al. 2020a)	Anmerkungen
		für eine MRT Untersuchung: CCT)		
Liquor (CSF)	Routine und antineuronale Antikörper	Keine Spezifikation	Routine und antineuronale Antikörper (bei spezifischem Verdacht kann eine Bestimmung der Antikörperbindung auf nativen murinen zerebralen Gewebsschnitten hilfreich sein)	
Labor	Anti-neuronale Antikörper	Obligat: Differenzialblutbild Nüchternblutzucker und ggf. HbA1c GPT, Gamma-GT Kreatinin/eGFR Natrium, Kalium, Calcium BSG/CRP Schilddrüsenparameter (initial TSH) Fakultativ: Creatininkinase (CK), Rheumatologisches Labor, Eisen- und Kupferstoffwechsel, Vitamin B1, B6, B12, Serologie für wichtige Infektionserkrankungen (HIV, Hepatitis, Lues, etc.) ...	Routine: BB, E'lyte, Nieren/Leberwerte, Schilddrüsenhormone, CRP, HBA1c, Lipide, U-Status, Vitamin B12, Folsäure, Vitamin D, Selen; Lues-, Borrellienserologie, anti-TPO, TG and TRAK, Rheuma-Screening: IgA, IgG, IgM, Immunfixation; CH 50, C3, C4, C3D, Antiphospholipid AK, ANA-IF-Screening (falls ANA Screening positiv: ENA Spezifikation: anti-dsDNA, Histone, rib. P-Proteine, snRNP, Sm, SS-A/Ro, Ro-52, SS-B/La, Scl-70, PM-SCL, Jo-1, Zentromere, PCNA; Nukleosomen, DFS-70), ANCA-IF-Screening (falls positiv Testung auf MPO, PR3), Alpha-Galaktosidase,	Hyponatriämie kann auf LGI1 Enzephalitis hinweisen

Tab. 9.2: Empfehlungen und diagnostische Protokolle bei Verdacht auf organische Psychosen (modifiziert nach Tebartz van Elst und Endres 2020) – Fortsetzung

Modalität	Konsens-Empfehlung (nach Pollak et al. 2020)	S3-Leitlinien (DGPPN 2019)	Freiburger Protokoll (Endres et al. 2020a)	Anmerkungen
			Antineuronale Antikörper gegen: Hu, Yo, Ri, CV2/CRMP5, Amphiphysin, Ma1, Ma2, SOX1, GAD65, Tr (DNER), Zic4; VGKC (LGI1, CASPR2), GABA B, NMDA-R, AMPA 1 und AMPA 2; Aquaporin4, MOG	
FDG-PET	Keine Spezifikation	Keine Spezifikation	Bei spezifischem Verdacht	

9.4.3 Die Elektroenzephalografie (EEG)

Das EEG sollte meiner Meinung nach zur Basisdiagnostik psychotischer Störungen gehören und zwar auch dann, wenn sich anamnestisch keine Hinweise auf ein Anfallsgeschehen finden. Kasuistik 10 (▶ Kasuistik 10) ist ein anschauliches Beispiel dafür, wieso dies im Einzelfall von sehr weitreichender Bedeutung für betroffene Patienten sein kann (vgl. auch Tebartz van Elst und Perlov 2013). Bei auffälligen EEG-Befunden oder einer klinischen Konstellation, die auf ein paraepileptisches Geschehen hinweist, könnten auch intensivere EEG-Untersuchungen wie etwa ein Schlaf-EEG, ein ambulantes EEG-Monitoring oder sogar noch ausführlichere Untersuchungen im Rahmen einer Video-Telemetrie dann in Kooperation mit einer epileptologischen Fachabteilung ratsam sein. Gerade im Hinblick auf die bereits thematisierten limbischen Enzephalitiden (▶ Kap. 8.3) oder immunologischen Enzephalopathien erweist sich das EEG dabei sogar als ein oft sensitiveres Untersuchungsinstrument als etwa die MR-Bildgebung.

9.4.4 Die bildgebenden Untersuchungen

Da psychische Symptome unspezifisch sind im Hinblick auf die ihnen zugrunde liegende Ursächlichkeit sollte bei allen relevanten psychischen Störungen eine Bildgebung des Gehirns durchgeführt werden. Die zerebrale Computertomografie (*CCT*) ist dabei leichter verfügbar und sensitiver im Hinblick auf Hirnblutungen. Da es aber bei den psychischen Störungen meist auch um den Ausschluss diskreter entzündlicher Auffälligkeiten des Gehirns geht, ist eine *MRT*-Untersuchung der CCT sicher vorzuziehen, da sie im Falle eines unauffälligen CCT ohnehin angeschlossen werden müsste und darüber hinaus nicht mit einer Strahlenbelastung verbunden ist. Bei spezifischem Verdacht auf diskrete Entzündungsprozesse sollte in Absprache mit den Neuroradiologen dabei auch die Durchführung von diesbezüglich besonders sensitiven MR-Aufnahmesequenzen und gegebenenfalls die Gabe von Kontrastmittel erwogen werden. Bei speziellen Fragestellungen kann darüber hinaus eine *FDG-PET*-Untersuchung, insbesondere bei Verdacht auf immunologische Enzephalopathien, sinnvoll sein. Eine entsprechende Diagnostik sollte aber an Zentren mit besonderer Erfahrung durchgeführt werden, da andernfalls die Interpretation der Befunde Schwierigkeiten bereiten könnte.

9.4.5 Die Laboruntersuchungen

Die Laboruntersuchungen bei neu aufgetretenen, akuten psychotischen Syndromen beinhalten in der Freiburger Routine neben den üblichen Parametern (Blutbild, Differenzialblutbild, Elektrolyte, Nierenwerte, Leberwerte, Entzündungsparameter) auch Antikörperuntersuchungen der Schilddrüse sowie der neuronalen Antikörper. Letztere werden meist zeitgleich mit der ebenfalls routinemäßig angebotenen Liquoruntersuchung durchgeführt, sodass bestimmt werden kann, ob auch im Liquorraum spezifische Antikörper vorhanden sind. Weitere Laboruntersuchungen etwa im Hinblick auf genetische, metabolische oder Speicherkrankheiten werden auf der Grundlage der umfassenden Fallanalyse spezifisch angefordert.

Auf der Grundlage eines derartigen diagnostischen Prozesses stellt sich dann für den Kliniker immer wieder die Frage, welche Befunde in diesem Zusammenhang denn dann auf das Vorliegen einer immunologischen Enzephalopathie hinweisen. Hier wurden in den vergangenen Jahren verschiedene Arbeiten veröffentlicht, die auf die wichtigsten Hinweissignale nach aktueller klinischer Auffassung hinweisen (Herken und Prüss 2017; Al-Diwani et al. 2017; Tebartz van Elst et al. 2019; Endres et al. 2019; DGPPN 2019; Pollak et al. 2020). Die folgende Tabelle (▶ Tab. 9.3) fasst die entsprechenden Auffälligkeiten zusammen.

Tab. 9.3: Warnzeichen, die bei einem psychotischen Syndrom auf eine möglicherweise zugrunde liegende immunologische Enzephalopathie hinweisen (modifiziert nach Herken und Prüss 2017; DGPPN 2019; Pollak et al. 2020; Tebartz van Elst und Endres 2020).

Warnstufe Gelb	Warnstufe Rot
Rascher Beginn und rasche Verschlechterung der psychotischen Symptome trotz Therapie	Bewegungsstörungen (dyskinetische oder dystoniforme orofaziale, Rumpf- oder Extremitätenbewegungen
Bewusstseinsstörungen	Liquorauffälligkeiten (lymphozytäre Pleozytose) Liquor spezifische oligoklonale Banden ohne Hinweis auf Infektion
Fokal neurologische Auffälligkeiten, Parästhesien etc.	Epileptische Anfälle

Tab. 9.3: Warnzeichen, die bei einem psychotischen Syndrom auf eine möglicherweise zugrunde liegende immunologische Enzephalopathie hinweisen (modifiziert nach Herken und Prüss 2017; DGPPN 2019; Pollak et al. 2020; Tebartz van Elst und Endres 2020). – Fortsetzung

Warnstufe Gelb	Warnstufe Rot
Autonome Instabilität wie Blutdruckschwankungen, Tachykardien etc.	Faziobrachiale dystone Anfälle
Dysarthrie und Aphasie	Verdacht auf ein malignes neuroleptisches Syndrom
Schlechtes Ansprechen auf neuroleptische Standardtherapie	MRT-Auffälligkeiten (mesiotemporale Signalhyperintensitäten, fokale Atrophie)
Hyponatriämie, die nicht durch andere Medikamente wie SSRIs oder Carbamazepin erklärbar ist	EEG-Auffälligkeiten (Verlangsamung, epileptische Aktivität, ›extreme delta brush‹)
Katatonie	
Kopfschmerzen oder neue Kopfschmerzmuster	
Andere Autoimmunerkrankungen (z. B. Thyreoiditis)	
Grippale Infektionserkrankungen im Vorfeld der Entwicklung der Psychose	
Entwicklung einer tumorösen Erkrankung im Vorfeld der psychotischen Entwicklung	

9.4.6 Die Therapie

Bei der Therapie psychotischer Syndrome muss das akute Symptommanagement und die mittel- bis langfristig möglichst kausale Therapie der Ursächlichkeit psychotischer Symptome unterschieden werden.

Beim akuten Symptommanagement stehen im klinischen Alltag meist die seit vielen Jahren und Jahrzehnten bekannten Medikamente in Form der Antipsychotika, Benzodiazepine, Antidepressiva oder auch Antikonvulsiva im Vordergrund. Wird etwa ein Patient wegen akuter quälender Halluzinationen in der Ambulanz vorstellig, so muss meist auch akut reagiert werden, bevor die Ursächlichkeit der psychotischen Symptomatik in dem oben geschilderten Prozess, der praktisch oft mehrere Tage, Wochen gelegentlich sogar Monate dauern kann, geklärt werden kann. Dabei kommen die klassischen Medikamente und Interventionen zum Einsatz, wie sie allen Standardlehrbüchern der Psychiatrie oder auch den S3-Leitlinien entnommen werden können.

Der therapeutische Unterschied im neuropsychiatrischen Ansatz im Vergleich zu den etablierten Abläufen liegt darin, dass über die klassische psychiatrische Befunderhebung und Klassifikation nach ICD und DSM hinausgehend spezifische Annahmen und Hypothesen im Hinblick auf die wahrscheinlichste Verursachung der beobachtbaren psychotischen Symptomatik angestrebt werden sollen. So spielt es zumindest in meinem Denken durchaus eine Rolle, ob etwa ein Patient, der mit einem akuten erregten paranoid-halluzinatorischem Syndrom vorstellig wird, einen Vater hat, der an einer manisch-depressiven Erkrankung leidet oder nicht. Gleiches würde für einen Patienten mit EEG-Auffälligkeiten wie Kasuistik 5 oder 10 (► Kasuistik 5, ► Kasuistik 10) gelten. Bei Hinweisen auf eine limbische Enzephalitis oder immunologischen Enzephalopathie sollte in jedem Einzelfall eine immunmodulatorische Therapie erwogen werden. Kann schließlich eine NPC-Erkrankung identifiziert werden, sollte Miglustat versucht werden und bei einer akut intermittierenden Porphyrie die dort angezeigte kausale Therapie in die Wege geleitet werden.

Tab. 9.4: Neuropsychiatrische Therapieprinzipien schizophrener Syndrome (IRDA = intermittierende rhythmische Delta-Aktivität, ein pathologischer EEG-Befund; SWC = Spike-Wave-Complex, ein pathologischer EEG-Befund; VG = Vorgeschichte).

1. Diagnostische Klärung möglicher oder zumindest wahrscheinlicher Ursachen des psychischen Syndroms

2. In der Akutbehandlung psychotischer Syndrome kann weitgehend den etablierten pharmakotherapeutischen und psychotherapeutischen Prinzipien gefolgt werden

3. In der postakuten und mittelfristigen Behandlung sollten möglichst kausale Therapieprinzipien angestrebt werden:

Kausale Ätiologie/ Pathogenese	Klinische Merkmale	Relevante Zusatzbefunde	Therapie
paraepileptische Pathomechanismen	anfallsverdächtige Syndrome, epileptische Anfälle in der Vorgeschichte, Fieberkrämpfe, Enzephalitiden, Meningitiden	Fokale MR-Auffälligkeiten, spezifische EEG-Pathologien wie z. B. IRDAs oder SWCs, evt. fokale PET-Befunde	Pharmakologische Therapieversuche mit Antikonvulsiva erwägen
Bipolare Pathomechanismen	phasisch-remittierender Verlauf, manische Episoden in der Vorgeschichte, Familienanamnese für Bipolarität		Phasenprophylaktika und Lithium erwägen, Alkoholkarenz, Vermeidung prokonvulsiver Substanzen, Schlafregulierung
Limbische Enzephalitiden, immunologische Psychosen, Hashimoto-Enzephalopathien	akut-subakuter Beginn der Syndromatik, kognitive Beeinträchtigungen, Bewegungsstörungen, Anfälle, fieberhafte Infekte vor Beginn der Klinik, Tumorerkrankungen in der VG	EEG-Pathologien, White-Matter-Lesions in der MRT, pathologischer Liquor-Befund; pathologischer Befund im PET, antineuronale Antikörper oder Schilddrüsenantikörper,	folgende Maßnahmen erwägen: Kortisonstoß-Therapie, IV-AK Therapie, Plasmapherese, spezifische Immunologika wie Rituximab,

Tab. 9.4: Neuropsychiatrische Therapieprinzipien schizophrener Syndrome (IRDA = intermittierende rhythmische Delta-Aktivität, ein pathologischer EEG-Befund; SWC = Spike-Wave-Complex, ein pathologischer EEG-Befund; VG = Vorgeschichte). – Fortsetzung

		Teratome oder andere Tumoren, die mit paraneoplastischen IE vergesellschaftet sind	Cyclophosphamid, Azathiprin etc.
Niemann-Pick Typ C (NPC)	Atypische psychotische Syndromatik, Ataxie, Blickparese, Dysarthrie, Bewegungsstörung, Milzvergrößerung	Keine zwingenden richtungweisenden EEG oder MRT oder Liquorbefunde	Miglustat erwägen
Akut-intermittierende Porphyrie	Psychotische Symptomatik, Bauchschmerzen und Magen-Darm-Symptome, Hypertonie und Herzrhythmusstörungen, Hyponatriämie	Getriggert durch Stress, Medikamente, Hormone	Medikamente absetzen, Hämarginat-Infusion, Glukose Infusion, forcierte Diurese
Die etablierten, psychotherapeutischen, sozialpsychiatrischen und rehabilitativen Behandlungsprinzipen können beibehalten werden, da sie unabhängig von der Kausalität die Sekundärfolgen psychotischer Syndrome adressieren			

Die vorherige Tabelle (▶ Tab. 9.4) fasst die entsprechenden Therapieprinzipien zusammen. An dieser Stelle sei darauf hingewiesen, dass davon auszugehen ist, dass sich sowohl bei der Diagnostik als auch bei der Therapie entsprechender psychotischer Syndrome in den nächsten Dekaden eine – hoffentlich – stürmische Entwicklung ergeben wird. Insbesondere der Themenbereich der limbischen Enzephalitiden und immunologischen Psychosen, aber auch denkbare Erkenntnisse im Hinblick auf paraepileptische Pathomechanismen oder weitere teils genetisch bedingte Stoffwechselstörungen wie die NPC-Erkrankung könnten hier nach meiner Einschätzung und Hoffnung zu einem Paradigmenwechsel im Denken, Deuten und Therapieren schizophrener Syndrome führen.

Die größte Neuerung, die sich aktuell für die klinische Praxis der Psychiatrie abzeichnet, ist dabei sicher die, dass immunologische therapeutische Interventionen in Form von Kortisonimpulstherapieversuchen, Plasmapheresen oder die Applikation von Immuntherapeutika wie Rituximab, Azathiorpin oder Methothrexat eine zunehmende Rolle, wenn auch nur bei Einzelfällen, spielen werden. Dabei sollte insbesondere bei der Durchführung komplexerer immunologischer Therapiemaßnahmen wie Plasmapherese oder Rituximabgabe sicher immer die Kooperation mit spezialisierten Zentren und neurologischen Kliniken gesucht werden. Eine Kortisonimpulstherapie ist dagegen auch im klassischen Setting einer psychiatrischen Versorgungsstation gut realisierbar.

Da hier in vielen Kliniken noch eine erhebliche Unsicherheit im Hinblick auf die Durchführung einer solchen Therapie besteht, wurde in Anhang 2 das an der Freiburger Klinik etablierte Procedere im Hinbick auf eine Kortisonstoßtherapie und in Anhang 3 mögliche Aufklärungsunterlagen angehängt. Da bei erfolgreichem Kortisonstoßtherapieversuch häufig weitere immunmodulatorische Maßnahmen als Option im Raum stehen wie etwa eine Plasmapherese oder eine immunmodulatorische Behandlung mit Rituximab, hierfür aber regelhaft zunächst eine Kostenübernahmeerklärung seitens der Kostenträger beigebracht werden muss, wurde darüber hinaus in Anhang 4 ein fiktiver beispielhafter Kostenübernahmeantrag für eine Patientin der Freiburger Klinik angehängt. Inhaltlich soll hier aber noch einmal betont werden, dass zumindest an der Freiburger Klinik solche konkreten Therapiemaßnahmen aktuell immer in enger Kooperation mit den Kliniken für Neurologie und Rheumatologie durchgeführt werden. Allerdings wird in solchen Kontexten regelmäßig von den psychiatrischen Behandlern bei primär psychiatrischer Präsentation der Krankheit erwartet, entsprechende Kostenübernahmeerklärungen beizubringen, weshalb hier ein exemplarischer entsprechender Antrag angehängt wurde.

10   Die Abschaffung der Schizophrenie – ein antipsychiatrisches Statement?

In diesem Buch argumentiere ich zusammenfassend aus neuropsychiatrischer Perspektive für die Abschaffung nicht nur des Schizophrenie-Begriffs, sondern auch des Schizophrenie-Konzepts. D. h., ich plädiere dafür, das Konzept Schizophrenie als Sammelbegriff für eine Gruppe von unterschiedlich verursachten und bedingten Krankheiten, Phänomenen und Seinsweisen im Denken zur Seite zu legen. Die Schizophrenie erscheint mir zu vage, unbestimmt, unabgegrenzt, verborgen und mystisch, um als wissenschaftlicher Fachbegriff und Bezeichnung für die im Detail unterschiedlich aussehenden und verursachten Störungen des Wahrnehmens, Denkens, Wollens und Fühlens zu taugen. Er mag pragmatisch, in manchen Fällen hilfreich sein, weil er Ausmaß und Schwere einer psychischen Symptomatik und daraus resultierender Einschränkungen und Behinderungen, auch für Laien, fassbar macht. Aber im Kern würde ich der Kritik von Szasz zustimmen, dass es sich bei dem Schizophrenie-Begriff und -Konzept um ein sakrales, verborgenes und damit wissenschaftlich untaugliches, weil unklares Konstrukt handelt (Szasz 1973).

Das bedeutet genauer, dass ich vorschlagen möchte, über eine Umbenennung des Schizophrenie-Begriffs, wie er in Japan 2002 vollzogen wurde, hinauszugehen und auch im klinischen Alltag den Begriff abzuschaffen. Alternativen sind in Form des in Kapitel 9.3 (▶ Kap. 9.3) entwickelten neuropsychiatrischen Systems der Klassifikation psychotischer Phänomene in meinen Augen vorhanden und praktikabel. Die neuropsychiatrische Sichtweise erlaubt es, der Komplexität und Vielfalt der Phänomene, die aktuell unter dem Namen Schizophrenie zusammengefasst werden, vor allem im Einzelfall besser gerecht zu werden. Eine Abschaffung der Schizophrenie würde nach meiner Auffassung einen Gewinn, insbesondere für die Forschung, aber auch für die klinisch diagnostische und therapeutische Pragmatik im Umgang mit schizophrenen Phänomenen darstellen wie in diesem Buch ausführlich diskutiert.

Die Abschaffung der Schizophrenie wird auch aus Kreisen gefordert, die eher der antipsychiatrischen Bewegung zuzuordnen sind (http://www.antipsychiatry.org/). Ich möchte dieses Buch aber ausdrücklich nicht als antipsychiatrisches Statement verstanden wissen. Wenn ich mich nun an dieser Stelle von der Antipsychiatrie abgrenzen möchte, so sollte ich vielleicht zunächst klären, was ich unter diesem Begriff »Antipsychiatrie« verstehe bzw. wie ich diesen Begriff für mich füllen will. Denn nicht jede Kritik an der gegenwärtigen psychiatrischen Theorie und Praxis sollte als Antipsychiatrie gebrandmarkt werden. Auch einer der Kronzeugen der antipsychiatrischen Bewegung, der oben zitierte Thomas Szasz, wollte selbst nicht als Antipsychiater verstanden werden, obwohl er schlussendlich zur Ikone dieser Bewegung stilisiert wurde und dabei sicher auch instrumentalisiert wurde und wird.

Was aber macht die Antipsychiatrie inhaltlich aus, wenn die Opposition gegenüber dem Schizophrenie-Konzept dafür nicht entscheidend sein soll? Denn auch auf den oben zitierten Internetseiten werden sachliche und vernünftige Argumente gegen das Schizophrenie-Konzept vorgetragen, wie sie sich auch in diesem Buch finden.

Nach meiner Analyse besteht das Wesen des Antipsychiatrischen der antipsychiatrischen Bewegung darin, dass psychische Symptome und psychiatrische Fachbegriffe zur Beschreibung solcher Symptome primär als Herrschaftsinstrument der Gesellschaft zur Beeinflussung und Steuerung von erwünschten Erlebens-, Denk- und Verhaltensweisen gesehen werden. Die Antipsychiatrie interpretiert die Psychiatrie also primär als gesellschaftspolitisches Instrument. Dieses Denken bezieht sich dabei stark auf die Philosphie von Michel Foucault (1961). Der Blick den Foucault (1961) und ihm folgend später auch Szasz (1973) dabei auf das Phänomen schizophrener Störungen wirft, ist der eines soziologischen Philosophen. D. h., er analysiert vor allem die Funktionalität von Begriff wie Wahnsinn, Irre-Sein, Verrückt-Sein usw. Ihn interessiert also vor allem, welche gesellschaftliche Dynamiken die Ettikettierung bestimmter mentaler Phänomene als krankhaft, anders, ver-rückt etc. für gesellschaftliche und individuelle Schicksale hat. Szasz wird – diesem Ansatz folgend – später betonen, dass die Schizophrenie als *pars pro toto* für die ganze Psychiatrie stehe (Maatz und Hoff 2017). Diese interpretiert er dann im Geist der 60er und 70er Jahre des letzten Jahrhunderts primär als Instrument der Herrschenden zur Unterdrückung und Disziplizierung der Beherrschten.

Ich persönlich halte viel der von Foucault, Szasz aber auch der gegenwärtigen antipsychiatrischen Bewegung vorgetragenen Gedanken und Argumentationen für sehr lesen- und bedenkenswert. Und eine Reflexion auf die Auswirkungen medizinischer Diagnosen auf das Leben und den Alltag der so Diagnostizierten halte auch ich für wichtig. Insofern, als dass die Psychiatrie die medizinische Disziplin ist, die die höchsten und komplexesten der menschlichen geistigen Fertigkeiten und Tätigkeiten zum Gegenstand hat, betrifft eine Interpretation von mentalen Phänomenen als krank oder gesund in diesem Bereich das Menschenbild im allgemeinen und das Selbstbild der Betroffenen in ganz besonderer Art und Weise. Gerade deshalb halte ich entsprechende Reflexionen wie hier (▶ Kap. 4, ▶ Kap. 5 und ▶ Kap. 6) geschehen auch für sehr wichtig.

Unabhängig von meiner Meinung zum Vortrag von Szasz und Foucault, die den Rahmen dieses Textes hier sprengen würde, möchte ich an dieser Stelle vor allem aber darauf aufmerksam machen, dass der ärztliche Blick auf psychische Symptome ein gänzlich anderer ist als der soziologisch-philosophische. Der Arzt benutzt die Begriffe, die er gelernt hat und die in seiner Zeit gegeben sind, um damit irgendwie seinen Patienten zu helfen, die sich hilfesuchend an ihn wenden. Der Fokus des Arztes sind nicht gesellschaftliche oder politische Prozesse und Dynamiken. Der ärztliche Blick ist vielmehr der des Helfers, der einem leidenden Menschen (Patient) begegnet und ihm gerne irgendwie unterstützen würde. Idealerweise erkennt er die Ursache des Leids und kann diese kausal therapieren. Dies gelingt aber nicht nur in der psychiatrischen Medizin, sondern in den meisten medizinischen Disziplinen nur in einer kleinen Untergruppe. In allen anderen Fällen chronischer Leiden und Krankheiten wird aus der Heilung eine Pflege und aus dem ärztlichen Handeln ein komplexer, pragmatischer – d. h. der konkreten Situation des einzelnen Menschen angepasster – Dienst. Dieser Dienst, diese Dienstleistung, ist in unserer Lebenswirklichkeit sicher nicht nur – und manchmal sicher kaum – echten altruistischen Motiven geschuldet. Die Mehrheit der real-existierenden Arzt-Patient-Beziehungen, aber primär als individuelles oder auch gesellschaftliches Macht-Handeln zu interpretieren, wird in meinen Augen weder den Patienten noch den Ärzten gerecht. Denn es unterstellt nicht nur den Ärzten individuell niedere Beweggründe, sondern darüber hinaus auch noch Naivität gegenüber komplexen gesellschaftlichen Zusammenhängen, denen sie sich als blinde Handlanger ergeben. Und schließlich unterstellt es auch all den Patienten, die sich aus eigenem Antrieb in eine ärztliche Behandlung begeben, mangelnde Intelligenz und Kritikfähigkeit oder zumindest Naivität, da sie dieser Deutung folgend nicht bemerken, dass ihnen eigentlich gar nicht existenziell geholfen wird, sondern sie – wie ihr Arzt willentlich oder strukturell – nur Rädchen im Uhrwerk gesellschaftlich-struktureller Machtdynamken sind. Diesen theoretischen und teilweise auch ideologischen Deutungshorizont der komplexen Arzt-Patient-Beziehung als wesentlich durch gesellschaftlich strukturelles Macht-Handeln geprägt würde ich als das Wesen des Antipsychiatrischen begreifen. Wenn man diese Sichtweise der psychiatrischen Arzt-Patient-Beziehung teilt, ist es natürlich nur konsequent, sich selbst als antipsychiatrisch zu positionieren. Denn wer möchte schon gerne von den Menschen, bei denen man Hilfe und Unterstützung sucht, unterdrückt, manipuliert oder beherrscht werden. Diese Sichtweise der Psychiatrie möchte ich aber vor dem Hintergrund meiner eigenen Erfahrungen zurückweisen.

Was ich dagegen gut verstehen kann, ist das Problematische der medizinischen Diagnostik und Therapie gegen den erklärten Willen der Betroffenen. Leider ist es so, dass bei psychotischen Syndromen auch die Einsichts- und Steuerungsfähigkeit betroffener Menschen beeinträchtigt oder gar aufgehoben sein kann. Dabei möchte ich an dieser Stelle noch einmal betonen, dass dieser Sachverhalt auch aus juristischer Perspektive sicher nicht in notwendiger oder kritischer Art und Weise mit dem diagnostisch-therapeutischen Konzept der Schizophrenie verknüpft ist (▶ Kap. 9.2.9). Diese Problematik ergibt sich sowohl juristisch als auch individuell und existenziell völlig unabhängig davon, ob man ein Verteidiger oder Kritiker des aktuellen Schizophrenie-Konzepts ist. Zwar kommen diagnostische und therapeutische Maßnahmen, sofern sie von Ärzten angeregt und von Richtern entschieden werden, häufig bei Menschen mit der Diagnose einer Schizophrenie zum tragen, jedoch würden sich die Fragen auch dann stellen, wenn zukünftig – wovon ich ausgehe – der Schizophrenie-Begriff obsolet werden wird. Die Entscheidung, ob und wie genau Zwangsmaßnahmen gegen den erklärten Willen von Menschen in der Medizin angeregt oder durchgeführt werden sollten, gehört zu den schwierigsten und heikelsten Fragen, mit denen Psychiater und andere Ärzte konfrontiert werden. Und ich spreche sicher für die Mehrzahl meiner Kolleginnen und Kollegen, wenn ich betone, dass Zwangsmaßnahmen nach den Selbsttötungen und fremdaggressiven Handlungen das unangenehmste Thema der klinischen Psychiatrie – aber auch der allgemeinen Medizin – darstellen. Hier möchte ich aber auch noch ausdrücklich darauf hinweisen, dass die in Kapitel 8 (▶ Kap. 8) vorgestellten neuen Entwicklungen die Frage nach Diagnostik und Therapie gegen den erklärten Willen Betroffener nicht leichter machen. Denn stellen Sie sich vor, ihr Kind, Partner oder Freund entwickelt eine akute psychotische Symptomatik, in deren Kontext die Einsichts- und Steuerungsfähigkeit beeinträchtigt oder aufgehoben ist, etwa, weil der betroffene Mensch Stimmen halluziniert, deren Befehlen er gehorchen muss. Das Wissen darum, dass es sich bei solchen Phänomenen zumindest in Untergruppen um dann deutlich besser erklärbare, und teilweise auch ursächlich behandelbare, neuropsychiatrische Erkrankungen handelt, wird den pragmatischen Druck zumindest im Hinblick auf die Durchführung von diesbezüglich klärenden diagnostischen Maßnahmen eher noch wachsen lassen als mildern (Riedmüller und Müller 2017; Prüß et al. 2020).

Allerdings erhoffe ich mir, dass ein idealerweise rasch sich verbreitendes Wissen um diese neuen Erkenntnisse möglicherweise ja auch gerade als Folge der Abschaffung der Schizophrenie die Einsicht und Bereitschaft betroffener Menschen wachsen lässt, entsprechende diagnostische Maßnahmen und Therapieversuche durchführen zu lassen. Dass dabei schlussendlich nur jene Therapien, die auch von den Betroffenen als überzeugend und hilfreich erlebt werden, auf Dauer durchgeführt werden sollten, halte ich persönlich dabei für eine Selbstverständlichkeit. Alles andere funktioniert praktisch in der klinischen Realität nach meiner Wahrnehmung ohnehin nicht.

> Zusammenfassend handelt es sich bei dem hier vorgetragenen Gedankengang im Hinblick auf den Anfang und das Ende der Schizophrenie also sicher nicht um ein antipsychiatrisches Statement.
>
> Vielmehr ist es das erklärte Ziel dieses Buches durch eine klare und umfassende Analyse der aktuellen psychiatrisch-medizinischen Begrifflichkeiten und Konzepte sowie der neuesten neuropsychiatrischen Entwicklungen den mystisch-magischen Dunstschleier, der in meinen Augen die Schizophrenie immer noch umgibt, ein wenig zu lichten.
>
> Den Weg in die Zukunft der Psychiatrie im Hinblick auf die Schizophrenie – aber auch im Hinblick auf die meisten der anderen diagnostischen Konzepte in unserem Fach – sehe ich darin, dass perspektivisch das kausale Denken im neurobiologischen wie psychodynamischen Sinne wieder zurückerobert werden muss.
>
> Denn eine Medizin, die sich mit rein deskriptiven diagnostischen Konzepten zufrieden gibt und sich weitgehend von jeder Kausalität entkoppelt, kann sich zwar diagnostisch kaum noch irren. Sie ist aber dem klassisch-naturwissenschaftlichen Denken des 19. Jahrhunderts ein gewaltiges Stück weit entrückt.
>
> Für die Schizophrenie habe ich hier dafür argumentiert, dass dieser Weg in die Zukunft ein neuropsychiatrischer sein wird, auf dem die Abschaffung des Schizophrenie-Konzepts ein wichtiger nächster Schritt sein wird.

Literatur

Abraham WC, Goddard GV (1983) Asymmetric relationships between homosynaptic long-term potentiation and heterosynaptic long-term depression. Nature 20-26;305: 717–9.

Adityanjee AderibigbeYA, Theodoridis D, Vieweg VR (1999) Dementia praecox to schizophrenia: the first 100 years. Psychiatry Clin Neurosci 53: 437–448.

Al-Diwani A, Pollak TA, Langford AE, Lennox BR (2017) Synaptic and Neuronal Autoantibody-Associated Psychiatric Syndromes: Controversies and Hypotheses. Front Psychiatry. 6(8): 13. (doi: 10.3389/fpsyt.2017.00013).

Alexander GE, DeLong MR, Strick PL (1986) Parallel organisation of functionally segregated circuits linking basal ganglia and cortex. Annu Rev neurosci 9: 357–383

Allardyce J, Boydell J (2006) Environment and Schizophrenia: Review: The Wider Social Environment and Schizophrenia. Schizophr Bull. 32: 592–598.

Allen P, Modinos G, Hubl D, Shields G, Cachia A, Jardri R, Thomas P, Woodward T, Shotbolt P, Plaze M, Hoffman R (2012) Neuroimaging auditory hallucinations in schizophrenia: from neuroanatomy to neurochemistry and beyond. Schizophr Bull 38(4): 695–703.

APA (American Psychiatric Association) (2013) Diagnostic and Statistical Manual of Mental Disorders. Fifth Edition. DSM-5. Washinton: American Psychiatric Publishing.

APA (American Psychiatric Association) (2018) Diagnostisches und Statistisches Manual Psychischer Störungen. DSM-5. Deutsche Ausgabe herausgegeben von Peter Falkai und Hans Ulrich Wittchen mitherausgegeben von Manfred Döpfner, Wolfgang Gäbel, Wolfgang Maier, Winfried Rief, Henning Saß und Michael Zaudig. Göttingen: Hogrefe Verlag.

Arseneault L, Cannon M, Fisher HL, Polanczyk G, Moffitt TE, Caspi A (2011) Childhood trauma and children's emerging psychotic symptoms: A genetically sensitive longitudinal cohort study. Am J Psychiatry. 168: 65–72.

AWMF (2019) S3-Leitlinie Schizophrenie. (https://www.awmf.org/uploads/tx_szleitlinien/038-009l_S3_Schizophrenie_2019-03.pdf, Zugriff am 12.04.2021).

Baric I (2009) Inherited disorders in the conversion of methionine to homocysteine. J Inherit Metab Dis 32: 459–71.

Barrantes-Vidal N, Grant P, Kwapil TR (2015) The role of schizotypy in the study of the etiology of schizophrenia spectrum disorders. Schizophr Bull. 41: S408-16.

Bark NM (1985) Did Shakespeare know schizophrenia? The case of Poor Mad Tom in King Lear. Br J Psychiatry 146: 436–438.

Bark NM (1988) On the history of schizophrenia. Evidence of its existence before 1800. N. Y. State J Med 88: 374–383.

Baumeister D, Sedgwick O, Howes O, Peters E (2017) Auditory verbal hallucinations and continuum models of psychosis: A systematic review of the healthy voice-hearer literature. Clin Psychol Rev 51: 125–141.

Bebbington P1, Kuipers L (1994) The predictive utility of expressed emotion in schizophrenia: an aggregate analysis. Psychol Med. 24(3): 707–18.

Bechter K (2004) Die milde Enzephalitishypothese - neue Befunde und Studien. Psychiatr Praxis 3: S41–3.

Bechter K (2013) Updating the mild encephalitis hypothesis of schizophrenia. Prog Neuropsychopharmacol Biol Psychiatry 42: 71–91.

Berger M (Hrsg) (2015) Psychische Erkrankungen. Klinik und Therapie. 5. Aufl. Berlin: Elsevier Verlag.

Berrios GE (1987a) Dementia during the seventeenth and eighteenth centuries: a conceptual history. Psychol Med 17: 829–837.

Berrios GE (1987 b) Historical aspects of psychoses: 19th century issues. Br Med Bull 43: 484–498.

Bien CG, Elger CE (2007) Limbic encephalitis: a cause of temporal lobe epilepsy with onset in adult life. Epilepsy Behav. 10: 529–38.

Bien C (2012) Immunvermittelte Erkrankungen der grauen ZNS-Substanz sowie Neurosarkoidose: S1-Leitlinie. Leitlinien für Diagnostik und Therapie in der Neurologie. https://www.awmf.org/uploads/tx_szleitlinien/030-120l_S1_Immunvermittelte_Erkrankungen_graue_ZNS_Substanz_2012_abgelaufen.pdf, Zugriff am 12.04.2021).

Bien CG, Bauer J (2013) Pathophysiologie antikörperassoziierter ZNS-Erkrankungen. Nervenarzt 84: 466–70.

Binswanger O, Siemerling E (Hrsg.) (1915) Lehrbuch der Psychiatrie. 4. Auflage. Bearbeitet von: E. Schulze, A. Westphal, A. Hoche, R. Wollenberg. Jena: Verlag von Gustav Fischer.

Birbaumer N, Schmidt RF (2010) Biologische Psychologie. 7. Aufl. Heidelberg: Springer Verlag.

Bleuler E (1911) Dementia praecox oder Gruppe der Schizophrenien. Leipzig/Wien: Deuticke.

Bohus M, Stieglitz RD, Fiedler P, Hecht H, Herpertz SC, Müller-Isberner R, Berger M. Persönlichkeitsstörungen (2015) In: Berger M (Hrsg) Psychische Erkrankungen. Klinik und Therapie. 5. Aufl. München: Urban & Fischer.

Bonnot O, Herrera P, Kuster A (2015) Treatable neurometabolic diseases. Association with schizophrenia spectrum disorders. Presse Med 44: 889–97.

Bonnot O, Klünemann HH, Sedel F, Tordjman S, Cohnen D, Walterfang M (2014) Diagnostic and treatment implications of psychosis secondary to treatable metabolic disorders in adults: a systematic review. Orphanet Journal of Rare Diseases 9: 65.

Bonnot O (2011) Niemann-Pick Disease Type C – Example of an inborm error of metabolims producing psychiatric manifestations. European Psychiatry Reviews 4: 3–7.

Bouchard TJ, Loehlin JC (2001) Genes: Evolution and Personality. Behavior Genetics 31: 243-273.

Brown AS (2011) The environment and susceptibility to schizophrenia. Prog Neurobiol 93: 23–58.

Bruton CJ et al. (1994) Epilepsy, psychosis, and schizophrenia: clinical and neuropathologic correlations. Neurology 44: 34–42.

Buckley C, Oger J, Clover L et al (2001) Potassium channel antibodies in two patients with reversible limbic encephalitis. Ann Neurol. 50: 73–78.

Burrows GM (1928) Commentaries on the cause, form, symptoms and treatment of moral and medical insanity. London (1828).

Byrne M, Agerbo E, Eaton WW, Mortensen PB (2004) Parental socio-economic status and risk of first admission with schizophrenia- a Danish national register based study. Soc Psychiatry Psychiatr Epidemiol 39: 87–96.

Cahalan S (2013) Feuer im Kopf: Meine Zeit des Wahnsinns. München: FinanzBuch Verlag.

Cannon M, Jones PB, Murray RM (2002) Obstetric complications and schizophrenia: historical and metaanalytic review. Am J Psychiatry. 159: 1080–1092.

Cantor-Graae E, Pedersen CB (2013) Full spectrum of psychiatric disorders related to foreign migration: a Danish population-based cohort study. JAMA Psychiatry. 70: 427–35.

Carazo Barrios L, Martín GG, Godoy JR, Acebal MR, Muñoz MIC (2020) Forced normalization: case series from a Spanish epilepsy unit. Seizure 81: 132–137.

Carlsson A, Hansson LO, Waters N, Carlsson ML (1999) A glutamatergic deficiency model of schizophrenia. Br J Psychiatry 37 :2– 6.

Cavelti M, Kvrgic S, Beck EM, Rüsch N, Vauth R (2012) Self-stigma and its relationship with insight, demoralization, and clinical outcome among people with schizophrenia spectrum disorders. Compr Psychiatry 53: 468–79.

Cederlöf M, Bergen SE, Larsson H, Landén M, Lichtenstein P (2015) Acute intermittent porphyria: comorbidity and shared familial risks with schizophrenia and bipolar disorder in Sweden. Br J Psychiatry 207: 556–7.

Chong JY, Rowland LP, Robert D. Utiger RD (2003) Hashimoto Encephalopathy: Syndrome or Myth? Arch Neurol 60: 164–171.

Clarke MC et al. (2012) Evidence for Shared Susceptibility to Epilepsy and Psychosis: A Population-Based Family Study. Biol Psychiatry 71: 836–9.
Conrad DF, Keebler JE, DePristo MA, Lindsay SJ, Zhang Y, Casals F, Idaghdour Y, Hartl CL, Torroja C, Garimella KV et al. (2011) Variation in genome-wide mutation rates within and between human families. Nat Genet 43: 712–714.
Consortium IH (2005) A haplotype map of the human genome. Nature 437:1299–1320.
Cook MK, Malkin M, Karafin MS (2015) The use of plama exchange in Hashimoto's encephalopatthy: a case report and review of the literature. Journal of Clinical Apharesis 30: 188–192.
Cooper J, Sartorius N (1977) Cultural and temporal variations in schizophrenia: a speculation on the importance of industrialization. Br J Psychiatry (1977) 130: 50–55.
Craig M, Gayer-Anderson C (2016) Childhood adversities and psychosis: evidence, challenges, implications. World Psychiatry. 15: 93–102.
Cranefield PF (1961) A seventeenth century view of mental deficiency and schizophrenia: Thomas Willis on »Stupidity or foolishness«. Bull Hist Med 35: 291–316.
Crawford JR, Parker DM, McKinlay WW (Hrsg.) (1994) A Handbook of Neuropsychological Assessment. Lawrence Erlbaum Associates, Publishes, Hove, Hillsdale.
Cuthbert BN, Insel TR (2010) Toward new approaches to psychotic disorders: the NIMH Research Domain Criteria project. Schizophr Bull. 36: 1061–2.
Dalmau J, Gleichman AJ, Hughes EG, Rossi JE, Peng X, Lai M, Dessain SK, Rosenfeld MR, Balice-Gordon R, Lynch DR (2008) Anti-NMDA-receptor encephalitis: case series and analysis of the effects of antibodies. Lancet Neurol. 7: 1091–8.
Dalmau J, Lancaster E, Martinez-Hernandez E, Rosenfeld MR, Balice-Gordon R (2011) Clinical experience and laboratory investigations in patients with anti-NMDAR encephalitis. Lancet Neurol. 10: 63–74.
Dalmau J (2016) NMDA receptor encephalitis and other antibody-mediated disorders of the synapse. The 2016 Cotzias Lecture. Neurology 87: 2471–2482.
David AS (2010) Why we need more debate on whether psychotic symptoms lie on a continuum with normality. Psychol Med 40: 1935–1942.
Davies G, Welham J, Chant D, Torrey EF, McGrath J (2003) A systematic review and meta-analysis of Northern Hemisphere season of birth studies in schizophrenia. Schizophr Bull. 29: 587–93.
Davis J, Eyre H, Jacka FN, Dodd S, Dean O, McEwen S, Debnath M, McGrath J, Maes M, Amminger P, McGorry PD, Pantelis C, Berk M (2016) A review of vulnerability and risks for schizophrenia: Beyond the two hit hypothesis. Neurosci Biobehav Rev 65: 185–94.
Dening TR, Berrios GE (1989) Wilson's disease. Psychiatric symptoms in 195 cases. Arch Gen Psychiatry 46: 1126–34.
Demily C, Sedel F (2014) Psychiatric manifestations of treatable hereditary metabolic disorders in adults. Ann Gen Psychiatry 24(13): 27. (doi: 10.1186/s12991-014-0027-x).
DGPPN, BÄK, KBV, AWMF, AkdÄ, BPtK, BApK, DAGSHG, DEGAM, DGPM, DGPs, DGRW (Hrsg.) für die Leitliniengruppe Unipolare Depression (2015) S3-Leitlinie/Nationale VersorgungsLeitlinie Unipolare Depression - Langfas-sung, 2. Auflage, Version 1, November 2015. (www.depression.versorgungsleitlinien.de; DOI: 10.6101/AZQ/000262).
DGPPN (2019) S3 Leitlinie Schizophrenie. (https://www.awmf.org/uploads/tx_szleitlinien/038-009l_S3_Schizophrenie_2019-03.pdf, Zugriff am 14.04.2021).
Ebert D (2016) Psychiatrie systematisch. 9. Aufl. Bremen London Boston: Unimed Verlag.
Ebert D, Fangmeier T, Lichtblau A, Peters J, Biscaldi-Schäfer M, Tebartz van Elst L (2013) Asperger-Autismus und hochfunktionaler Autismus bei Erwachsenen. Das Therapiemanual der Freiburger Autismus Forschergruppe. Göttingen: Hogrefe.
Ellencweig N, Schoenfeld N, Zemishlany Z (2006) Acute intermittent porphyria: psychosis as the only clinical manifestation. Isr J Psychiatry Relat Sci. 43: 52–6.
Ellison N, Mason O, Scior K (2015) Renaming schizophrenia to reduce stigma: comparison with the case of bipolar disorder. Br J Psychiatry 206: 341–342.
Endres D, Perlov E, Stich O, Rauer S, Maier S, Waldkircher Z, Lange T, Mader I, Meyer PT, Tebartz van Elst L (2015) Hypoglutamatergic state is associated with reduced cerebral glucose

metabolism in anti-NMDA receptor encephalitis: a case report. BMC Psychiatry 15: 186. (doi: 10.1186/s12888-015-0552-4).

Endres D, Perlov E, Baumgartner A, Hottenrott T, Dersch R, Stich O, Tebartz van Elst L (2015a) Immunological findings in psychotic syndromes: a tertiary care hospital's CSF sample of 180 patients. Front Hum Neurosci. 10;9: 476. (doi: 10.3389/fnhum.2015.00476).

Endres D, Perlov E, Feige B, Fleck M, Bartels S, Altenmüller DM, Tebartz van Elst L (2016) Electroencephalographic findings in schizophreniform and affective disorders. Int J Psychiatry Clin Pract 20: 157–64.

Endres D, Perlov E, Dersch R, Baumgartner A, Hottenrott T, Berger B, Stich O, Tebartz van Elst L (2016a) Evidence of cerebrospinal fluid abnormalities in patients with depressive syndromes. J Affect Disord. 198: 178–84.

Endres D, Perlov E, Stich O, Tebartz van Elst L (2016b) Steroid responsive encephalopathy associated with autoimmune thyroiditis (SREAT) presenting as major depression. BMC Psychiatry 16: 184.

Endres D, Dersch R, Stich O, Buchwald A, Perlov E, Feige B, Maier S, Riedel A, Tebartz van Elst L (2016c) Vitamin D Deficiency in Adult Patients with Schizophreniform and Autism Spectrum Syndromes: A One-Year Cohort Study at a German Tertiary Care Hospital. Front Psychiatry 6;7: 168.

Endres D, Perlov E, Feige B, Stich O, Altenmüller D, Tebartz van Elst L (2017) Schizophrenia associated with epileptiform discharges without seizures successfully treated with levetiracetam. Front Psychiatry 8: 12. (doi: 10.3389/fpsyt.2017.00012).

Endres D, Perlov E, Riering AN, Maier V, Stich O, Dersch R, Venhoff N, Erny D, Mader I, Tebartz van Elst L (2017a) Steroid-Responsive Chronic Schizophreniform Syndrome in the Context of Mildly Increased Antithyroid Peroxidase Antibodies. Front Psychiatry 21(8): 64. (doi: 10.3389/fpsyt.2017.00064. eCollection 2017.)

Endres D, Bechter K, Prüss H, Hasan A, Steiner J, Leypoldt F, Tebartz van Elst L (2019) Autoantikörper-assoziierte schizophreniforme Psychosen: klinische Symptomatik. Nervenarzt 90: 547–563.

Endres D, Prüss H, Rauer S, Süß P, Venhoff N, Feige B, Schweizer T, Nickel K, Maier S, Egger K, Domschke K, Meyer PT, Tebartz van Elst L (2020) Probable Autoimmune Catatonia With Antibodies Against Cilia on Hippocampal Granule Cells and Highly Suspicious Cerebral FDG-Positron Emission Tomography Findings. Biol Psychiatry. 2020 87(9): e29–e31.

Endres D, Matysik M, Feige B, Venhoff N, Schweizer T, Michel M, Meixensberger S, Runge K, Maier SJ, Nickel K, Bechter K, Urbach H, Domschke K, Tebartz van Elst L (2020a) Diagnosing Organic Causes of Schizophrenia Spectrum Disorders: Findings from a One-Year Cohort of the Freiburg Diagnostic Protocol in Psychosis (FDPP). Diagnostics (Basel). 14;10 (9): 691. (doi: 10.3390/diagnostics10090691).

Eysenck MW, Keane MT (2010) Cognitive Psychology. A Students's Handbook. Sixth EditionPsychology Press, Taylor & Francis, Hove. New York.

Farber NB, Price MT, Labruyere J, Nemnich J, St Peter H, Wozniak DF (1993) Antipsychotic drugs block phencyclidine receptor-mediated neurotoxicity. Biol Psychiatry 34:119–121.

Farber NB, Wozniak DF, Price MT, Labruyere J, Huss J, St Peter H (1995) Age-specific neurotoxicity in the rat associated with NMDA receptor blockade: Potential relevance to schizophrenia? Biol Psychiatry 38: 788–796.

Fatemi SH, Folsom TD (2009) The neurodevelopmental hypothesis of schizophrenia revisited. Schizophr Bull 35: 528–548.

Flemming CF (1859) Pathologie und Therapie der Psychosen. Berlin: Verlag von August Hirschwald.

Foerster K, Leonhardt M, Buchkremer G (1999) (Hrsg) Wahn und Massenmord. Perspektiven und Dokumente zum Fall Wagner. Nürtingen: Verlag Sindlinger-Buchartz.

Fonagy P, Gergely G, Jurist E, Target M (2002) Affektregulierung, Mentalisierung und die Entwicklung des Selbst. Stuttgart: Klett-Cotta.

Foucault M (1961) Histoire de la folie. Librairie Plon. Paris. Deutsche Übersetzung. Wahnsinn und Gesellschaft. 20. Auflage. Frankfurt: Surhkamp. 2013

Frances A (2013) Gegen die Inflation psychiatrischer Diagnosen. 2. Aufl. Köln: Dumont.

Francis AN, Bhojraj TS, Prasad KM, Montrose D, Eack SM, Rajarethinam R, Tebartz van Elst L, Keshavan MS (2013a) Alterations in Cerebral White Matter in Genetic High Risk Offspring of Patients with Schizophrenia Spectrum Disorder. Progress in Neuro-Psychopharmacology & Biological Psychiatry 40: 187–92.

Francis AN, Seidman LJ, Tandon N, Shenton ME, Thermenos HW, Mesholam-Gately R, Tebartz van Elst L, Tuschen-Caffier B, Keshavan MS, DeLisi LE (2013b) Bilaterally Reduced Subicular Subdivisions of Hippocampal Formation and Verbal Declarative Memory Impairments in Persons at Familial Risk for Schizophrenia. Schiz Res 151: 154–7.

Franke B, Stein JL, Ripke S, Anttila V, Hibar DP, van Hulzen KJ, Arias-Vasquez A, Smoller JW, Nichols TE, Neale MC, McIntosh AM, Lee P, McMahon FJ, Meyer-Lindenberg A, Mattheisen M, Andreassen OA, Gruber O, Sachdev PS, Roiz-Santiañez R, Saykin AJ, Ehrlich S, Mather KA, Turner JA, Schwarz E, Thalamuthu A, Yao Y, Ho YY, Martin NG, Wright MJ; Schizophrenia Working Group of the Psychiatric Genomics Consortium; Psychosis Endophenotypes International Consortium; Wellcome Trust Case Control Consortium 2; Enigma Consortium, O'Donovan MC, Thompson PM, Neale BM, Medland SE, Sullivan PF (2016) Genetic influences on schizophrenia and subcortical brain volumes: large-scale proof of concept. Nat Neurosci. 19(3): 420–31.

Friese MA, Magnus T (2012) Antikörper-assoziierte autoimmunie Enzephalopathien. In: Brandt, Diener, Gerloff (Hrsg.) Therapie und Verlauf neurologischer Erkankungen. Stuttgart: Kohlhammer.

Fromer M, Pocklington AJ, Kavanagh DH, Williams HJ, Dwyer S, Gormley P, Georgieva L, Rees E, Palta P, Ruderfer DM, Carrera N, Humphreys I, Johnson JS, Roussos P, Barker DD, Banks E, Milanova V, Grant SG, Hannon E, Rose SA, Chambert K, Mahajan M, Scolnick EM, Moran JL, Kirov G, Palotie A, McCarroll SA, Holmans P, Sklar P, Owen MJ, Purcell SM, O'Donovan MC (2014) De novo mutations in schizophrenia implicate synaptic networks. Nature. 506: 179–84.

Gandal M, Leppa V, Won H, Parikshak NN, Geschwind DH (2016) The road to precision psychiatry: translating genetics into disease mechanisms. Nature Neuroscience 19: 1397–1407.

Garrison JR, Moseley P, Alderson-Day B, Smailes D, Fernyhough C, Simons JS (2017) Testing continuum models of psychosis: No reduction in source monitoring ability in healthy individuals prone to auditory hallucinations. Cortex 91: 197–207.

Gibbs FA (1951) Ictal and non-ictal psychiatric disorders in temporal lobe epilepsy. J Nerv Ment Dis 113: 522–528.

Gottesman II, Shields J (1967) A poligenetic theory of schizophrenia. Proc Natl Acad Sci USA 58: 199–205.

Graus F, Saiz A, Lai M, Bruna J, López F, Sabater L, Blanco Y, Rey MJ, Ribalta T, Dalmau J (2008) Neuronal surface antigen antibodies in limbic encephalitis: clinical-immunologic associations. Neurology 71: 930–6.

Graus F, Titulaer MJ, Balu R, Benseler S, Bien CG, Cellucci T, Cortese I, Dale RC, Gelfand JM, Geschwind M, Glaser CA, Honnorat J, Höftberger R, Iizuka T, Irani SR, Lancaster E, Leypoldt F, Prüss H, Rae-Grant A, Reindl M, Rosenfeld MR, Rostásy K, Saiz A, Venkatesan A, Vincent A, Wandinger KP, Waters P, Dalmau J (2016) A clinical approach to diagnosis of autoimmune encephalitis. Lancet Neurol 15 :391–404.

Griesinger W (1867) Die Pathologie und Therapie der psychischen Krankheiten für Aerzte und Studirende. Braunschweig.

Habermas J (1984) Vorstudien und Ergänzungen zur Theorie des kommunikativen Handelns. Frankfurt a. M.: Suhrkamp.

Häfner H (2005) Das Rätsel Schizophrenie. Eine Krankheit wird entschlüsselt. 3. Aufl. München: C.H. Beck.

Häfner H, Maurer K, an der Heiden W (2013) ABC Schizophrenia study: an overview of results since 1996. Soc Psychiatry Psychiatr Epidemiol 48: 1021–31.

Häfner H, Maurer K, an der Heiden W (2013a) Schizophrenie – eine einheitliche Krankheit? Ergebnisse aus 25 Jahren ABC-Studie. Nervenarzt 84: 1093–1103.

Haider AS, Alam M, Adetut E, Thakur R, Gottlich C, DeBacker DL, Marks L (2016) Autoimmune Schizophrenia? Psychiatric manifestation of Hashimoto's encephalopathy. Cureus 8 (7): e672. (doi: 10.7759/cureus.672).

Haldipur CV (1984) Madness in ancient India: concept of insanity in Charaka Samhita (1st century A.D.). Compr Psychiatry 25: 335–344.
Hare EH (1979) Schizophrenia as an infectious disease. Br. J Psychiatry 135: 468–470.
Hare E (1983) Was insanity on the increase? The fifty-sixth Maudsley Lecture. Br. J Psychiatry 142: 439–455.
Hare E (1988a) Schizophrenia as a recent disease. Br J Psychiatry 153: 521–531.
Hare E (1988b) Schizophrenia before 1800? The case of the Revd George Trosse. Psychol Med 18: 279–285.
Harrison PJ, Owen MJ (2003) Genes for schizophrenia? Recent findings and their pathophysiological implications. The Lancet 361: 417–419.
Haslam J (1809) Observations on madness and melancholy. London (1809).
Hecker E (1871) Die Hebephrenie. Ein Beitrag zur klinischen Psychiatrie. Arch Pathol Anat Physiol Klin Med 52: 394–429.
Heckers S (2004) The hippocampus in schizophrenia. Am J Psychiatry 161: 2138–9.
Heckers S, Weiss AP, Deckersbach T, Goff DC, Morecraft RJ, Bush G (2004) Anterior cingulate cortex activation during cognitive interference in schizophrenia. Am J Psychiatry 161: 707–15.
Heckers S (2008) Making progress in schizophrenia research. Schizophr Bull 34: 591–4.
Heckers S (2011) Bleuler and the neurobiology of schizophrenia. Schizophr Bull 37: 1131–5.
Heckers S, Barch DM, Bustillo J, Gaebel W, Gur R, Malaspina D, Owen MJ, Schultz S, Tandon R, Tsuang M, Van Os J, Carpenter W (2013) Structure of the psychotic disorders classification in DSM-5. Schizophrenia Research 150: 11–14.
Heimer L, van Hoesen GW, Trimble M, Zahm DS (2008) Anatomy of Neuropsychiatry. The New Anatomy of the Basal Forebrain and Its Implications for Neuropsychiatric Illness. London: Academic Press.
Herken J, Prüss H (2017) Red Flags: Clinical Signs for Identifying Autoimmune Encephalitis in Psychiatric Patients. Front Psychiatry 16(8): 25. (doi: 10.3389/fpsyt.2017.00025. eCollection 2017).
Herman ES, Chomsky N (1994) Manufactoring Consent. The political economy of the mass media. London: Vintage Books.
Herold G (2016) Innere Medizin. Köln: Eigenverlag.
Hess V, Herrn R (2015) Die Funktion eines allgemeinen Krankheitsbegriffs aus historischer Perspektive. Der Nervenarzt 86(1): 9–15.
Hift RJ, Peters TJ, Meissner PN (2012) A review of the clinical presentation, natural history and inheritance of variegate porphyria: its implausibility as the source of the ›Royal Malady‹. J Clin Pathol 65: 200–5.
Hoenig J (1983) The concept of Schizophrenia. Kraepelin-Bleuler-Schneider. Br J Psychiatry 142: 547–556.
Hoffmann SO, Hochapfel G (1991) Einführung in die Neurosenlehre und psychosomatische Medizin. UTB. Schattauer.
Hornig T, Valerius G, Feige B, Bubl E, Olbrich HM, Tebartz van Elst L (2014) Neuropsychological and cerebral morphometric aspects of negative symptoms in schizophrenia: negative symptomatology is associated with specific mnestic deficits in schizophrenic patients. BMC Psychiatry 14: 326. (doi: 10.1186/s12888-014-0326-4).
Hornig T, Haas C, Sturm L, Fiebich B, Tebartz van Elst L (2015) Correction: Increased Blood-Reelin-Levels in First Episode Schizophrenia. PLoS One 10: e0142247. (doi: 10.1371/journal.pone.0142247).
Huber G (2005) Psychiatrie. Lehrbuch für Studium un Weiterbildung. 7. Aufl. Stuttgart. Schattauer Verlag.
Hufschmidt A, Lücking CH, Rauer S, Glocker FX (Hrsg.) (2020) Neurologie Compact. Für Klinik und Praxis. 8. Unveränderte Auflage. Stuttgart: Thieme Verlag.
Hughes JR (1996) A review of the usefulness of the standard EEG in psychiatry. Clin Electroencephalogr 27(1): 35–9.
Insel TR (2010) Rethinking schizophrenia. Nature. 468: 187–93. (übersetzt vom Autor).
Insel TR (2014) The NIMH Research Domain Criteria (RDoC) Project: precision medicine for psychiatry. Am J Psychiatry 171: 395–7.

International Schizophrenia Consortium (2008) Rare chromosomal deletions and duplications increase risk of schizophrenia. Nature 455: 237–41.

Jablensky A (1986) Epidemiology of schizophrenia: a European perspective. Schizophr Bull 12: 52–73.

Jablensky AV, Kalaydjieva LV (2003) Genetic epidemiology of schizophrenia: phenotypes, risk factors, and reproductive behavior. Am J Psychiatry 160: 425–9.

Jardri R, Hugdahl K, Hughes M, Brunelin J, Waters F, Alderson-Day B, Smailes D, Sterzer P, Corlett PR, Leptourgos P, Debbané M, Cachia A, Denève S (2016) Are Hallucinations Due to an Imbalance Between Excitatory and Inhibitory Influences on the Brain? Schizophr Bull pii: sbw075. (Epub ahead of print).

Jaspers K (1973) Allgemeine Psychopathologie. Berlin: Springer Verlag.

Javitt DC, Zukin SR (1991) Recent advances in the phencyclidine model of schizophrenia. Am J Psychiatry 148: 1301–1308.

Jelliffe SE (1910) Dementia praecox. a historical summary. N Y Med J 91:521–531.

Jeste DV, del Carmen R, Lohr JB, Wyatt RJ (1985) Did schizophrenia exist before the eighteenth century? Compr Psychiatry 26: 493–503.

Johns LC, Cannon M, Singleton N et al. (2004) Prevalence and correlates of self-reported psychotic symptoms in the British population. Br J Psychiatry185: 298–305.

Kaller CP, Loosli S, Rahm B, Gössel A, Schieting S, Hornig T, Hennig J, Tebartz van Elst L, Weiller C, Katzev M (2014) Working Memory in Schizophrenia: Behavioral and Neural Evidence for Reduced Susceptibility to Proactive Interference. Biol Psychiatry 76: 486–94.

Kelleher I, Cannon M (2011) Psychotic-like experiences in the general population: characterizing a high-risk group for psychosis. Psychol Med 41: 1–6.

Kendall KM, John A, Lee SC, Rees E, Pardiñas AF, Banos MDP, Owen MJ, O'Donovan MC, Kirov G, Lloyd K, Jones I, Legge SE, Walters JTR (2020) Impact of schizophrenia genetic liability on the association between schizophrenia and physical illness: data-linkage study. BJPsych Open 10(6): e139. (doi: 10.1192/bjo.2020.42).

Keshavan MS (2013) Nosology of psychoses in DSM-5: Inches ahead but miles to go. Schizophrenia Research 150: 40–41.

Kessler RC (2015) Psychotic Experiences in the General Population: A Cross-National Analysis Based on 31,261 Respondents From 18 Countries. JAMA Psychiatry 72: 697–705.

Khandaker GM, Zimbron J, Lewis G, Jones PB (2013) Prenatal maternal infection, neurodevelopment and adult schizophrenia: a systematic review of population-based studies. Psychol Med 43: 239–57.

Khashan AS, Abel KM, McNamee R, Pedersen MG, Webb RT, Baker PN, Kenny LC, Mortensen PB (2008) Higher risk of offspring schizophrenia following antenatal maternal exposure to severe adverse life events. Arch Gen Psychiatry 65: 146–52.

Kim JS, Kornhuber HH, Schmid-Burgk W, Holzmuller B (1980): Low cerebrospinal fluid glutamate in schizophrenic patients and a new hypothesis on schizophrenia. Neurosci Lett 20: 379–382.

Kleist K (1947) Fortschritte der Psychiatrie. Frankfurt: Kramer.

Kobrynski LJ, Sullivan KE (2007) Velocardiofacial syndrome, DiGeorge syndrome: the chromosome 22q11.2 deletion syndromes. Lancet 20(370): 1443–52.

Koike S, Yamaguchi S, Ohta K, Ojio Y, Watanabe KI, Ando S (2016) Mental-health-related stigma among Japanese children and their parents and impact of renaming of schizophrenia. Psychiatry Clin Neurosci. (doi: 10.1111/pcn.12423).

Kong A, Frigge ML, Masson G, Besenbacher S, Sulem P, Magnusson G, Gudjonsson SA, Sigurdsson A, Jonasdottir A, Jonasdottir A, Wong WS, Sigurdsson G, Walters GB, Steinberg S, Helgason H, Thorleifsson G, Gudbjartsson DF, Helgason A, Magnusson OT, Thorsteinsdottir U, Stefansson K (2012) Rate of de novo mutations and the importance of father's age to disease risk. Nature. 23: 471–5.

Kraepelin E (1913) Psychiatrie. Leipzig: Ambrosius Barth.

Kretschmer E (1918) Der Sensitive Beziehungswahn. Berlin: Springer-Verlag.

Kretschmer E (1931) Körperbau und Charakter, 10. Aufl., Berlin: Springer

Landolt H (1963) On various correlations between the electro-encephalogram and normal and pathological psychic processes. Schweiz Med Wochenschr 93: 107–10 (Über einige Korrelationen zwischen Elektroenzephalogramm und normalen und pathologischen psychischen Vorgängen)

Lai M, Huijbers MG, Lancaster E et al. (2010) Investigation of LGI1 as the antigen in limbic encephalitis previously attributed to potassium channels: a case series. Lancet Neurol 9: 776–785.

Laurent C, Capron J, Quillerou B, Thomas G, Alamowitch S, Fain O, Mekinian A (2016) Steroid-responsive encephalopathy assiciated with autoimmune thyroiditis (SREAT): Characteristics, treatment and outcome in 251 cases from the literature. Autoimmun Rev. 15: 1129–1133.

Leonhard K (1995) Aufteilung der endogenen Psychosen und ihre differenzierte Ätiologie. 7. Aufl. Stuttgart: Georg Thieme Verlag.

Leucht S, Vauth R, Olbrich HM, Jäger M (2015). Schizophrenien und andere psychotische Störungen. In: Berger M (Hrsg) Psychische Erkrankungen. Klinik und Therapie. 5. Auflage Elsevier Verlag. Berlin. Kapitel 10. S. 301 ff.).

Levy D, Ronemus M, Yamrom B, Lee YH, Leotta A, Kendall J, Marks S, Lakshmi B, Pai D, Ye K, et al. (2011) Rare de novo and transmitted copy-number variation in autistic spectrum disorders. Neuron 70: 886–897.

Leypoldt F, Wandinger KP, Voltz R (2012) Neues bei paraneoplastischen Syndromen in der Neurologie. Akt Neurol 39: 60–73.

Lettre G (2011) Recent progress in the study of the genetics of height. Hum Genet 129: 465–472.

Liberman RP (1986) Coping and competence as protective factors in the vulnerability stress modell of schizophrenia. In MJ Goldman (Hrsg.) Treatment of Schizophrenia. Springer Verlag. Berlin Heidelberg. Kapitel 17.

Lin YT, Liao SC (2009) Hashimoto encephalopathy presenting as schizophrenia-like disorder. Cogn Behav Neurol. 22: 197–201.

Linscott RJ, van Os J (2010) Systematic reviews of categorical versus continuum models in psychosis: evidence for discontinuous subpopulations underlying a psychometric continuum: implications for DSM-V, DSM-VI, and DSM-VII. Annu Rev Clin Psychol 6: 391–419.

Linscott RJ, van Os J (2013) An updated and conservative systematic review and meta-analysis of epidemiological evidence on psychotic experiences in children and adults: on the pathway from proneness to persistence to dimensional expression across mental disorders. Psychol Med. 43: 1133–1149.

Lipps T (1903) Grundlegung der Ästhetik (Psychologie des Schönen und der Kunst, Teil 1) Hamburg: Voss.

Maatz A, Hoff P (2017) »Schizophrenie«: Pars pro toto der Psychiatrie? Ein gesitesgeschichtlicher Essay über den Status der »schizophrenie« im psychiatrischen Diskurs. Nervenarzt 88: 78–82.

Mataix-Cols D, Isomura K, Pérez-Vigil A, Chang Z, Rück C, Larsson KJ, Leckman JF, Serlachius E, Larsson H, Lichtenstein P (2015) Familial Risks of Tourette Syndrome and Chronic Tic Disorders. A Population-Based Cohort Study. JAMA Psychiatry 72: 787–93.

Malhotra D, Sebat J (2012) CNVs harbingers of a rare variant revolution in psychiatric genetics. Cell 148: 1223–1241.

Mattozzi S, Sabater L, Escudero D, Ariño H, Armangue T, Simabukuro M, Iizuka T, Hara M, Saiz A, Sotgiu S, Dalmau J, Graus F (2020) Hashimoto encephalopathy in the 21st century. Neurology 14;94(2): e217–e224. (doi: 10.1212/WNL.0000000000008785).

Maubert A, Hanon C Metton JP (2015) Niemann-Pick type C disease and psychosis: Two siblings. Encephale 41(3): 238–43.

McCarthy SE, Makarov V, Kirov G, Addington AM, McClellan J, Yoon S, Perkins DO, Dickel DE, Kusenda M, Krastoshevsky O et al. (2009) Microduplications of 16p11.2 are associated with schizophrenia. Nat Genet. 41: 1223–1227.

McGrath J, Saha S, Chant D, Welham J (2008) Schizophrenia: a concise overview of incidence, prevalence, and mortality. Epidemiol Rev 30: 67–76.

McGrath JJ, Eyles DW, Pedersen CB, Anderson C, Ko P, Burne TH, Norgaard-Pedersen B, Hougaard DM, Mortensen PB (2010) Neonatal vitamin D status and risk of schizophrenia: a population-based case-control study. Arch Gen Psychiatry 67: 889–94.

McGrath JJ, Petersen L, Agerbo E, Mors O, Mortensen PB, Pedersen CB (2014) A comprehensive assessment of parental age and psychiatric disorders. JAMA Psychiatry 71: 301–9.

McGrath JJ, Saha S, Al-Hamzawi AO, Alonso J, Andrade L, Borges G, Bromet EJ, Oakley Browne M, Bruffaerts R, Caldas de Almeida JM, Fayyad J, Florescu S, de Girolamo G, Gureje O, Hu C, de Jonge P, Kovess-Masfety V, Lepine JP, Lim CC, Navarro-Mateu F, Piazza M, Sampson N, Posada-Villa J, Kendler KS, Kessler RC (2016) Age of Onset and Lifetime Projected Risk of Psychotic Experiences: Cross-National Data From the World Mental Health Survey. Schizophr Bul. 42: 933–41.

McGrath JJ, Saha S, Al-Hamzawi A, Alonso J, Bromet EJ, Bruffaerts R, Caldas-de-Almeida JM, Chiu WT, de Jonge P, Fayyad J, Florescu S, Gureje O, Haro JM, Hu C, Kovess-Masfety V, Lepine JP, Lim CC, Mora ME, Navarro-Mateu F, Ochoa S, Sampson N, Scott K, Viana MC (2015) Psychotic Experiences in the General Population: A Cross-National Analysis Based on 31,261 Respondents From 18 Countries. JAMA Psychiatry. 72: 697–705.

Meduna LJ (1937) Die Konvulsionstherapie der Schizophrenie. Halle: Carl Marhold.

Mega MS, Cummmings JL (1994) Frontal-subcortical circuits and neuropsychiatric disorders. J Neuropsychiatry 6: 358–370.

Miralles C, Alonso Y, Verge B, Setó S, Gaviria AM, Moreno L, Cortés MJ, Gutiérrez-Zotes A, Vilella E, Martorell L (2014) Personality dimensions of schizophrenia patients compared to control subjects by gender and the relationship with illness severity. BMC Psychiatry 14: 151. (doi: 10.1186/1471-244X-14-151).

Modinos G, Costafreda SG, van Tol MJ, McGuire PK, Aleman A, Allen P (2013) Neuroanatomy of auditory verbal hallucinations in schizophrenia: a quantitative meta-analysis of voxel-based morphometry studies. Cortex 49: 1046–55.

Moghadasian MH, Salen G, Frohlich JJ, Scudamore CH (2002) Cerebrotendinous xanthomatosis: a rare disease with diverse manifestations. Arch Neurol 59: 527–9.

Moghadasian MH (2004) Cerebrotendinous xanthomatosis: clinical course, genotypes and metabolic backgrounds. Clin Invest Med 27: 42–50.

Montag C, Gallinat J, Heinz AC (2008) Theodor Lipps and the Concept of Empathy: 1851–1914. Am J Psychiatry 165: 10.

Murphy KC, Jones LA, Owen MJ (1999) High rates of schizophrenia in adults with velo-cardio-facial syndrome. Arch Gen Psychiatry 56: 940–945.

Murray RM, Lewis SW (1988) Is schizophrenia a neurodevelopmental disorder? British Medical Journal 296: 63.

Müller-Vahl K (2014) Tourette-Syndrom und andere Tic-Erkrankungen: im Kindes- und Erwachsenenalter. Berlin: Medizinisch Wissenschaftliche Verlagsgesellschaft.

Najjar S, Pearlman DM (2015) Neuroinflammation and white matter pathology in schizophrenia: systematic review. Schizophr Res 161: 102–12.

Nia S (2014) Psychiatric signs and symptoms in treatable inborn errors of metabolism. J Neurol 261: S559–68.

Niarchou M, Zammit S, van Goozen SH, Thapar A, Tierling HM, Owen MJ, van den Bree MB (2014) Psychopathology and cognition in children with 22q11.2 deletion syndrome. Br J Psychiatry 204: 46–54.

Nishida A, Sasaki T, Nishimura Y et al. (2010) Psychotic-like experiences are associated with suicidal feelings and deliberate self-harm behaviors in adolescents aged 12–15 years. Acta Psychiatr Scand 121: 301–307.

Noll R (2004) Historical review: Autointoxication and focal infection theories of dementia praecox. World J Biol Psychiatry 5: 66–72.

Olbrich HM, Valerius G, Bubl E, Büchert M, Thiel T, Hennig J, Ebert D, Tebartz van Elst L (2008) Frontolimbic glutamate alterations in first episode schizophrenia: evidence from a magnetic resonance spectroscopy study. W J Biol Psychiatry 9: 59–63.

Olney JW, Labruyere J, Price MT (1989): Pathological changes induced in cerebrocortical neurons by phencyclidine and related drugs. Science 244: 1360–1362.

Oskarsdóttir S, Vujic M, Fasth A (2004) Incidence and prevalence of the 22q11 deletion syndrome: a population-based study in Western Sweden. Arch Dis Child 89: 148–51.

Owen MJ, Doherty JL (2016) What can we learn from the high rates of schizophrenia in people with 22q11.2 deletion syndrome? World Psychiatry 15: 23–5.

Owen MJ, Sawa A, Mortensen PB (2016) Schizophrenia. Lancet 388: 86–97.

Owen MJ, O'Donovan MC (2017) Schizophrenia and the neurodevelopmental continuum: evidence from genomics. World Psychiatry 16: 227–235.
Paksarian D, Eaton WW, Mortensen PB, Pedersen CB (2015) Childhood residential mobility, schizophrenia, and bipolar disorder: a population-based study in Denmark. Schizophr Bull. 41(2): 346–54.
Parker GI, Hadzi-Pavlovic D (1990) Expressed emotion as a predictor of schizophrenic relapse: an analysis of aggregated data. Psychol Med 20: 961–5.
Patterson MC, Vecchio D, Prady H, Abel L, Wraith JE (2007) Miglustat for treatment of Niemann-Pick C disease: a randomised controlled study. Lancet Neurol 6: 765–72.
Patterson MC, Hendriksz CJ, Walterfang M, Sedel F, Vanier MT, Wijburg F, NP-C Guidelines Working Group (2012) Recommendations for the diagnosis and management of Niemann-Pick disease type C: an update. Mol Genet Metab 106: 330–44.
Peschen-Rosin R, Schabet M, Dichgans J (1999) Manifestation of Hashimoto's encephalopathy years before onset of thyroid disease. European Neurology 41: 79–84
Pedersen CB, McGrath J, Mortensen PB, Petersen L. (2014) The importance of father's age to schizophrenia risk. Mol Psychiatry 19: 530–1.
Peters UH (2011a) Lexikon Pschiatrie Psychotherapie Medizinische Psychologie. 6. Aufl. Urban & Fischer München
Peters UH (2011b) Soziale Norm. In: Lexikon Psychiatrie, Psychotherapie, Medizinische Psychologie. 6. Aufl. München: Urban & Fischer. S. 369.
Peters UH (2014) Schizophrenie. Denken, Fühlen und Empfinden Schizophrener. Die Psyche des Schizophrenen. ANA Publishers. S. 7.
Pollak TA, Lennox BR, Müller S, Benros ME, Prüss H, Tebartz van Elst L, Klein H, Steiner J, Frodl T, Bogerts B, Tian L, Groc L, Hasan A, Baune BT, Endres D, Haroon E, Yolken R, Benedetti F, Halaris A, Meyer JH, Stassen H, Leboyer M, Fuchs D, Otto M, Brown DA, Vincent A, Najjar S, Bechter K (2020) Autoimmune psychosis: an international consensus on an approach to the diagnosis and management of psychosis of suspected autoimmune origin. Lancet Psychiatry 7: 93–108.
Pollak TA, Prüss H, van Elst LT, Vincent A, Najjar S, Bechter K (2020a) Autoimmune psychosis - Authors' reply. Lancet Psychiatry 7: 123–125.
Premack D, Woodruff G (1978) Does the chimpanzee have a theory of mind? Journal of Behavioral and Brain Science 1978(1): 515–526.
Propping P (1983) Genetic disorders presenting as »schizophrenia«. Karl Bonhoeffer's early view of the psychoses in the light of medical genetics. Hum Genet 65: 1–10.
Prüß H (2013) Neuroimmunologie: Neues zur limbischen Encephalitis. Akt Neurol 40: 127–136.
Prüß H, Köhler S, Müller S (2020) Autoimmune encephalitis-Diagnostic and therapeutic decision tree from a psychiatric, neurological and ethico-legal point of view: Approach in cases of lack of ability to give consent and permissibility of compulsory treatment. Nervenarzt 91: 122–130.
Puy H, Gouya L, Deybach JC (2010) Porphyrias. Lancet 375: 924–37.
Rapoport JL, Addington AM, Frangou S (2005) The neurodevelopmental model of schizophrenia: update 2005 Mol Psychiatry 10: 434–49.
Reid JM, Foley P, Willison HJ (2009) Voltage-gated potassium channel-associated limbic encephalitis in the West of Scotland: case reports and literature review. Scott Med J 54: 27–31.
Rees E, Walters JT, Chambert KD, O'Dushlaine C, Szatkiewicz J, Richards AL, Georgieva L, Mahoney-Davies G, Legge SE, Moran JL, Genovese G, Levinson D, Morris DW, Cormican P, Kendler KS, O'Neill FA, Riley B, Gill M, Corvin A; Wellcome Trust Case Control Consortium, Sklar P, Hultman C, Pato C, Pato M, Sullivan PF, Gejman PV, McCarroll SA, O'Donovan MC, Owen MJ, Kirov G (2014) CNV analysis in a large schizophrenia sample implicates deletions at 16p12.1 and SLC1A1 and duplications at 1p36.33 and CGNL1. Hum Mol Genet. 23: 1669–76.
Rees E, Kirov G, Walters JT, Richards AL, Howrigan D, Kavanagh DH, Pocklington AJ, Fromer M, Ruderfer DM, Georgieva L, Carrera N, Gormley P, Palta P, Williams H, Dwyer S, Johnson JS, Roussos P, Barker DD, Banks E, Milanova V, Rose SA, Chambert K, Mahajan M, Scolnick EM, Moran JL, Tsuang MT, Glatt SJ, Chen WJ, Hwu HG; Taiwanese Trios Exome Sequen-

cing Consortium., Neale BM, Palotie A, Sklar P, Purcell SM, McCarroll SA, Holmans P, Owen MJ, O'Donovan MC (2015) Analysis of exome sequence in 604 trios for recessive genotypes in schizophrenia. Transl Psychiatry 5: e607. (doi: 10.1038/tp.2015.99).

Riedmüller R, Müller S (2017) Ethical Implications of the Mild Encephalitis Hypothesis of Schizophrenia Front. Psychiatry. (https://doi.org/10.3389/fpsyt.2017.00038).

Robertson MM (2008a) The prevalence and epidemiology of Gilles de la Tourette syndrome. Part 1: The epidemiological and prevalence studies. J Psychosom Res 65(5): 461–472.

Robertson MM (2008b) The prevalence and epidemiology of Gilles de la Tourette syndrome. Part 2: Tentative explanations for differing prevalence figures in GTS, including the possible effects of psychopathology, aetiology, cultural differences, and differing phenotypes. J Psychosom Res 65(5): 473–486.

Rüsch N, Tebartz van Elst L, Ebert D, Trimble MR (2004) Voxel based morphometry in schizophrenia like psychosis: A quantitative MRI study in patients with temporal lobe epilepsy. Journal of Neuropsychiatry & Clinical Neuroscience 16: 148–155.

Rüsch N, Tebartz van Elst L, Valerius G, Hennig J, Thiel T, Ebert D, Olbrich HM (2008) Neurochemical and structural brain correlates of executive functioning in subjects with schizophrenia and healthy controls. Schiz Res 99: 155–63.

Rüsch N, Heekeren K, Theodoridou A, Müller M, Corrigan PW, Mayer B, Metzler S, Dvorsky D, Walitza S, Rössler W (2015) Stigma as a stressor and transition to schizophrenia after one year among young people at risk of psychosis. Schizophr Res 166: 43–8.

Rüsch N (2021) Das Stigma psychischer Erkrankung. Strategien gegen Ausgrenzung und Diskriminierung. München: Elsevier – Urban & Fischer.

Saha S, Chant D, Welham J, McGrath J (2005) A systematic review of the prevalence of schizophrenia. PLoS Med 2(5): e141. (doi:10 .1371/journal.pmed.0020141).

Saha S, Scott JG, Varghese D, McGrath JJ (2011) The association between general sychological distress and delusional-like experiences: a large population-based study. Schizophr Res 127: 246–251.

Sartorius N, Chiu H, Heok KE, Lee MS, Ouyang WC, Sato M, Yang YK, Yu X (2014) Name change for schizophrenia. Schizophr Bull 40: 255–8.

Sato M (2006) Renaming schizophrenia: a Japanese perspective. World Psychiatry 5: 53-55.

Scharfetter C (2010) Allgemeine Psychopathologie. 6. Überarbeitete Aufl. Stuttgart New York: Thieme Verlag.

Schizophrenia Working Group of the Psychiatric Genomics Consortium (2014) Biological insights from 108 schizophrenia associated genetic loci. Nature 511: 421–427

Schlier B, Scheunemann J, Lincoln TM (2016) Continuum beliefs about psychotic symptoms are a valid, unidimensional construct: Construction and validation of a revised continuum beliefs questionnaire. Psychiatry Res 241: 147–153.

Schneider K (1923) Die psychopathischen Persönlichkeiten. Zitiert nach: M Bohus, RD Stieglitz, P Fiedler, H Hecht, SC Herpertz, R Müller-Isberner, M Berger. Persönlichkeitsstörungen. In: M Berger (Hrsg) (2015) Psychische Erkenkungen. Klinik und Therapie. Urban & Fischer. München. S. 605–667.

Schneider K (1950) Die psychopathischen Persönlichkeiten. 9. Aufl. Wien: Franz Deuticke Verlag.

Schneider K (1958) Klinische Psychopathologie. Stuttgart: Georg Thieme Verlag.

Schneider M, Debbané M, Bassett AS, Chow EW, Fung WL, van den Bree M, Owen M, Murphy KC, Niarchou M, Kates WR, Antshel KM, Fremont W, McDonald-McGinn DM, Gur RE, Zackai EH, Vorstman J, Duijff SN, Klaassen PW, Swillen A, Gothelf D, Green T, Weizman A, Van Amelsvoort T, Evers L, Boot E, Shashi V, Hooper SR, Bearden CE, Jalbrzikowski M, Armando M, Vicari S, Murphy DG, Ousley O, Campbell LE, Simon TJ, Eliez S (2014) International Consortium on Brain and Behavior in 22q11.2 Deletion Syndrome. Psychiatric Disorders From Childhood to Adulthood in 22q11.2 Deletion Syndrome: Results From the International Consortium on Brain and Behavior in 22q11.2 Deletion Syndrome. Am J Psychiatry 171(6): 627–39.

Schramme T (2015) Psychische Krankheit als Störung wesentlicher Funktionen. Der Nervenarzt 86(1): 16–21.

Sedler MJ (1985) The legacy of Ewald Hecker: a new translation of »Die Hebephrenie«. Translated by Marie-Louise Schoelly. Am J Psychiatry 142: 1265–1271.
Sévin M, Lesca G, Baumann N, Millat G, Lyon-Caen O, Vanier MT, Sedel F (2007) The adult form of Niemann-Pick disease type C. Brain 130: 120–33.
Shakoor S, Zavos HM, Haworth CM, McGuire P, Cardno AG, Freeman D, Ronald A (2016) Association between stressful life events and psychotic experiences in adolescence: evidence for gene-environment correlations. Br J Psychiatry 208: 532–8.
Shelley BP, Trimble MR, Boutros NN (2008) Electroencephalographic cerebral dysrhythmic abnormalities in the trinity of nonepileptic general population, neuropsychiatric, and neurobehavioral disorders. J Neuropsychiatry Clin Neurosci 20(1): 7–22.
Shepherd M, Watt D, Falloon I, Smeeton N (1989) The natural history of schizophrenia: a five-year follow-up study of outcome and prediction in a representative sample of schizophrenics. Psychol Med Monogr Suppl 15: 1–46.
Skirbekk G, Gilje N (1993) Geschichte der Philosophie. Eine Einführung in die europäische Philosophiegeschichte. Bd. 2. Frankfurt a. M.: Suhrkamp Taschenbuch.
Slater E, Beard AW (1963) The schizophrenia like psychosis of epilepsy. Br J Psychiatry 109: 95–150.
Sohal VS, Rubenstein JLR (2019) Excitation-inhibition balance as a framework for investigating mechanisms in neuropsychiatric disorders. Mol Psychiatry 24: 1248–1257.
Sommer IE, Daalman K, Rietkerk T, Diederen KM, Bakker S, Wijkstra J, Boks MP (2010) Healthy individuals with auditory verbal hallucinations; who are they? Psychiatric assessments of a selected sample of 103 subjects. Schizophr Bull 36: 633–41.
Squarcione C, Torti MC, Di Fabio F, Biondi M (2013) 22q11 deletion syndrome: a review of the neuropsychiatric features and their neurobiological basis. europsychiatr Dis Treat 9: 1873–84.
Stankiewicz P, Lupski JR (2010) Structural variation in the human genome and its role in disease. Annual Review in Medicine 61: 437–455.
Stefansson H, Rujescu D, Cichon S, Pietiläinen OP, Ingason A, Steinberg S, Fossdal R, Sigurdsson E, Sigmundsson T, Buizer-Voskamp JE, Hansen T, Jakobsen KD, Muglia P, Francks C, Matthews PM, Gylfason A, Halldorsson BV, Gudbjartsson D, Thorgeirsson TE, Sigurdsson A, Jonasdottir A, Jonasdottir A, Bjornsson A, Mattiasdottir S, Blondal T, Haraldsson M, Magnusdottir BB, Giegling I, Möller HJ, Hartmann A, Shianna KV, Ge D, Need AC, Crombie C, Fraser G, Walker N, Lonnqvist J, Suvisaari J, Tuulio-Henriksson A, Paunio T, Toulopoulou T, Bramon E, Di Forti M, Murray R, Ruggeri M, Vassos E, Tosato S, Walshe M, Li T, Vasilescu C, Mühleisen TW, Wang AG, Ullum H, Djurovic S, Melle I, Olesen J, Kiemeney LA, Franke B; GROUP, Sabatti C, Freimer NB, Gulcher JR, Thorsteinsdottir U, Kong A, Andreassen OA, Ophoff RA, Georgi A, Rietschel M, Werge T, Petursson H, Goldstein DB, Nöthen MM, Peltonen L, Collier DA, St Clair D, Stefansson K (2008) Large recurrent microdeletions associated with schizophrenia. Nature 455: 232–6.
Stevens JR (1988) Epilepsy, psychosis and schizophrenia. Schizophr Res 1: 79–89.
Stevens JR (1995) Clozapine: the Yin and Yang of seizures and psychosis. Biol Psychiatry 37: 425–6.
Stevens JR (1999) Epilepsy, schizophrenia, and the extended amygdala. Ann N Y Acad Sci 877: 548–61.
Stieglitz RD, Freyberger HJ (2015) Psychiatrische Diagnostik und Klassifikation. In: Berger M (Hrsg.) Psychische Erkrankungen. Klinik und Therapie. 5. Aufl. Urban & Fischer: München. S. 35–52.
Suchanek A, Lin-Hi N (2013) Moral. In: Springer Gabler Verlag (Hrsg.) Gabler Wirtschaftslexikon. (http://wirtschaftslexikon.gabler.de/Archiv/6468/moral-v7.html, Zugriff am 30.04.2021)
Sullivan PF, Kendler KS, Neale MC (2003) Schizophrenia as a complex trade: Evidence from a twin study. Archives of General Psychiatry 60: 1187–92.
Swillen A, McDonald-McGinn D (2015) Developmental trajectories in 22q11.2 deletion. Am J Med Genet C Semin Med Genet 169: 172–81.

Szakszon K, Szegedi I, Magyar A, Olah E, Andrejkovics M, Balla P, Lengyel A, Berenyi E, Balogh I (2014) Complete recovery from psychosis upon miglustat treatment in a juvenile Niemanne Pick C patient. Eu J Paed Nurology 18: 75–78.
Szasz TS (1976) Schizophrenia: the sacred symbol of psychiatry. Br J Psychiatry129: 308–16.
Szasz TS (2010) The Myth of Mental Illness: Foundations of a Theory of Personal Conduct. Lipincott
Takahashi H, Ideno T, Okubo S, Matsui H, Takemura K, Matsuura M, Kato M, Okubo Y (2009) Impact of changing the Japanese term for »schizophrenia« for reasons of stereotypical beliefs of schizophrenia in Japanese youth. Schizophr Res 112: 149–52.
Tang SX, Yi JJ, Calkins ME, Whinna DA, Kohler CG, Souders MC, McDonald-McGinn DM, Zackai EH, Emanuel BS, Gur RC, Gur RE (2014) Psychiatric disorders in 22q11.2 deletion syndrome are prevalent but undertreated. Psychol Med 44(6): 1267–77.
Tebartz van Elst L (1994) Neuere psychologische und neurobiologische Erkenntnisse zur Depression: Versuch einer Integration. Freiburg i. Br. Univ Dissertation.
Tebartz van Elst L (2003) BioLogik. Leben, Denken, Wirklichkeit. Eine Genealogie der Logik. NoRa. Berlin.
Tebartz van Elst L (2007a) Persönlichkeitsstörungen als Frontalhirnsyndrom. Eine integrative neurospychiatrische Modellvorstellung. In: S. Barnow. Persönlichkeitsstörungen. Springer Verlag Berlin
Tebartz van Elst L (2007b) Alles so schön bunt hier. DIE ZEIT 34
Tebartz van Elst L, Perlov E (2013) Epilepsie und Psyche. Psychische Störungen bei Epilepsie – Epileptische Phänomene in der Psychiatrie. Stuttgart: Kohlhammer Verlag.
Tebartz van Elst L (2015) Freiheit. Psychobiologische Errungenschaft und neurokognitiver Auftrag. Stuttgart: Kohlhammer Verlag.
Tebartz van Elst L (2016) Autismus und ADHS. Zwischen Normvariante, Persönlichkeitsstörung und neuropsychiatrischer Krankheit. Stuttgart: Kohlhammer.
Tebartz van Elst L (2018) Autismus und ADHS. Zwischen Normvariante, Persönlichkeitsstörung und neuropsychiatrischer Krankheit. 2. Auf. Stuttgart: Kohlhammer.
Tebartz van Elst L, Fleischhaker C (in Vorbereitung) Die Schizophrenie Spektrum Störungen als Entwicklungsstörungen. In: Tebartz van Elst, Lahmann, Zeeck, Biscaldi-Schäfer, Riedel (Hrsg.) Entwicklungsstörungen über die Lebensspanne. Stuttgart: Kohlhammer Verlag.
Tebartz van Elst L, Baeumer D; Lemieux L, Woermann FG, Koepp M, Krishnamoorthy S; Thompson PJ, Ebert D, TrimbleMR (2002) Amygdala abnormalities in psychosis of epilepsy. A magnetic resonance imaging study in patients with temporal lobe epilepsy. Brain 125: 140–149.
Tebartz van Elst L, Valerius G, Büchert M, Thiel T, Hennig J, Ebert D, Olbrich H (2005) Increased Prefrontal and Hippocampal Glutamate Concentration in Schizophrenia. Evidence from a Magnetic Resonance Spectroscopy Study. Biol Psychiatry 58: 724–30.
Tebartz van Elst L, Ebert D, Hesslinger B (2006) Depression augmentation or switch after initial SSRI treatment. New England Journal of Medicine 354: 2611–2613.
Tebartz van Elst L, Krishnamoorthi ES, Schulze-Bonhage A, Altenmüller D, Richter H, Ebert D, Feige B (2011) Local Area Network Inhibition. A model of a potentially important paraepileptic pathomechanism in neuropsychiatric disorders Epilepsy & Behavior. 231–239.
Tebartz van Elst L, Schulze-Bonhage A, Altenmüller D, Ebert D (2011a) Generalised spike-and-slow-wave complexes without seizures in schizophrenia. Br J Psychiatry 199: 253–254.
Tebartz van Elst L, Klöppel S, Rauer S (2011b) Voltage-gated potassium channel/LGI1 antibody-associated encephalopathy may cause brief psychotic disorder. J Clin Psychiatry 72: 722–3.
Tebartz van Elst L, Pick A, Biscaldi M, Riedel A (2013) High functioning autism spectrum disorder as a basic disorder in adult psychiatry and psychotherapy: psychopathological presentation, clinical relevance and therapeutic concepts. Eur Arch Psychiatry Clin Neurosci 263: 189–196.
Tebartz van Elst L, Maier S, Fangmeier T, Endres D, Mueller GT, Nickel K, Ebert D, Lange T, Hennig J, Biscaldi M, Riedel A, Perlov E (2014a) Magnetic resonance spectroscopy comparing adults with high functioning autism and above average IQ. Mol Psychiatry 19: 1251.
Tebartz van Elst L, Maier S, Fangmeier T, Endres D, Mueller GT, Nickel K, Ebert D, Lange T, Hennig J, Biscaldi M, Riedel A, Perlov E (2014b) Disturbed cingulate glutamate meta-

bolism in adults with high-functioning autism spectrum disorder: evidence in support of the excitatory/inhibitory imbalance hypothesis. Mol Psychiatry 19: 1314–1325.

Tebartz van Elst L, Stich O, Endress D (2015) Depressionen und Psychosen bei immunologischen Enzephalopathien. PsychUp2Date 9: 265–280.

Tebartz van Elst L, Riedel A, Maier S (2016) Autism as a Disorder of Altered Global Functional and Structural Connectivity. Biol Psychiatry 79: 626–7.

Tebartz van Elst L, Fleck M, Bartels S, Altenmüller DM, Riedel A, Bubl E, Matthies S, Feige B, Perlov E, Endres D (2016a) Increased Prevalence of Intermittent Rhythmic Delta or Theta Activity (IRDA/IRTA) in the Electroencephalograms (EEGs) of Patients with Borderline Personality Disorder. Front Behav Neurosci 23(10): 12. (doi: 10.3389/fnbeh.2016.00012).

Tebartz van Elst L, Bechter K, Prüss H, Hasan A, Steiner JH, Leypoldt F, Endres D (2019) Autoantikörper-assoziierte schizophreniforme Psychosen: Pathophysiologie, Diagnostik und Therapie. Nervenarzt 90: 745–761.

Tebartz van Elst L, Endres D (2020) SOP Somatische Diagnostik bei Verdacht auf immunologische Psychosen PSYCH up2date 14: 1–8.

Tellenbach H (1965) Epilepsie als Anfallsleiden und als Psychose. Der Nervenarzt 36(5): 190–202.

Torgersen S, Lygren S, Oien PA, Skre I, Onstad S, Edvardsen J, Tambs K, Kringlen E (2000) A twin study of personality disorders. Compr Psychiatry 41: 416–25.

Torrey EF (1981) The epidemiology of paranoid schizophrenia. Schizophr Bull 7: 588–93.

Trimble MR (1991) The psychoses of epilepsy. New York: Raven Press.

Trimble MR (2010) Biological Psychiatry. 3. Ed. Wiley-Blackwell.

Trimble MR, Schmitz B (2008a) Forced Normalization and Alternative Psychoses of Epilepsy. Peterfield: Wrightson Biomedical Publishing.

Trimble MR, Schmitz B (2008b) Schizophrenia and other psychoses. In: Engel JR J, TA Pedley (Hrsg.) Epilepsy. A Comprehensive Textbook. 2nd Ed. Vol. 3. Baltimore: Lippincott Williams und Wilkins. S. 2113–21.

Trimble MR (2016) The Intentional Brain. Motion, Emotion and the Development of Modern Neuropsychiatry. Baltimore. John Hopkins University Press.

Tyler KL, Rüegg S (2020) The neuromythology of Hashimoto encephalopathy: The emperor has no clothes. Neurology 14(94): 55–56.

Uher R, Zwicker A (2017) Etiology in psychiatry: embracing the reality of poly-gene-environmental causation of mental illness. World Psychiatry 16: 121–129.

van Os J (2009) ›Salience syndrome‹ replaces ›schizophrenia‹ in DSM-V and ICD-11: psychiatry's evidence-based entry into the 21st century? Acta Psychiatr Scand 120: 363–72.

van Os J (2014) The many continua of psychosis. JAMA Psychiatry 71:985–986.

van Os J, Linscott RJ, Myin-Germeys I, Delespaul P, Krabbendam L (2009) A systematic review and meta-analysis of the psychosis continuum: evidence for a psychosis proneness-persistenceimpairment model of psychotic disorder. Psychol Med 39: 179–195.

Urdinguio RG, Sanchez-Mut JV (2009) Esteller M. Epigenetic mechanisms in neurological diseases: genes, syndromes, and therapies. Lancet Neurol. 8: 1056–72.

van Os J, Reininghaus U (2016) Psychosis as a transdiagnostic and extended phenotype in the general population. World Psychiatry 15: 118–24.

Varese F, Smeets F, Drukker M, Lieverse R, Lataster T, Viechtbauer W, Read J, van Os J, Bentall RP (2012) Childhood Adversities Increase the Risk of Psychosis: A Meta-analysis of Patient-Control, Prospective- and Cross-sectional Cohort Studies. Schizophr Bull. 38(4): 661–671.

Varghese D, Scott J, Welham J et al. (2011) Psychotic-like experiences in major depression and anxiety disorders: a population-based survey in young adults. Schizophr Bull 37: 389–393.

Vassos E, Pedersen CB, Murray RM, Collier DA, Lewis CM (2012) Meta-analysis of the association of urbanicity with schizophrenia. Schizophr Bull. 38: 1118–23.

Vierkant T (Hrsg.) (2008) Willenshandlungen. Zur Natur und Kultur der Selbststeuerungen. Frankfurt: Suhrkamp.

Vincent A, Buckley C, Schott JM et al. (2004) Potassium channel antibody-associated encephalopathy: a potentially immunotherapy-responsive form of limbic encephalitis. Brain 127: 701–712.

von Aretin A (2011) Gesundheit – Ist eine neue Definition notwendig? Ärzteblatt Sachen 11: 478–480.
von Feuchtersleben (1845) Lehrbuch der ärztlichen Seelenkunde. Wien: Carl Gerold. Unveränderter Nachdruck: Akademische Druck und Verlagsanstalt. Graz 1976.
von Schubert GH (1845) Die Krankheiten und Störungen der menschlichen Seele. Stuttgart, Tübingen: Cotta'scher Verlag.
Walter H, Müller J (2015) Der Beitrag der Neurowissenschaften zum psychiatrischen Krankheitsbegriff. Der Nervenarzt 86 (1): 22–28.
Wender PH (1963) Dementia praecox: the development of the concept. Am. J. Psychiatry 119: 1143–1151.
Wernicke C (1900) Grundriss der Psychiatrie in klinischen Vorlesungen. Leipzig: Georg Thieme Verlag.
WHO (1946) Preamble to the Constitution of the World Health Organization as adopted by the International Health Conference, New York, 19–22 June, 1946; signed on 22 July 1946 by the representatives of 61 States (Official Records of the World Health Organization, no. 2, p. 100) and entered into force on 7 April 1948. (http://www.who.int/about/definition/en/print.html; Zugriff am 29.10.2015).
WHO (1991) Internationale Klassifikation psychischer Störungen. ICD-10 Kapitel V (F). Klinisch-diagnostische Leitlinien. Hrsg. von H Dilling, W Mombour, MH Schmit. Bern, Göttigen, Toronto: Verlag Hans Huber.
WHO (World Health Organisation) (2021) The International Classification of Diseases 11th Revision (https://icd.who.int/browse11/l-m/en, Zugriff am 10.05.2021).
Weinberger DR (1987) Implications of normal brain development for the pathogenesis of schizophrenia. Arch Gen Psychiatry. 44: 660–669.
Weiss LA, Shen Y, Korn JM, Arking DE, Miller DT, Fossdal R, Saemundsen E, Stefansson H, Ferreira MA, Green T, et al. (2008) Association between microdeletion and microduplication at 16p11.2 and autism. N Engl J Med. 358: 667–675.
Werbeloff N, Drukker M, Dohrenwend BP et al. (2012) Self-reported attenuated psychotic symptoms as forerunners of severe mental disorders later in life. Arch Gen Psychiatry 69: 467–475
Wilson KJV (1967) Diseases of Antiquity. Brothwell D & Sandison AT (Eds), pp. 732-733 (Charles C Thomas, Springfield Il.
Wolf P (1976) Psychosen bei Epilepsie. Ihre Bedingungen und Wechselbeziehungen zu Anfällen. Habilitationsschrift. Freie Universität Berlin.
Wolf P (1985) Biological antagonism and epileptic psychosis. British Journal of Psychiatry 146: 272–6.
Wood AR, Esko T, Yang J et al. (2014) Defining the role of common variation in the genomic and biological architecture of adult human height. Nat Genet 46: 1173–86.
Xu Z, Mayer B, Müller M, Heekeren K, Theodoridou A, Dvorsky D, Metzler S, Oexle N, Walitza S, Rössler W, Rüsch N (2016) Stigma and suicidal ideation among young people at risk of psychosis after one year. Psychiatry Res 243: 219–24.
Zubin J, Spring B (1977) Vulnerability – a new view of schizophrenia. J Abnorm Psycho 86: 103–126.

10

Anhang

Anhang 1: Das Freiburger Diagnostische Protokoll für Psychosen (FDPP, modifiziert nach Endres et al. 2020a): Labordiagnostik

		Freiburger FDPP Screening	Weitere Untersuchungen in ausgewählten Fällen je nach individueller Befundlage
Erweiterte Labordiagnostik	Blutbild	• Differenzialblutbild	• Acanthozyten[1]
	Koagulation	• INR/Quick, PTT	• Lupus Antikoagulanz[2]
	Elektrolyte	• Natrium, Kalium, Kalzium, Magnesium	•
	Metabolische Marker	• Kreatinine, CK, GOT, GPT, AP, γ-GT, Lipase • HbA1C, Triglyceride, Cholesterin, LDL, HDL, Alpha-Galaktosidase[3]	• Parathyreoidale Hormone[4], Phosphat; Ceruloplasmin[5], Kupfer; Bilirubin • Arylsulfatase Aktivität[6], Homocysteine, Langkettige Fettsäuren[7], Chitotriosidase Aktivität[8] • Mutationsanalysen in den NPC1/2 Genen[8], Mutationssuche der Galaktosidase Gene[3]
	Schilddrüsenhormone	• TSH, free T3, free T4	
Vitamin/Spurenelemente	Vitamine	• Vitamin D • Folsäure (Vit. B9), Cobalamin (Vit. B12)	• Thiamin (Vit. B1), Niacin (Vit. B3), Pyridoxin (Vit. B6) • Holo-Transcobalamin, Methylmalonsäure
	Spurenelemente	• Selen	• Zink

		Freiburger FDPP Screening	Weitere Untersuchungen in ausgewählten Fällen je nach individueller Befundlage
Pathogene Keime		• Serologien im Hinblick auf Borreliose und Syphilis	• Serologien im Hinblick auf HIV, Ttoxoplasmose, Bartonella hanselae, TB, FSME, EBV, Hepatitis etc.
Immunologisches Screening	Rheumatische/ immunologische Marker	• CRP, IgG/IgA/IgM, Immunfixation • CH50, C3, C4, C3d • Rheumafaktor[9]	• Interleukin 6, Blutsenkgeschwindigkeit; C1q Komplement Faktor; ACE[10], Interleukin-2 Rezeptor[10], Neopterin[10]; Antistreptolysin Titer[11], CCP[9]; HLA-B51[12]
	Hirn-assoziierte systemische Antikörper	• TRAKs[13], TPO/TG[13] und GAD65[14] AKs	• Gliadin und Transglutaminase AKs[15]
	Potenzielle antineuronale-rheumatische / andere rheumatische AKs	• ANA[16] /ANCA[17] Screening • Anti-phospholipid (ß2 glycoprotein-I) IgG/M AKs[2] • AMA[18] /LMA[19] /SMA[19] AKs	• AKs gegen extrahierbare nukleäre Antigene (ENA; ds-DNA, nRNP/Sm, Sm, SS-A/B, Scl-70, Nucleosomen, Histone, DFS70 etc.)[16]; gegen PR3/MPO[17]; gegen Cardiolopin[2]
	Antineuronale Serum IgG Auto-AKs20	• gegen Zelloberflächenantigenbe: NMDA-R, AMPA-1/2-R, GABAB-R, LGI1, CASPR2 • gegen intrazelluläre Antigene: Yo, Hu, CV2/CRMP5, Ri, Ma1/2, SOX1, Tr, Zic4, GAD65, Amphiphysin • gegen »NMO Spektrum Antigens«: MOG, AQP4	• Gewebe-basierte Assays mittels indirekter Immunfluoreszenz (IIF) auf unfixierten Maushirngewebe / Neuropil-AKs (IIF auf fixierten Maushirngewebe) • gegen andere antineuronale Antigene: Adenylatkinase 5, DPPX, Glycin-R, mGluR1/5, IgLON5, VGCC, MBP, GFAP, DRD2, etc.
Gehirnwasser-basierte Marker und antineuronale AKs	Basale CSF Analysen	• White blood cell count, total protein, albumin quotient, IgG index, OCBs in serum/CSF, lactate	• Glukose

Anhang 1: Das Freiburger Diagnostische Protokoll für Psychosen

		Freiburger FDPP Screening	Weitere Untersuchungen in ausgewählten Fällen je nach individueller Befundlage
	Antineuronal IgG AKs20	• *Against different cell surface antigens:* NMDA-R, AMPA-1/2-R, GABAB-R, LGI1, CASPR2	• Gewebe-basierte Assays mittels IIF auf unfixierten Maushirnschnitten/Neuropil-AKs (IIF auf fixierten Maushirnschnitten) • *gegen intrazelluläre Antigene*: Yo, Hu, CV2/CRMP5, Ri, Ma1/2, SOX1, Tr, Zic4, GAD65, Amphiphysin, etc. • *gegen andere Antineuronael Antigene*: Adenylatkinase 5, DPPX, Glycin-R, mGluR1/5, IgLON5, VGCC, MBP, GFAP, DRD2, etc.
	Infektiöse, neuro-degenerative und andere Marker		• MRZ Reaktion[21], AK Indizes (AIs) für HSV, Borrelia burgdorferi etc.; pathogene Keime wie HSV, Tropheryma whippelii etc; CXCL13[22] • Tau, p-tau[23], ß-Amyloid Quotient[23] ; Protein 14-3-3[24] ; α-Synuklein[25] • Zytopathologie und Zellmarker; Hypokretin[26]
Instrumentale Diagnostik	EEG	• Ruhe-EEG einschließlich Hyperventialation oder anderer Provokationsmethoden	• Independent Component Analyse des EEGs • EEG-Videotelemetrie, Schlaf/Schlafentzugs EEG
	Hirnbildgebung	• quatitatives MRI (meist auf 3 Tesla, MR-Scanner): **MPRAGE**; (on the 3 Tesla scanner), **FLAIR** und **Diffusionsgewichtete Sequenzen**	• FDG-PET, TSPO-PET, SPECT • *zusätzliche cMRI Sequencen/Methoden*: T2*, T1 + Kontrastmittel, MR-Spektroscopie; Ruhe fMRI, DTI, etc.
Andere	Urin	• Urinstatus, Drogensreening, Schwnagerschaftstest (bei Frauen)	• δ-Amino-Lävulinsäure[27] und Porphobilinogen[27]

Anhang

	Freiburger FDPP Screening	Weitere Untersuchungen in ausgewählten Fällen je nach individueller Befundlage
Neuropsychologische Untersuchung		• Test Babatterie für aAufmerksamkeitsperformanz (TAP)

Anhang 1: Diagnostische Prinzipien bei Patienten mit psychotischen Syndromen gemäß Freiburger Protokoll zu Diagnostik von Psychosen. Krankheiten, die mit Auffälligkeiten in den genannten Parameters assoziiert sein können: [1]Neuroakanthozytose, [2]Antiphospholipid Syndrom, [3]Morbus Fabry, [4]Hyper-/hypo-Parathyreoidismus, [5]Morbus Wilson, [6]metachromatische Leukodystrophie, [7]Adrenoleukodystrophy, [8]Niemann-Pick Krankheit, Typ C, [9]Rheumatoide Arthritis, [10]Sarkoidose, [11]Chorea minor/PANDAS, [12]Morbus Behcet, [13]autoimmune Thyreoiditis, [14]Diabetes mellitus Typ 1/autoimmune, neuropsychiatrische Syndrome (z. B. Stiff-Person Syndrom, limbische Enzephalitis), [15]Zöliakie/zerebelläre Degeneration, [16]systemische Kollagenosen, [17]Vaskulitiden, [18]primär biläre Zirrhose, [19]autoimmune Hepatitis, [20]autoimmune Enzephalitis/autoimmune Psychosis, [21]Multiple Sklerose, [22]akute Neuroborreliose, [23]Morbus Alzheimer, [24]Creutzfeldt-Jakob Krankheit, [25]Synucleinopathien (Morbus Parkinson, Lewy-Körperchen-Demenz, Multisystematrophie), [26]Narkolepsie, [27]akut-intermittierende Porphyrie (Abkürzungen: CSF = cerebrospinal fluid = Gehirnwasser, AKs = Antikörper).

Anhang 2: Aktuelles Protokoll einer Steroidpulsbehandlung der Freiburger Klinik für Psychiatrie und Psychotherapie

Voruntersuchungen:

- Neuropsychologische Testung (z. B. TAP), ggf. Fragebögen (BDI, PANNS etc.), ggf. Videoaufnahme (Aufklärung unter: Q:\xyz »*Einverständniserklärung Videoaufnahme*«)
- BZ-Tagesprofil am Tag zuvor beginnen, zuvor Ausschluss einer aktiven Infektion (Hep. B und C, HIV, EBV, CMV, Tbc)
- *Labor am Tag des Behandlungsbeginnes*: Diff-BB (!), Gerinnung, Serum: Elyte, Leberwerte, Crea, Pankreasfunktionswerte, TSH und CRP (!) (Watch Infektiolabor, ggf. internist. Konsil)
- *Urindiagnostik am Tag des Behandlungsbeginnes:* Urinstatus bzw. –stix, SS-Test bei Frauen
- Vitalparameter/internistische Untersuchung am Tag des Behandlungsbeginnes
- Check Kontraindikationen

Kontraindikationen (nach Hufschmidt et al. 2020)

- **absolut:** aktive Tbc, schwere bakterielle und virale Infektionen (z. B. Gefahr einer generalisierten Zoster-Infektion vor allem bei Patienten mit zuvor negativer VZV-Serologie), systemische Pilzinfektionen, schwerer Diabetes mellitus, Ulcus ventriculi, schwere Hypertonie, schwere Osteoporose, Thrombosen
- **relativ:** mäßig ausgeprägter Diabetes mellitus, Thromboseneigung, Schwangerschaft, Herzinsuffizienz, chronische Niereninsuffizienz, inaktive Tbc

Aufklärung + schriftl. Einverständnis von Patient/Betreuer:

- Formular unter Q:\xyz…\Aufklärung_Immuntherapien (»Aufklärung_Cortisonstoß«) + Aufklärung Kortison von Uniklinik unter http://xyz…

Steroidpuls:

- **500 mg Methylprednisolon (Urbason®) i. v. über 5 Tage bei »möglichen« autoimmunen Psychosyndromen bzw. 1.000 mg Methylprednisolon (Urbason®) i. v. über 5 Tage bei »gesicherten« autoimmunen Psychosyndromen** (z. B. in 250 ml NaCl aufgelöst); am besten von Montag bis Freitag, MORGENDLICHE Kurzinfusion am besten über ca. 1h geben
- Zusätzlich:
  - Magenschutz (z. B. Pantoprazol 40 mg)
  - Thromboseprophylaxe (z. B. 40 mg Clexane – Cave: Gewichtsabhängig und BB-Kontrollen)

- BZ-Tagesprofil und Nachspritzschema (z. B. »Entgleisungsprophylaxe« mit Insuman Rapid®)
- PJP-Prophylaxe (mit Cotrim forte® 960 mg 1-0-0 Mo, Mi, Fr – s. Vorlage Meona; bis die Steroidtherapie < 17,5 mg/d beträgt)
- Dreimal tägliche Vitalwertkontrolle (Antihypertensivum im Bedarf ansetzen: z. B. Bayotensin akut® 5 mg oder Clonidin 0,075 micro g)
- Schlafmedikation ansetzen (z. B. Quetiapin unret. oder Promethazin 25–50 mg)
- Zweimal tägliche Visiten und Doku (*Watch*: Zunahme Psychose/Depression? Euphorie? Flush-Symptomatik? Myopathie? Akne? Appetitsteigerung? Ödeme? Thrombose? Bauchschmerzen/Ulkus?)

Verlaufsuntersuchungen:

- Labor- und EKG-Kontrolle
- Neuropsychologische Verlaufstestung (z. B. TAP), ggf. Fragebögen (BDI, PANNS etc.), ggf. Videoaufnahme nach differenzierter Aufklärung und schriftlicher Zustimmung gemäß Dokument *»Einverständniserklärung Videoaufnahme« sowie gemäß EU-DSGVO*

Anhang 3: Denkbarer Aufklärungsbogen für eine Kortisonstoßtherapie

Sehr geehrte Patientin, sehr geehrter Patient,

dieser Aufklärungsbogen dient der Vorbereitung des Aufklärungsgesprächs. Bitte lesen Sie ihn vor dem Gespräch aufmerksam durch und füllen Sie den Fragebogen gewissenhaft aus.

Bei Ihnen besteht folgende neuropsychiatrische Störung:

_____

Als Ursache hierfür kommt bei Ihnen ein entzündlicher Prozess mit Beteiligung des Nervensystems in Betracht. Darauf weisen folgende Befunde hin:

_____

_____

Als individuellen Therapieversuch zur Behandlung (»off-Label-Behandlung«) Ihrer psychiatrischen Störung planen wir daher eine Behandlung mit einem Cortisonpräparat (Methylprednisolon oder ähnliche Substanzen). Dieses Medikament mit entzündungshemmender Wirkung wird in den ersten 3–5 Tagen intravenös als Infusion (auch »Cortison-Stoß« oder »Steroidpuls« genannt) und danach in Form von Tabletten verabreicht.

Risiken und mögliche Komplikationen der Behandlung:

Trotz aller Sorgfalt kann es zu – u. U. auch lebensbedrohlichen – Komplikationen kommen, die weitere Behandlungsmaßnahmen/Operationen erfordern. Vorerkrankungen und individuelle Besonderheiten können die Häufigkeiten von Komplikationen wesentlich beeinflussen.

Allgemeine Risiken

- Bei Allergie oder Unverträglichkeit auf die eingesetzten Medikamente können vorübergehend Schwellung, Juckreiz, Niesen, Hautausschlag, Schwindel oder Erbrechen und ähnliche leichtere Reaktionen auftreten. Schwere lebensbedrohliche Komplikationen im Bereich lebenswichtiger Funktionen (Herz, Kreislauf, Atmung, Nieren) und bleibende Schäden (z. B. Organversagen, Hirnschädigung, Lähmungen) sind sehr selten.
- Infusionen oder Injektionen können gelegentlich Infektionen (Spritzenabszesse) und örtliche Gewebeschäden (Nekrosen) und/oder Venenreizungen/-entzündungen (Thrombophlebitis mit der Folge von Stauungserscheinungen am Arm) sowie vorüber-gehende, selten auch bleibende Nervenschädigungen (Schmerzen,

Gefühlsstörungen, Missempfindungen, Taubheitsgefühl, Narben, Lähmungen, z. B. der Gliedmaßen) verursachen. Blutergüsse, Nachblutungen und Infektionen erfordern manchmal eine Nachbehandlung. Sehr selten breiten sich Infektionen im Körper aus und führen zu einer allgemeinen Blutvergiftung (Sepsis), die wegen eines möglicherweise lebensbedrohlichen Verlaufs einer stationären Behandlung bedarf.

- Kurzzeitig und rasch spontan abklingend kann das Gewebe mit leichtem örtlichem Spannungsempfinden anschwellen, wenn nach Herausgleiten der Punktionskanüle aus der Vene oder bei unbeabsichtigter Fehllage Infusionsflüssigkeit (Paravasat) ins umgebende Gewebe austritt. Nachhaltige Gewebsschädigungen sind eine absolute Ausnahme. Das Einleiten der Infusion in eine unbeabsichtigt punktierte Arterie gilt nur als entferntes Risiko. Dabei könnte es jedoch zum Absterben von Gewebe im Versorgungsbereich der Arterie kommen.
- Thrombose/Embolie: Bilden sich Blutgerinnsel oder werden sie verschleppt und verschließen ein Blutgefäß, kann dies schwerwiegende, u. U. lebensgefährliche Folgen haben (z. B. Lungenembolie, Schlaganfall, Herzinfarkt, Beinvenenthrombose). Zur Vorbeugung werden oft blutverdünnende Medikamente gegeben. Sie erhöhen jedoch alle das Risiko von Blutungen. Der Wirkstoff Heparin kann selten auch eine lebensbedrohliche Gerinnselbildung verursachen (Heparininduzierte Thrombozytonpenie Typ 2, kurz: HIT II).

Unter anderem kann es zu folgenden Nebenwirkungen von Methylprednisolon (oder ähnlichen Präparaten) in der Systemtherapie kommen (eine detaillierte Auflistung können Sie dem Beipackzettel der Firma entnehmen, veröffentlicht im Internet unter: https://mein.sanofi.de/produkte/Urbason-solubile-forte):

- Erhöhte Infektanfälligkeit aufgrund der immundämpfenden Wirkung, gestörte Wundheilung durch die Hemmung der Entzündungszellen, Blutbildveränderungen
- Psychische Symptome bis hin zu Depressionen/Psychosen, Schlafstörungen
- Veränderungen des Appetits, Magenbeschwerden (z. B. Entzündungen der Magenschleimhaut), Magen-Darm-Geschwüre
- Entgleisen eines Insulin-pflichtigen Diabetes mellitus, Verschlimmerung eines latenten Diabetes (Typ II), Blutzuckererhöhung
- Herzrhythmusstörungen, Bluthochdruck
- Senkung des Kaliumblutspiegels, Erhöhung des Natriumblutspiegels (kann zu Ödemen führen)
- Thrombosen
- Osteoporose und andere Knochenerkrankungen wie in seltenen Fällen bei chronischer Einnahme Knochennekrosen (v. a. bei sehr hoher Dosierung bzw. bei längerer Einnahme)
- »Flush-Symptomatik« (anfallsweise auftretende Rötung)
- Umverteilungen des Körperfetts und andere endokrinologische Veränderungen (wie z. B. Cushing-Syndrom, Ausbleiben der Periode etc.)
- Augensymptomen wie z. B. erhöhter Augeninnendruck (Glaukom) oder Linsentrübung (Katarakt)

Anhang 3: Denkbarer Aufklärungsbogen für eine Kortisonstoßtherapie

Bitte fragen Sie im Aufklärungsgespräch nach allem, was Ihnen wichtig oder noch unklar ist! Über Ihre speziellen Risiken und die damit verbundenen möglichen Komplikationen informiert Sie Ihr Arzt im Aufklärungsgespräch näher.

Bitte informieren Sie sofort die Ärztin/den Arzt bei Übelkeit, Kreislaufbeschwerden, Herzrasen, Schmerzen oder Fieber (über 38 °C) oder sonstigen Störungen des Allgemeinbefindens, auch wenn diese Beschwerden erst einige Tage nach der Behandlung auftreten!

Ärztliche Anmerkungen zum Aufklärungsgespräch:

Erörtert wurden z. B.: Ziel/Notwendigkeit des Eingriffs, Vor- und Nachteile, Risiken und mögliche Komplikationen, allgemeine Risiken, mögliche Nebenwirkungen in der Systemtherapie, risikoerhöhende Besonderheiten, Erfolgsaussichten, Verhaltenshinweise sowie (bitte hier insbesondere individuelle Gesprächsinhalte, z. B. Ablehnung einzelner Maßnahmen, Feststellung der Einsichtsfähigkeit Minderjähriger, gesetzliche Vertretung, Betreuungsfall, Bevollmächtigter und ggf. Anmerkungen sowie die Gesprächsdauer dokumentieren):

_____
_____
_____
_____
_____
_____
_____
_____

Einwilligung

Den Aufklärungsbogen habe ich gelesen und verstanden. Ich konnte im Aufklärungsgespräch alle mich interessierenden Fragen stellen. Sie wurden vollständig und verständlich beantwortet. Ich fühle mich ausreichend informiert, habe mir meine Entscheidung gründlich überlegt und benötige keine weitere Überlegungsfrist.

Ich willige in die vorgeschlagene Behandlung ein.

_____   _____
Ort, Datum, Uhrzeit   Patientin/Patient/gesetzl. Betreuer/Eltern*

_____
Ärztin/Arzt

* Unterschreibt ein Elternteil allein, erklärt er mit seiner Unterschrift zugleich, dass ihm das Sorgerecht allein zusteht oder dass er im Einverständnis mit dem anderen Elternteil handelt. Bei schwereren Eingriffen sollten grundsätzlich beide Eltern unterschreiben.

Anhang 4: Fiktiver Kostenübernahmeantrag für eine Plasmapherese bzw. Rituximab-Therapie der Freiburger Klinik für Psychiatrie und Psychotherapie

Antrag auf Kostenübernahme für eine immunsuppressive Therapie für Frau X.Y. Muster

Aktuelle Anamnese: Die initiale Aufnahme in einer externen psychiatrischen Klinik von Frau X.M. im Juli 2021 erfolgte im Alter von 21 Jahren nach subakuter Entwicklung (innerhalb von Wochen aus vollständigem Wohlbefinden) einer psychotischen Symptomatik mit Gedankenzerfahrenheit, Gedankenabriss, religiösem Wahn, Beziehungswahn, Konzentrations- und Gedächtnisstörungen sowie formalgedanklicher Verlangsamung. Klare dialogisierende akustische oder sonstige Halluzinationen konnten ebenso wenig wie visuelle oder sonstige Wahrnehmungsstörungen festgehalten werden.

Nach Vordiagnose einer paranoiden Schizophrenie erfolgte die Aufnahme hier im Haus im März 2020 zur weiteren differenzialdiagnostischen Klärung und Therapie. Bei Aufnahme bestand die Symptomatik vor allem in einer Antriebsstörung, Konzentrationsstörung, Affektverflachung und eher niedergedrückter Stimmung. Insgesamt stand also ein Negativsyndrom mit deutlichen kognitiven Einschränkungen im Vordergrund. Im neurokognitiven Bereich dominierten dabei starke Konzentrations- und Merkfähigkeitsstörungen. Die Patientin konnte sich allenfalls für etwa 30 Min. konzentrieren und zeigte sich nicht dazu in der Lage, ein Buch zu lesen, was stark zu ihrem prämorbiden Status als Studentin der BWL kontrastierte. Die Stimmung zeigte sich gedrückt, der Antrieb weiter deutlich reduziert. Häufig grübele sie. Sie denke, sie werde vom Schicksal bestraft, sie ziehe negative Energien an und habe das Gefühl, aus ihrer Umgebung negative Botschaften auf unbestimmbare Art und Weise zu empfangen. Unter der neuroleptischen Medikation träten Tagesmüdigkeit und Heißhunger- sowie Essattacken auf, sie habe darunter 30 kg zugenommen.

Aus der **psychiatrischen Vorgeschichte** war ein stationärer Aufenthalt im Rahmen der Erstpräsentation der Symptomatik über sechs Wochen unter der Diagnose einer paranoiden Schizophrenie erfolgt. Medikationsversuche mit verschiedenen Neuroleptika führten allenfalls zu einer fraglichen Besserung der psychotischen Symptomatik mit relevanter Gewichtszunahme unter Medikation mit Risperidon von 30 kg über etwa zwölf Monate.

Die **somatische Vorgeschichte** war unauffällig mit regulärer Schwangerschaft, Geburt und früher Entwicklung. Es fanden sich keine Hinweise auf eine entzündliche Hirnerkrankung, Krampfanfälle, Schädel-Hirn-Traumata, ungewöhnliche systemische immunologische Erkrankungen etc.

Medikamentös wird die Patientin aktuell mit den Substanzen x, y, z mit mäßigem Erfolg behandelt, nachdem bereits in Vorbehandlungen die Substanzen m, n, o ohne überzeugenden Erfolg zum Einsatz kamen bzw. wegen Nebenwirkungen abgesetzt werden mussten. Die Drogenanamnese war unauffällig.

Die **Familienanamnese** ist unauffällig für neuropsychiatrische Erkrankungen. Frau M. hat zwei ältere Geschwister, die Jura und Medizin studieren. Ihre Mutter ist Lehrerin und der Vater arbeitet als Informatiker bei einem mittelständischen Unternehmen.

Im Rahmen der **biografischen und Entwicklungsanamnese** fanden sich keine Hinweise auf Entwicklungsstörungen wie Autismus, ADHS, Intelligenzminderung, Teilleistungsstörungen oder Tic-Störungen. Auch konnte keine auffällige Persönlichkeitsentwicklung festgestellt werden. Vor Erkrankungsbeginn lebte Frau M. in einer 4er WG an ihrem Studienort, war sozial gut integriert und hatte eine partnerschaftliche Beziehung, die zwischenzeitlich unter der Belastung des Krankheitsprozesses beendet wurde.

Psychopathologisch zeigte sich, wie in der aktuellen Anamnese bereits beschrieben, ein neurokognitiv-dysexekutives, schizoaffektives Mischsyndrom schwerer Ausprägung. Die Alltagsstruktur, Studier- und Beziehungsfähigkeit zeigte sich vollständig aufgehoben. Neurokognitiv litt sie unter Auffassungsstörungen sowie schweren Konzentrations- und Aufmerksamkeitsstörungen. Sie zeigte sich nicht mehr dazu in der Lage, einen Roman zu lesen. Eine Symptomatik im Sinne einer Angst-Zwangsdynamik, von Routinen oder Stereotypien zeigte sich nicht. Auch fanden sich keine floriden Halluzinationen oder Ich-Störungen. Die Patientin glaubte aber, von unklaren, dämonischen Mächten bestraft zu werden. Dies schließe sie unter anderem aus Botschaften und Zeichen, die sie vor allem bei Verlassen des Zimmers in der Umwelt wahrnahm (z. B. rote Ampeln, Büchertitel in den Schaufensterauslagen etc.). In solchen Situationen berichtete sie auch von dem Gefühl beobachtet zu werden, was sie als bedrohlich erlebte. Psychomotoisch präsentierte sie sich niedergestimmt, affektiv-verflacht, interesse- und initiativlos, abulisch und anhedon. Sie lebte vor Aufnahme weitgehend zurückgezogen auf ihrem Zimmer im elterlichen Haushalt und hatte alle freundschaftlichen Beziehungen beendet. Im Rahmen des stationären Aufenthaltes zeigte sie sich rückzügig, verließ ihr Zimmer kaum und nahm nur selten Kontakt zu den Mitpatienten auf. Konkrete Todesgedanken, Suizidgedanken, -impulse, -pläne oder -versuche bestanden nicht.

Im Rahmen der **erweiterten organischen Diagnostik** inklusive umfassender Laboruntersuchungen (inkl. anti-neuronalen und Schilddrüsen-Antikörpern, rheumatologischem Screening), MRT des Neurokraniums, EEG und Liquoranalyse fanden sich zusammenfassend intermittierende rhythmische Verlangsamungen im EEG, eine leichte frontomesiale Atrophie sowie unspezifische Läsionen der weißen Substanz im MRT des Schädels, eine leichte Pleozytose im Liquor (8 Zellen/µl) sowie oligoklonale Banden. Die spezifische Antikörperdiagkostik aus dem Liquor und Serum sowie die Erregerdiagnostik (HSV/VZV, FSME, Lues, Borrelien, Listerien) verblieben negativ. Allerdings zeigte die immunhistochemische Untersuchung des Liquors an unfixierten Nagerhirnschnitten in einem Forschungslabor eine sehr starke Anfärbung der hippocampalen Zilien (Liquor, Epitop unklar). In der erweiterten immunologischen Diagnostik fanden sich als Hinweis auf eine generelle Disposition zu Autoimmun-vermittelten Prozessen im Serum Schilddrüsen-Antikörper (Anti-TPO (MAK) 64,0 IU/ml), welche bei laborchemischer Konstellation einer Hypothyreose für eine Hashimoto- Thyreoiditis mit Hypothyreose sprechen. Weiterhin fanden sich Nukleosomen-Antikörper (+), welche bei anamnestisch und klinisch fehlenden Hinweisen auf eine Lupus-Erkrankung (keine Photosensibilität, keine Arthralgien, keine Sicca-Symptomatik, keine orale Aphten und kein Haarausfall) letztlich in Rücksprache mit den Kollegen der Rheumathologie ohne sichere klinische Relevanz blieben. In der aktuellen FDG-PET des Gehirns fand sich auffallend umschrieben ein deutlich gesteigerter Metabolismus links dorsolateral frontal, inferior temporal und okzipital bei weiteren geringeren Asymmetrien zugunsten der linken Seite striatal, orbitofrontal und temporal, verdächtig auf eine Enzephalitis.

Zusammenfassend gehen wir daher bei pathologisch-entzündlichem Liquorbefund, EEG-Auffälligkeiten, MRT-Auffälligkeiten und auffälligem PET-Befund von einer organischen schizophrenen Störung aus (gemäß ICD-10: F06.2; siehe dazu auch: Endres und Tebartz van Elst (2019) Autoantikörper- assoziierte schizophrene Psychosen: klinische Symptomatik. Der Nervenarzt 90: 547–563; Tebartz van Elst und Endres (2019) Autoantikörper-assoziierte schizophrene Psychosen: Pathophysiologie, Diagnostik und Therapie. Der Nervenarzt 90: 745–761).

Bei Frau H. B. sind mit dieser Befundkonstellation die Kriterien für eine wahrscheinliche autoimmune Psychose erfüllt (vgl. Thomas A. Pollak et al. (2020) Autoimmune psychosis: an international consensus on an approach to the diagnosis and management of psychosis of suspected auto- immune origin, Lancet Psychiatry 7: 93–108). In diesem Konsenspaper hat die immunhistochemische Untersuchung an Maushirnschnitten (noch) keine Berücksichtigung gefunden. Wir werten diese jedoch als weiteren Hinweis auf eine autoimmune Genese des Beschwerdebildes.

Unter den bislang durchgeführten systematischen neuroleptischen Medikationsversuchen konnte eine Stabilisierung und im Verlauf diskrete Verbesserung der produktiv-psychotischen Symptomatik erreicht werden. Es persistierte jedoch ein funktionell gravierendes, neurokognitiv-dysexekutives Negativsyndrom mit deutlichen kognitiven Defiziten.

Vor diesem Hintergrund erfolgte unter dem Verdacht auf eine immunologische Psychose nach interdisziplinärer Diskussion des Falles mit den Kollegen der Neurologie und Rheumatologie nach Ausschluss einer aktiven Infektion (Hep- B und C, HIV, EBV, CMV, Tbc) sowie klinischer und laborchemischer Infektfreiheit eine Steroidstoß-Therapie (5 x 1.000 mg Methylprednisolon) mit nachfolgendem langsamem Ausschleichen der Dosis. Begleitend erfolgten die Therapie mit einem Protonenpumpeninhibitor und eine Thromboseprophylaxe sowie engmaschige Blutzuckerkontrollen und Kontrollen der Infektwerte. Darunter kam es zu einer leichten Verbesserung der kognitiven Leistungen und Verbesserung von exekutiven Alltagsfunktionen. Auch in der neuropsychologischen Verlaufsdiagnostik konnte diese neurokognitive Verbesserung objektiviert werden (testpsychologischen Untersuchung zur Aufmerksamkeit, TAP).

Anhang 4: Fiktiver Kostenübernahmeantrag für eine Plasmapherese

Um die residuale Negativsymptomatik weiter zu verbessern, wurde im Verlauf Aripiprazol von 5 mg auf 15 mg aufdosiert, welches gut vertragen wurde. Haloperidol konnte langsam reduziert und zuletzt abgesetzt werden, im Verlauf kann dann auch die Medikation mit Biperiden (zuletzt 4 mg/d) reevaluiert werden. Nach dem Absetzen von Haloperidol kam es nicht zu einem Wiederauftreten von psychotischen Symptomen. Unter der Annahme von durch die Autoimmunenzephalitis ausgelösten Netzwerkinstabilitäten dosierten wir zusätzlich Carbamazepin nach Aufklärung des Off-label Einsatzes und der Aufklärung über mögliche Teratogenität und der daraus entstehenden Notwendigkeit einer suffizienten Kontrazeption (Cave: orale Kontrazeptiva können durch Carbamazepin in ihrer Wirksamkeit herabgesetzt werden) bei guter Verträglichkeit bis zu 300 mg/d auf, darunter lag der letzte Spiegel im therapeutischen Bereich (6,7 mg/l). Unverändert wurde die Medikation mit Clozapin fortgeführt.

Nach erneuter interdisziplinärer Diskussion des Falles mit den Kollegen der Neurologie sowie gemäß internationalen Konsenskriterien (Pollak et al. 2020) klassifizieren wir die Symptomatik weiter als klinisch wahrscheinliche autoimmune Psychose gemäß Pollak et al. (2020). Angesichts des Ausmaßes der auch neuropsychologisch objektivierten, weiterhin bestehendes neurokognitiven Defizite und des klinisch eindrücklichen dysexekutiven Syndroms und der absehbaren Auswirkungen dieser Symptomatik auf die weitere Entwicklung unserer jungen Patientin wurde in der gegebenen Konstellation eine Eskalation der Immuntherapie empfohlen.

Es ist davon auszugehen, dass im Falle einer autoimmun-entzündlichen Ursache der Erkrankung es von prognostisch sehr großer Bedeutung ist, dass zeitnah eine eskalierte immun-suppressive Therapie durchgeführt wird. Wir beantragen daher die Kostenübernahme für Plasmapherese sowie im Falle eines überzeugenden Ansprechens auf diese Therapie für eine Rituximab-Behandlung unter stationären Bedingungen (Dauer der Rituximab-Therapie mind. 3 Jahre, Induktionszyklus + halbjährliche Gaben). Diese Behanldung wird in interdisziplinärer Kooperation mit den Kolleginnen und Kollegen der Neurologie durchgeführt.

Daher beantragen wir mit diesem Schreiben eine solche Eskalation der Immuntherapie in Form der Durchführung einer Plasmapherese. Bei erfolgreichem Verlauf steht darüber hinaus ein Therapieversuch mit Rituximab im Raum.

Die Patientin wurde gemeinsam mit ihren Eltern über Chancen und Risiken dieser Behandlung im Sinne eines individuellen Heilversuches im Rahmen einer Off-Label-Therapie ausführlich aufgeklärt. Alle Beteiligten wünschen diese Behandlungsform nach ausreichender Bedenkzeit.

Um die Behandlung rasch durchführen zu können, bitten wir im Interesse unserer Patientin um schnelle Bearbeitung des Antrags und Rückmeldung bezüglich der Kostenübernahme. Hierfür danken wir Ihnen vorab herzlich und stehen für Rückfragen gerne zur Verfügung.

Unterschrift

Stichwortverzeichnis

2

22q11-Syndrom 83, 143, 149, 167–168, 206, 229

A

Abschaffung der Schizophrenie 228, 245
Affekt 54, 72
Akineton 196
akzessorische Symptome 72–73, 120
Allopsychosen 73
Alter der Mutter 157
Alter des Vaters 157
alternative Psychose 176
Ambivalenz 72
Amisulprid 191, 196
Amygdala 131
Anders-Seins 119
Angehörige 219
Angel Dust 135
Angstabwehr 31
Angst-Glücks-Psychose 76
Angst-Zwangs-Dynamik 39
Anhedonie 54
Antipsychiatrie 212, 245
Antrieb 127
Antriebsmangel 133
Arachnophobie 39
Arbeitsgedächtnis 53
Aripiprazol 169, 191, 196
Arthralgien 233
Assoziation 52, 72, 127–128
Ätiologie 94–95, 129
Auffälligkeiten des Gesichts 167
Auffälligkeiten in der FLAIR Bildgebung 188
Aufwachsen in Großstädten 153
Autismus, ADHS und Schizophrenie 151
Autismus-Spektrum-Störungen 58
autoimmunologische Enzephalitis 206
Autopsychosen 73
Azathiprin 243

B

Baclofen 169
Basalganglien 131
Basissymptome 120
Bechter, Karl 181
behandelbare Syndrome 145
Beschleunigung 38
Beziehungswahn 43
bildgebende Untersuchungen 239
Bildgebung 163
Biperiden 169
Bleuler, Eugene 120
Borderline-Persönlichkeitsstörung 177

C

Cannabis 137
Carbamazepin 169
CATCH22-Syndrom 167
CCT 239
cerebrotendinöse Xanthomatose 147
Chlorpromazin 163
Cholesterol 172
Chorea Huntington 143
Citalopram 196
Clonazepam 169
Clozapin 163, 174, 177, 191
Colitis 233
Copy Number Variants (CNV) 139, 205
Cyclophosphamid 197, 243

D

δ-Aminolävulinsäure 166
definitive autoimmunologische limbische Enzephalitis 188
Deletion 139
Démence 67
Démence précoce 68
Dementia paralytica 68
Dementia praecox 69, 120
Denken 34
Denkleere 133

Denkstil 44
Depression 133
Deprivation 158
Dermatitis 233
di Chiari-Syndrom 143
die 4 As 72
DiGeorge-Syndrom 83, 167
dopaminerge Hypothese 130, 135, 163
dopaminerge Überstimulation 132
drogeninduzierte Psychose 132
Drohung 30
DSM-5 27, 32, 210
Duplikation 139
Dyskinesien 171

E

Echolalie 38
EEG-Befunde bei Schizophrenie 177
EEG-Pathologien 242
Effektstärke 142, 205
Eifersuchtswahn 42
eineiige Zwillinge 141
Einengung 37
Einsichtsfähigkeit 65
Einzelnukleotidpolymorphismen 138
Elektroenzephalografie 239
elektrophysiologische Homöostase 179
emotionale Instabilität 128
Energielosigkeit 166
en-masse Effekt 151
Entwicklungsstörung 153
Enzephalopathie 192
Epilepsie 176
Erbkrankheit 220
Erblichkeit 220, 230
Erbmodus 142
Erregt-gehemmte Verwirrtheits-psychose 76
Erregung 56
Es 50
esoterisch 209
Etymologie 217
Exekutivfunktionen 128
Extended Amygdala 129, 177
Exzitations-Inhibitions Gleichgewicht 179
exzitatorisch-inhibitorisches Gleichgewicht 179

F

familiäre Häufung 137
familiäre Veranlagung 110, 140, 220
FDG-PET 240
First-Person-Perspective 49

Flexibilitas cerea 56, 68
Flupentixol 191, 196
forcierte Normalisierung 176
formale Denkstörungen 37
Foucault, Michel 71
fragilen-X-Syndrom 229
Freud, Sigmund 72
frontobasale Schleifensysteme 125, 128–129
Funktionsschwäche 122

G

Gall, Franz Joseph 167
Gaumenspalte 153
Gedächtnis 53
Gedankenarmut 37
Gedankendrängen 38
Gedankenentzug 39
Gedankensperrung 38
Gene
– konservative 138
– kranke 205
Genetik 83, 137, 163
– dimensionale 205
– primäre 141, 143
– sekundäre 141
genetische Faktoren 159
genetische Syndrome 145
genetisches Muster 231
Geschichte der Schizophrenie 66
Gewichtszunahme 171
Gibbs, Frederic 135
Glycosphingolipide 172
Größenwahn 42
Grübeln 38
Grundsymptome 72–73

H

Häfner, Heinz 210
Halluzinationen 45–46
Halluzinationen in der Normalbevölkerung 119
halluzinatorische Schwelle 207
Haloperidol 169
Haltungsstereotypien 56, 68
Hämarginat 166
Haploinsuffizienz 167
Hashimoto-Enzephalopathie 29, 189–190, 192, 194, 196
Hashimoto-Thyereoiditis 191
Haslam, John 67
hebephrenes Syndrom 217
Hebephrenie 68, 77

Heckers, Stephan 37
Herzfehler 167
high expressed emotions 160
Homocysteinämie 145
Humuralpathologie 124
Hyperkinetisch-akinetische Motilitätspsychose 76
Hypochondrie 39
hypochondrischer zoenästhetischer Wahn 42
Hypokalzämie 167
Hypothyreoidismus 193

I

ICD-11 27, 34
Ich 50
Ich-dyston 39
Ich-Störungen 48, 50
Ideenflucht 38
Immigrantenstatus 153
Impulskontrollstörungen 128
individueller Heilversuch 233
Infektionen 153
inhaltliche Denkstörungen 39
inhibitory surround 177
Initiativlosigkeit 133
Insertion 139
Integrationsstörung 226, 228
Intelligenz, hohe 152
Introns 138
IRDA 174, 191, 242
Iridozyklitis 233
Irrsinn 66
IV-Antikörper 197

J

Jung, Carl Gustav 72

K

Kahlbaum, Karl Ludwig 68
Kaputt-Sein 82
Katalepsie 56, 68
Kataphasie 77
Kataplexie 170
katatone Symptome 55
Katatonie 68, 78, 217
– frühkindliche 78
– periodische 77
kausaler Status 231
Ketamin 135, 235
Kindesmissbrauch 153
Kleist, Karl 73

klinische Untersuchungen 236
Kognition 53
kognitive Empathie 59
Kokain 135
Komorbiditätsprinzip 101
Konkordanz 230
Konkordanzrate 142
konservatives Grundprinzip 137
Konstitutionslehre 159
Körpergröße 143
Kortison 198
Kortison-Stoß-Therapie 242
Kraepelin, Emil 120, 209, 217
Krankheit 89, 91, 95
Kritikfähigkeit 64
Kunst 66

L

la Salpetrière 67
Landolt, Heinrich 176
LANI-Hypothese 178, 180–181
LANI-Modell 174
Leonhard, Karl 73
leptosomer Körperbau 159
LGI1 Enzephalitis 182, 201
Liebeswahn 42
Life events 162
limbische Enzephalitis 181, 189, 200, 204
Lipps, Theodor 110, 116
Literatur 66
Lithium 192
Local-Area-Network-Inhibition 178
Lorazepam 196
LSD 137
L-Thyroxin 196
Lues 70
Luria-Handkantentest 196

M

Mangelernährung 155
Manierismen 56
Meduna, Ladislas 176
Mentalisierung 58–59
mesolimbisches System 131
Methylprednisolon 192
Microduplikation 1q21.1 149
Miglustat 168–169, 242–243
Mikrodeletion 83
Minderwuchs 167
Missverständnisse durch Ärzte 106
Missverständnisse durch Patienten 105
Mitleid 58
mögliche Autoimmunenzephalitis 187

monogenetische Erkrankung 205
Moral 85
Morbus Parkinson 131
Morbus Wilson 148
Morel, Benedict Augustin 54
MRT 239
multiaxiale Diagnostik 102
multigenetische schizophrene Syndrome 151
multigenetische Veranlagung 206
multigenetische Vererbung 142–143, 206, 235
multikategoriale Norm 88
multikategoriale Normalität 122
Mutismus 68
mütterliche Infektionen 153
mütterlicher Stress 153
Myalgien 233

N

Negativismus 56
Negativsymptome 54, 133
Neuroborreliose 198
neuropsychiatrische Diagnostik 232
neuropsychiatrische Lösung 228
Neurose 63
Neurotransmittersysteme 130
Niemann-Pick Typ C 29, 143–145, 168, 170–172, 206, 215
nigrostriatales System 131
nihilistischer Wahn 43
NIMH 226
NMDA-Rezeptor 135
normal 79
normative Normalität 85
normativer Status 142, 231
Normerwartungen 122
Normvariante 110, 204–205, 224, 230
Nosologie 229
nosologischer Status 231
NPC 168, 242
Nucleus accumbens 131

O

Oberlehrer Wagner 43
Olanzapin 169, 191
operationalisierte Diagnostik 101
Over-Load 235

P

paraepileptische Pathomechanismen 106, 173, 179, 234, 239, 243

paraepileptische Psychose 173, 206
paraepileptische schizophrene Störungen 29
paranoid-halluzinatorisches Syndrom 217
Paraphrenie 77
– affektvolle 76
Pathogenese 94–95, 129
Perphenazin 165
Perseveration 38
Perspektivübernahme 59
Phänotyp 205
Phencyclidin 135
Phobie 39
Phrenologie 123
Pinel, Philippe 67
planen 127
Plasmapherese 196–197, 242
pleiotrop 167
Pleiotropie 151
Polymorphismen 139
Polyneuropathie 166
Polyspike-Wave-Komplexe 174
Porphobilinogen 165
Porphyrie 198
– akut intermittierende 143, 146, 164, 167, 242
Porphyrine 166
Positivsymptome 55, 64, 132
präfronto-striato-thalamo-präfrontale Rückkopplungsschleifen 126
prämenstruelle Porphyrie 167
Prävalenz 121
primäre psychische Störungen 122
primäre Störungen 108, 110
primäre Syndrome 110
Prodromalphase 61
progressive Detailvariation 137
progressive Paralyse 70
Pseudoerklärung 221
Psychiatrisierung der Gesellschaft 72
psychische Störung 97
psychoanalytisches Strukturmodell 50
psychobiologische Dissoziation 137
Psychose 63
psychosozialer Stress 160
psychotische Episode 132
psychotische Symptome 63, 120–121

Q

Quetiapin 191, 196

R

Raserei 66
RDoC 226, 230

Reizbarkeit 128
Reizfilterstörung 58
Reizüberflutung 160
religiöser Wahn 43
Replikation 138
Research Domain Criteria 226
Rigor 171
Risperidon 165, 191, 196
Rituximab 197, 242
Rodin, Auguste 34

S

Schädel-Hirn-Trauma 234
Schichtenregel 101
schizophrene Ratte 227
Schizophrenie nach ICD-10 117
Schlaf-EEG 239
Schnauzreflex 196
Schneider, Kurt 72–73, 159
Schuldwahn 42
Seele 67
sekundäre genetische schizophrene Syndrome 143
sekundäre Störungen 107–108
Selbst 50–51
Selbst-Bewusstsein 51
Selbsterfahrungen 51
Selbst-Stigmatisierung 31, 218
Selbstwertgefühl 51
Sharp-Wave-Komplexe 174
Shprintzen-Syndrom 83, 143, 167
single nucleoitide polymorphisms 138
Slater, Elliot 138
Somatopsychosen 73
soziale Empathie 58
soziale Kognition 53
sozialen Norm 85
sozioökonomischer Status 153
soziopathischer Persönlichkeitsstörung 60
Sphingosine 172
Spike-Wave-Komplexe 175
Spreading Depression 130
SREAT 192, 195, 199
stereotype Motorik 56
Steroid-responsive psychische Störungen 189
Steuerungsfähigkeit 64–65
Stigma 30
Stigmatisierung 218
Stimmen hören 45
Stimulantien 135, 235
Stoffwechselerkrankungen 164
structural variation 139
strukturelle Varianz 139

Stupor 56, 68, 196
Substantia nigra 131
Sulphonamid 164
superiorer temporaler Gyrus 130
SWC 242
Symptom 129
Symptome 1. Ranges 72
Symptome 2. Ranges 72
Syndrome 92
Syphilis 69
Systematische Schizophrenie 77

T

Tellenbach, Hubertus 176
Temporallappenhypothese zur Schizophrenie 177
Theory of Mind 58–59
Thymus 167
Thyreoglobulin 192, 194
Thyreoperoxidase 192, 194
Tierforschung 227
Topiramat 175
Transkription 138
Translation 138
Treponema pallidum 70
Typus melancholicus 42

U

Über-Ich 50
überwertige Ideen 40
Umbenennung 225
Umweltfaktoren 152
Umzüge in Kindheit und Jugend 157
Unsystem-atische 76
Urteilsfähigkeit 64

V

Valproat 174, 192
velokardiofaziales Syndrom 83, 167
Venlafaxin 196
ventrales Tegmentum 135
Verarmungswahn 42
Verfolgungswahn 42
Verlangsamung 37
Verläufe der Schizophrenie 61
Verrücktheit 66
verrückt 30
vertikale Blickparese 169
Video-Telemetrie 176, 239
voltage-gated potassium channel antibodies 182

Vulnerabilitäts-Stress-Bewältigungs-Model der Schizophrenie 162
Vulnerabilitäts-Stress-Modell 161

W

Wahn 40
Wahnsinn 66
Wahnvorstellungen 121
Wahrnehmung 45
Weitschweifigkeit 38
Wernicke, Carl 73
Wille 54
Wintergeburten 153
Wundt, Max 72
Würfel der Evolution 140

Z

Zerfahrenheit 38
Zwang 39
Zwei-Treffer-Hypothese 154
Zykloide Psychosen 76